GESTÃO EM
UTI PEDIÁTRICA E NEONATAL

GESTÃO EM UTI PEDIÁTRICA E NEONATAL

Editores:
Rodrigo de Freitas Nobrega
Nelson K. Horigoshi
José Colleti Junior

MANOLE

Editora: Patrícia Alves Santana
Projeto gráfico: Departamento de Arte da Editora Manole
Diagramação e ilustrações: HiDesign Estúdio
Capa: Plinio Ricca
Imagem da capa: iStock.com

CIP-BRASIL Catalogação na Publicação
Sindicato Nacional dos Editores de Livros, RJ

G333

Gestão em UTI pediátrica e neonatal / [Ana Paula Pereira de Meneses ... [et al.]] ;
organização Rodrigo de Freitas Nobrega, Nelson K. Horigoshi, José Colleti Junior. - 1. ed. - Santana de Parnaíba [SP] : Manole, 2021.

Inclui índice
ISBN 978-65-5576-056-9

1. Serviços de saúde - Administração. 2. Pediatria. 3. Tratamento intensivo neonatal. I. Nobrega, Rodrigo de Freitas. II. Horigoshi, Nelson K., III. Colleti Junior, José.

21-71138 CDD: 362.19892
CDU: 614.21 :616-053.2

Leandra Felix da Cruz Candido - Bibliotecária - CRB-7/6135

1ª Edição - 2021

Editora Manole Ltda.
Al. América, 876 - Tamboré
06543-315 - Santana de Parnaíba - SP - Brasil
Tel. (11) 4196-6000
www.manole.com.br | https://atendimento.manole.com.br/

Impresso no Brasil
Printed in Brazil

Agradecimentos

Agradecemos às nossas famílias, que entenderam o tempo "roubado" de convivência para nos apoiar neste projeto.

Agradecemos a todos os autores, que dedicaram graciosamente seu tempo e conhecimento à elaboração de cada capítulo do livro.

Agradecemos à Editora Manole, que nos apoiou sem reservas desde o primeiro momento para o sucesso deste projeto editorial.

Editores

Rodrigo de Freitas Nobrega

Médico Pediatra com Título de Especialista pela SBP. Intensivista Pediátrico com Título de Especialista pela AMIB/SBP. Médico formado pela Faculdade de Medicina de Ribeirão Preto (FMRP) da USP. Residência de Pediatria pelo Hospital das Clínicas da FMRP-USP. Pós-graduado em Gestão de Negócios em Saúde pela Fundação Unimed/ Universidade Gama Filho. Sócio Diretor da GESTI (Gestão e Soluções em Terapia Intensiva). Primeiro Secretário da FEHOESP (Federação dos Hospitais, Clínicas e Laboratórios do Estado de São Paulo). Vice-presidente do SINDHORP (Sindicato dos Hospitais, Clínicas e Laboratórios de Ribeirão Preto e Região). Coordenador da UTI Neonatal e Pediátrica da Santa Casa de Ribeirão Preto. Coordenador da UTI Neonatal e Pediátrica do Hospital Carlos Fernando Malzoni – Matão, SP. Gestor do Serviço de Pediatria do Hospital Alvorada Moema. Gestor do Serviço de Pediatria do Hospital Metropolitano da Lapa.

Nelson K. Horigoshi

Especialista em Pediatria, em Medicina Intensiva e em Administração Hospitalar e Sistemas de Saúde. Gerente Médico da UTI do Sabará Hospital Infantil.

José Colleti Junior

Membro do Comitê Executivo da *Brazilian Research Network in Pediatric Intensive Care* (BRnet-PIC). Coordenador Médico da UTI Pediátrica do Hospital Assunção, Rede D'Or São Luiz, SP. Coordenador Médico da UTI Pediátrica e da Unidade de Internação Pediátrica do Hospital Alvorada Moema, SP.

Editores

Autores

Ana Paula Pereira de Meneses

Especialista em Atenção Farmacêutica e Farmacoterapia Clínica pelo Instituto de Pós-graduação (IPOG) e em Farmácia Oncológica e Cuidados Farmacêuticos em Oncologia pelo Instituto Racine. Farmacêutica Clínica do Sabará Hospital Infantil.

Anahi Ayalla César Bassi

Especialista em Farmacoterapia Clínica e Atenção Farmacêutica pelo Instituto de Pós-graduação (IPOG). Especialista em Administração Hospitalar pelo Centro Universitário São Camilo. Supervisora de Farmácia Clínica e Hospitalar e Farmacêutica Responsável Técnica do Sabará Hospital Infantil

Antonio Gibertoni Junior

MBA em Gestão Empresarial pela Fundação Getulio Vargas. Especialista em Engenharia Clínica pela Universidade de Campinas. Gerente de Engenharia Clínica do Hospital Israelita Albert Einstein e Coordenador do Curso de Pós-graduação em Engenharia Clínica.

Cibele Cristina Alves

Especialista em Enfermagem e Neonatologia pelo Centro Universitário São Camilo. MBA em Gestão de Negócios em Saúde pela Fundação Getulio Vargas. Coordenadora de Enfermagem das Unidades Pediátricas do Hospital Santa Catarina.

Cristian Tedesco Tonial

Doutor em Pediatria e Saúde da Criança pela Pontifícia Universidade Católica do Rio Grande do Sul (PUCRS). Plantonista da UTI Pediátrica do Hospital de Clínicas de Porto Alegre. Membro do Comitê Executivo da *Brazilian Research Network in Pediatric Intensive Care* (BRnet-PIC).

Cristiane D'Andrea Pigossi

Coordenadora do Núcleo de Expansão da Fundação José Luiz Egydio Setúbal.

Dáfne Cardoso Bourguignon da Silva

Doutora em Ciências (Pediatria) pela USP. Coordenadora da UTI Pediátrica do Instituto de Oncologia Pediátrica GRAACC/Unifesp.

Daniel Garros

Intensivista Sênior Pediátrico, UTI Pediátrica do *Stollery Children's Hospital*. Professor Clínico de Pediatria da Divisão de Cuidados Intensivos do Departamento de Pediatria da Faculdade de Medicina & Odontologia da Universidade de Alberta, em Edmonton, Alberta, no Canadá.

Denise Lopes Madureira

Mestre em Fonoaudiologia. Coordenadora do Setor de Fonoaudiologia do Sabará Hospital Infantil. Coordenadora do Setor de Suporte e Cuidados Paliativos Pediátricos do Sabará Hospital Infantil.

Eduardo Juan Troster

Livre-docente pelo Departamento de Pediatria da Faculdade de Medicina da USP. Professor Pleno de Humanidades do Curso de Medicina da Faculdade Israelita Albert Einstein. Médico Assistente do Instituto de Tratamento do Câncer Infantil.

Euclydes Domingos Garcia Florentino

MBA em Gestão de Negócio: Saúde pela Fundação Getulio Vargas. Gerente de Enfermagem do Hospital Santa Catarina.

Felipe Caino

Médico Coordenador da UTI Pediátrica Alvorada Moema. Médico Assistente das UTIs Pediátricas do Hospital GRAACC, Sepaco e Santa Catarina. Instrutor do PALS pela SBP e American Heart Association. Estágio no *Stollery Children's Hospital* no Canadá e Pós-graduação em lideranças pediátricas pela *Harvard Medical School.*

Fernando Mallet Soares Paragó

Especialista em Cirurgia Geral pelo Colégio Brasileiro de Cirurgiões. Especialista em Qualidade em Saúde e Segurança do Paciente pela Escola Nacional de Saúde Pública da Fundação Instituto Oswaldo Cruz (Fiocruz). Diretor Corporativo Médico da Pró-Saúde – Associação Beneficente de Assistência Social e Hospitalar.

Francisco Ivanildo de Oliveira Junior

Especialista em Administração Hospitalar pelo Centro Universitário São Camilo. Mestre em Doenças Infecciosas e Parasitárias pela Faculdade de Medicina da USP. Gerente de Qualidade Assistencial do Sabará Hospital Infantil.

Francisco Roberto Balestrin de Andrade

Médico, Especialista em Saúde Pública e Gestão de Saúde. MBA em Gestão. Presidente do SindHosp.

Gil Cezar Alkmim Teixeira

Mestre em Medicina pela Faculdade de Medicina de Ribeirão Preto da USP. Coordenador Médico da UTI do Hospital Unimed Ribeirão Preto e da UTI do Hospital Santa Lydia.

Grace Patricia Close Deckers

Arquitetura e Urbanismo pela Faculdade de Arquitetura e Urbanismo da USP. Mediadora de Conflitos no Centro Judiciário de Solução de Conflitos do Fórum de Santana em São Paulo (CEJUSC).

Heloisa Fuzita Ionemoto

Mestre em Medicina pelo Instituto da Criança e do Adolescente do Hospital das Clínicas da Faculdade de Medicina da USP. Gerente da Educação Continuada e Cursos Internos do Instituto Pensi da Fundação José Luiz Egydio Setubal.

Isac Jorge Filho

Doutor em Cirurgia pela Faculdade de Ciências Médicas da Santa Casa de São Paulo. Chefe do Departamento de Gastroenterologia e Nutrição da Santa Casa de Ribeirão Preto. Coordenador do Departamento de Bioética e História da Medicina do Centro Médico de Ribeirão Preto.

Jefferson Pedro Piva

Professor Titular de Pediatria da Universidade Federal do Rio Grande do Sul (UFRGS). Chefe da UTI Pediátrica do Hospital de Clínicas de Porto Alegre (HCPA).

José Colleti Junior

Membro do Comitê Executivo da *Brazilian Research Network in Pediatric Intensive Care* (BR-net-PIC). Coordenador Médico da UTI Pediátrica do Hospital Assunção, Rede D'Or São Luiz, SP. Coordenador Médico da UTI Pediátrica e da Unidade de Internação Pediátrica do Hospital Alvorada Moema, SP.

José Emílio Duran Bueno

MBA em Gestão de Operadoras de Saúde pela Fundação Getulio Vargas. Diretor Regional de Operações de Hospitais e Clínicas, Americas Serviços Médicos da *UnitedHealth Group*.

Juliana Bomfim de Lima

MBA em Serviços de Saúde. Enfermeira Supervisora da Qualidade do Hospital e Maternidade Brasil Rede D'Or São Luiz.

Karina Todeschini Pires

Residência Médica em Onco-hematologia Pediátrica pelo Hospital Servidores do Estado (HSE), RJ. Pós-graduação em Gestão de Hemocentros pela Escola Nacional de Saúde Pública Sergio Arouca (ENSP), Fiocruz, RJ. Pós-graduação em Imuno-hematologia Eritrocitária e Leucoplaquetária pelo Instituto Estadual de Hematologia Arthur de Siqueira Cavalcanti (HEMORIO). Gerente Médica do Grupo GSH. Responsável Técnica pelo Serviço de Hemoterapia do Hospital Estadual Adão Pereira Nunes, RJ. Médica Hemoterapeuta do Hospital Municipal Lourenço Jorge, RJ.

Klaiton Luís Ferretti Simão

Pós-graduado em *e-learning* e MBA em Tecnologia da Informação. Diretor de Tecnologia da Informação do Sabará Hospital Infantil. Diretor de Conteúdo da Associação Brasileira de CIOs em Saúde (ABCIS).

Lívia Inês Dal Fabbro Nagata

Enfermeira graduada pela Unifesp. Especialista em Gestão Hospitalar. Pós-graduanda do Mestrado em Enfermagem do Hospital Israelita Albert Einstein. Supervisora da Qualidade Assistencial no Sabará Hospital Infantil.

Luana de Alencar Radesco

Arquiteta do Núcleo de Expansão da Fundação José Luiz Egydio Setúbal.

Lúcia Cândida Soares de Paula

Mestre em Ciências pela Faculdade de Medicina da USP. Fisioterapeuta Responsável do CTIN2 (Centro de Terapia Intensiva Neonatal 2) do Instituto da Criança e do Adolescente do Hospital das Clínicas da Faculdade de Medicina da USP. Docente e Coordenadora do Curso de Especialização em Fisioterapia Respiratória e Fisioterapia em Terapia Intensiva em Pediatria e Neonatologia.

Luís Oscar Santin

Administrador de Empresa. Especialização em Administração Hospitalar. MBA em Gestão de Planos de Saúde. Diretor de Consultoria e Cursos na Gesti Soluções em Saúde.

Luiz Sergio Pires Santana

Engenharia Mecânica pela UFBA. Administração de Empresas pela UCSal. MBA em Gestão de Planos de Saúde pela São Camilo/Abramge. Vice-Presidente de Filiais – Grupo Notredame Intermédica (GNDI).

Mágila de Matos Martins Pereira

Mestre em Ciências da Saúde pela USP. Enfermeira Intensivista Neonatal na CTIN2 (Centro de Terapia Intensiva Neonatal 2) do Instituto da Criança e do Adolescente do Hospital das Clínicas da Faculdade de Medicina da USP.

Marcelo Ricardo de Andrade Sartori

Médico Cardiologista/Intensivista com Titulação pela AMB. MBA em Gestão de Saúde pela FGV. Diretor Executivo do Hospital Alvorada Moema. Médico Intensivista do Instituto Dante Pazzanese de Cardiologia de São Paulo.

Marcos Aurélio Seixas dos Reis

Enfermeiro. Mestre em Ciências na área de Tecnologia e Inovação em Enfermagem. Consultor Sênior de Gestão de Processos Assistenciais na empresa Gesti Soluções em Saúde. Professor Tutor do Curso MBA USP de Gestão em Saúde pela FAEPA (Fundação de Apoio ao Ensino, Pesquisa e Assistência) do Hospital das Clínicas de Ribeirão Preto.

Marcos Rogério Sanches

Especialista em Nefrologia e Terapia Intensiva Adulta. Graduação em Medicina. Diretor Médico. Técnico do Hospital Innova Diadema.

Marcelo Augusto Raia

Graduado em Administração Hospitalar. Pós-graduado em Propaganda e Marketing.

Maria Esther Jurfest Rivero Ceccon

Livre-docente do Departamento de Pediatria da Faculdade de Medicina da USP. Coordenadora de Ensino dos Residentes da Disciplina de Neonatologia. Diretora Executiva do Centro de Apoio ao Ensino e à Pesquisa em Pediatria (CAEPP) do Instituto da Criança e do Adolescente do Hospital das Clínicas da Faculdade de Medicina da USP.

Marivaldo Freitas Costa

MBA em Gestão de Pessoas e Auditoria Hospitalar. Especialista em Gerenciamento em Enfermagem e Cuidados Críticos. Pós-graduado em Docência do Ensino Superior. Bacharel em Enfermagem. Coordenador do Setor de Qualidade do Hospital Assunção Rede D'Or São Luiz, S. B. do Campo, SP.

Nelson Kazunobu Horigoshi

Especialista em Pediatria, em Medicina Intensiva e em Administração Hospitalar e Sistemas de Saúde. Gerente Médico da UTI do Sabará Hospital Infantil.

Nilton Ferri Roque

MBA em Gestão e Produção de Edifícios pela POLI-USP. Engenheiro Civil do Núcleo de Expansão da Fundação José Luiz Egydio Setúbal.

Orlei Ribeiro de Araujo

Mestre e Doutor em Medicina pela Unifesp. Responsável pela Unidade de Internação – Enfermaria de Pediatria – do Hospital Cruz Azul e Intensivista da UTI Oncológica do GRAACC/ Instituto de Oncologia Pediátrica de São Paulo.

Patrícia Zamberlan

Doutora em Ciências pelo Departamento de Pediatria da Faculdade de Medicina da USP. Nutricionista Supervisora de Setor Hospitalar da Divisão de Nutrição do Instituto da Criança e do Adolescente do Hospital das Clínicas da Faculdade de Medicina da USP.

Pedro Celiny Ramos Garcia

Doutor em Pediatria pela Faculdade de Medicina da USP. Professor Titular de Pediatria na Escola de Medicina da Pontifícia Universidade Católica do Rio Grande do Sul (PUCRS).

Raul Gutierrez Lamelas

Intensivista Pediátrico. Responsável pelo Pronto-Socorro Pediátrico e pela UTI pediátrica do Hospital e Maternidade Brasil Rede D'Or.

Regina Grigolli Cesar

Doutora em Pediatria pela Faculdade de Ciências Médicas da Santa Casa de São Paulo. Coordenadora da UTI Pediátrica da Santa Casa de São Paulo. Diretora Clínica do Sabará Hospital Infantil. Coordenadora dos Programas de Residência Médica em Medicina Intensiva Pediátrica do Sabará Hospital Infantil e da Santa Casa de Misericórdia de São Paulo. Professora do Curso de Pós-graduação em Medicina Intensiva Pediátrica e Neonatal da AMIB. Coordenadora Nacional do PFCCS.

Renata Pereira

Graduada em Enfermagem pela Unifesp. Mestranda do Programa de Saúde Baseada em Evidências da Unifesp. MBA em Gestão de Pessoas pela Fundação Getulio Vargas. Supervisora de Educação Continuada do Instituto PENSI do Sabará Hospital Infantil.

Renato Guilherme Machado Nunes

Bacharel em Direito, Especializado, Mestre e Doutor em Direito Tributário pela PUC/SP.

Rodrigo de Freitas Nobrega

Médico Pediatra com Título de Especialista pela SBP. Intensivista Pediátrico com Título de Especialista pela AMIB/SBP. Médico formado pela Faculdade de Medicina de Ribeirão Preto (FMRP) da USP. Residência de Pediatria pelo Hospital das Clínicas da FMRP-USP. Pós-graduado em Gestão de Negócios em Saúde pela Fundação Unimed/Universidade Gama Filho. Sócio Diretor da GESTI (Gestão e Soluções em Terapia Intensiva). Primeiro Secretário da FEHOESP (Federação dos Hospitais, Clínicas e Laboratórios do Estado de São Paulo). Vice presidente do SINDHORP (Sindicato dos Hospitais, Clínicas e Laboratórios de Ribeirão Preto e Região). Coordenador da UTI Neonatal e Pediátrica da Santa Casa de Ribeirão Preto. Coordenador da UTI Neonatal e Pediátrica do Hospital Carlos Fernando Malzoni – Matão, SP. Gestor do Serviço de Pediatria do Hospital Alvorada Moema. Gestor do Serviço de Pediatria do Hospital Metropolitano da Lapa.

Rodrigo Genaro Arduini

Mestre em Pediatria e Ciências Aplicadas à Pediatria pela Unifesp. Coordenador da UTI Pediátrica do Hospital Vera Cruz de Campinas.

Rogério Pontes Andrade

Mestrando em Finanças e Controladoria pela EAESP-FGV. Especialista em Auditoria e *Compliance* em Saúde. Especialista em Acreditação: Qualidade no Serviço de Saúde. Auditoria e *Compliance* em Saúde pelo Centro Universitário São Camilo. Acreditação: Qualidade no Serviço de Saúde pela Faculdade de Ciências Médicas de Minas Gerais. Gerente Financeiro do Grupo São Lucas Hospital Care.

Sabrina Bortolin Nery

Pediatra e Gastroenterologista Pediátrica. Gerente Médica das Unidades de Internação e Centro Cirúrgico do Sabará Hospital Infantil. Gerente Responsável pelo Projeto Cuidado com o Cuidador do Sabará Hospital Infantil.

Suzana Fiuza Boxwell

Médica Psiquiatra com formação Médica e Residência em Psiquiatria pela UFPE. Exerceu a função de Coordenadora da Clínica de Psicossomática e Saúde Mental do Hospital Barão de Lucena SUS-PE (1998-2013). Coordenadora do Projeto Cuidado com o Cuidador do Sabará Hospital Infantil desde 2018.

Tadeu Silveira Martins Renattini

Especialização em UTI Pediátrica pelo Instituto da Criança e do Adolescente do Hospital das Clínicas da Faculdade de Medicina da USP. Referência Técnica da Pediatria do Hospital Municipal da Vila Santa Catarina. Plantonista da UTI Pediátrica do AC Camargo Cancer Center.

Tammy Rodrigues Allersdorfer

Pós-graduada em Comunicação para o Mercado. Superintendente de Desenvolvimento Institucional.

Teresa de Souza Dias Gutierrez

Pós-graduada em Direito Administrativo pela Pontifícia Universidade Católica de São Paulo. Sócia do Machado Nunes Advogados. Presidente da Comissão de Direito Sanitário da OAB/SSP.

Thais Oliveira Franco

Graduada em Enfermagem pela Uniban. Mestranda em Gestão de Saúde da *Must University*, Flórida, EUA. Especialista em Suporte Extracorpóreo de Vida (ECLS) e Oxigenação por Membrana Extracorpórea (ECMO) pela *Extracorporeal Life Support Organization* (ELSO). MBA em Gestão Hospitalar pelas Faculdades Metropolitanas Unidas (FMU). Supervisora de Enfermagem da UTI Pediátrica do Sabará Hospital Infantil. Coordenadora do Time de ECMO do Sabará Hospital Infantil.

Yussif Ali Mere Junior

Médico Nefrologista. Mestre em Clínica Médica pela Faculdade de Medicina de Ribeirão Preto da USP. MBA em Economia e Gestão em Saúde pela Escola Paulista de Medicina da Unifesp. Presidente da FEHOESP (Federação dos Hospitais Clínicas e Laboratórios do Estado de São Paulo).

Sumário

Seção III – Gestão financeira

Prefácio

Foi numa noite de outubro de 2019, num ótimo jantar em um restaurante italiano e regado a um bom vinho, que resolvemos fazer um rascunho de como seria um livro sobre gestão de UTI pediátrica e neonatal. Naquele instante, tratava-se de um sonho a ser concretizado sem pressa ou estresse, fazendo o que é nossa *expertise*. A ocasião transformou nosso momento de lazer na primeira reunião de trabalho. Já fizemos um esboço do conteúdo do livro e até arriscamos sugerir diversos dos autores que nos ajudariam a escrevê-lo. Na semana seguinte, já submetemos a proposta à Editora Manole, que acolheu o projeto sem reservas.

Mal sabíamos àquela época o que nos esperava no final deste mesmo ano. As primeiras notícias sobre uma nova doença, que teria surgido na China, não nos afetaram de imediato e, logo após a notícia do aceite da editora, passamos a trabalhar incessantemente na escolha dos temas e autores dos capítulos. No entanto, veio a pandemia (tema que foi incluído no livro já com o processo em andamento) junto com todos os efeitos catastróficos sobre o nosso sistema de saúde, tanto nos hospitais gerais como nos pediátricos. Logicamente, nossas vidas pessoais e profissionais foram amplamente afetadas. Se, por um lado, fomos todos obrigados a rever nossos métodos de trabalho assistencial e administrativo, houve, por outro, a necessidade de criar ambientes de trabalhos remotos, que acabaram favorecendo a conclusão dos capítulos.

IMPORTÂNCIA DA GESTÃO

Como gestores em saúde, sentimos que havia uma lacuna editorial na área de gestão em UTI pediátrica/neonatal. Quando se fala em gestão, existem inúmeros livros, nacionais e importados, que são referência. Quando se fala em gestão em saúde, já se reduz sensivelmente o número de obras que são referência. Mas, quando se fala especificamente em gestão de unidade de terapia intensiva pediátrica ou neonatal.... Foi, portanto, a necessidade de consultar um material específico da nossa área que nos levou a produzi-lo.

A complexidade do sistema de saúde brasileiro, com unidades públicas (sob administração direta ou terceirada), privadas, filantrópicas ou acadêmicas, faz da gestão em saúde uma especialidade também complexa.

Para dar conta desse desafio, convidamos autores de renome nacional e internacional em suas respectivas áreas de especialidade.

E a proposta é que seja um livro de fácil leitura, contendo os princípios básicos que o gestor precisa ter nos dias atuais, escrito por profissionais com experiência e atentos às mudanças que os novos tempos impõem.

Desejamos ao leitor que se deleite nas páginas deste livro e aproveite os conhecimentos adquiridos para transformar sua rotina.

Os Editores

Seção I

Aspectos gerais

1 Os hospitais e os gestores hospitalares no século XXI

Yussif Ali Mere Junior
Francisco Roberto Balestrin de Andrade

INTRODUÇÃO

A história dos hospitais não está exatamente atrelada à história da ciência médica. Os primeiros registros de atividade médica ocorreram na Babilônia (Código de Hamurabi). No Antigo Egito, essa atividade se desenvolvia com verdadeiros tratados médicos escritos e descritos em papiros encontrados na Antiguidade e decifrados apenas no século XIX.

Foi na Grécia hipocrática que se ouviu pela primeira vez o termo "casas de vida", ambientes destinados ao acolhimento de enfermos e também locais onde os discípulos de Hipócrates transmitiam aos seus a teoria e a prática da época. Somente no final do século IV começaram a aparecer locais específicos para acolher e tratar doentes. Não por acaso, isso ocorreu quando da conversão do rei Constantino ao cristianismo, o que encorajou a sociedade a se envolver em obras de caridade e misericórdia.

Embasados pela fé cristã, os hospitais se multiplicaram por toda a Europa durante a Idade Média, sempre voltados ao tratamento de pacientes pobres e desamparados. A origem da palavra "hospital" vem do latim "*hospitale*", adjetivo derivado de "*hospes*" (hóspede, viajante, estrangeiro), significando aquele que hospeda.

Somente na virada do século XIX para o século XX, com o desenvolvimento da medicina científica e sua conjugação com o hospital, deu-se a transformação do equipamento de saúde que conhecemos hoje. O desenvolvimento das pesquisas, o melhor conhecimento sobre os agentes etiológicos, as formas de transmissão das doenças, os procedimentos de diagnóstico e as terapêuticas permitiram a especialização e a divisão das doenças em diferentes categorias, possibilitando ao hospital o oferecimento de serviços variados de saúde à população.

No século XIX, as ciências biológicas transformaram os paradigmas que explicavam a saúde e a doença, mudando também o hospital com a introdução da antissepsia, do laboratório, do saber médico e da enfermagem, que se consolidava como profissão. Além disso, principalmente no início do século XX, o número de equipamentos que passaram a fazer parte do aparato hospitalar configurou a grande transformação na forma de ver e na forma de o hospital se inserir na sociedade.

> Como em outros países, os primeiros hospitais brasileiros foram administrados de modo empírico por pessoas da comunidade, religiosos ou profissionais de saúde sem conhecimento de técnicas de gerenciamento, afinal esses locais eram considerados "instituições de caridade". A figura do gestor não existia. O responsável pelo hospital tinha como função, basicamente, manter a estrutura física e cuidar das despesas com os poucos recursos existentes. Essa realidade persistiu por séculos no Brasil, e ainda hoje existem hospitais que não contam com gestão profissional.

A PROFISSIONALIZAÇÃO DA GESTÃO HOSPITALAR

Assim como a história dos hospitais está atrelada ao desenvolvimento da medicina, a administração (ou gestão) hospitalar é fruto dessa evolução. Se no período colonial os hospitais eram meros locais de acolhimento e conforto, hoje são organizações complexas, e sua gestão representa enorme desafio.

Segundo os pesquisadores Maria Cristina Amorim e Eduardo Perillo[1], da Pontifícia Universidade Católica de São Paulo (PUC-SP), a modernização dos hospitais brasileiros começou na década de 1930, com a industrialização, que, "baseada na experimentação dita científica e na tecnologia, colocou os hospitais como centros de atenção e integração de técnicas e equipamentos, tornando-os crescentemente imprescindíveis para a atenção à saúde".

A gestão hospitalar profissional, configuração na qual o hospital passou a ser visto e gerenciado como uma empresa, porém, é recente. Três autores latino-americanos – Fajardo Ortiz (1972)[2], Malagón-Londoño (1996)[3] e Barquin (1992)[4] – são unânimes em afirmar que os cursos de administração hospitalar foram criados em seus países com os objetivos de acabar com o empirismo e de preparar profissionais para atuar na gestão das organizações de saúde. O administrador hospitalar veio, então, a integrar o time de profissionais da área, utilizando os conhecimentos acadêmicos adquiridos e tendo como responsabilidade maior proporcionar o equilíbrio entre aspectos sensíveis da assistência hospitalar, como humanização, bem-estar e segurança do paciente, e a sustentabilidade econômico-financeira da organização.

A multiplicidade de serviços existentes no ambiente hospitalar prestados por profissionais de diversas formações, assistindo pessoas em estado de vulnerabilidade, somada ao fato de os serviços hospitalares serem atividades altamente reguladas e fiscalizadas, faz da gestão hospitalar algo extremamente complexo. Além disso, novas tecnologias surgem a todo momento, exigindo cada vez mais especialização dos profissionais e agilidade na tomada de decisões.

No final do século XX, iniciou-se um movimento que impôs outro grande desafio aos gestores hospitalares: o empoderamento do paciente, cada vez mais exigente e participativo no processo de cuidado. O *big data*, a inteligência artificial, o lançamento e a utilização pelos usuários diversos aplicativos voltados à saúde têm mudado a perspectiva do paciente com relação aos serviços de saúde, e isso deve se intensificar nos próximos anos.

Além de todos esses desafios, não se pode esquecer que os hospitais estão inseridos no contexto da sociedade, portanto acompanham os avanços e eventuais retrocessos sociais, com impacto direto sobre as organizações. Como exemplo têm-se as transformações demográficas e epidemiológicas da população, que obrigam as instituições a se adaptar ao novo perfil do doente.

Segundo Roodenbeke[5], os gestores devem, antes de tudo, saber lidar com a incerteza e a complexidade inerentes ao setor. Outra questão decisiva é a agilidade, que, segundo o executivo mencionado, anda em falta na área da saúde. Nas palavras de Roodenbeke: "As organizações precisarão, por um lado, liderar as mudanças e, por outro, adaptar-se a elas. Para tanto, precisarão, em primeiro lugar, apostar na colaboração, fundamental para prover cuidado centrado no paciente. Outra questão é a robótica, que promete revolucionar os papéis desempenhados pelos profissionais. A medicina preventiva ganha importância crescente, já que interfere no manejo de doenças crônicas evitáveis. A maioria das organizações não é ágil e não tem capacidade de mudar, mas nós teremos de desenvolver essas habilidades. A curiosidade se torna a característica mais importante, pois auxilia os líderes a manterem olhos e ouvidos abertos a tudo que acontece".

O BRASIL ENTRE O PASSADO E O FUTURO

Os desafios impostos aos gestores hospitalares neste limiar do século XXI são imensos. No Brasil, ainda há particularidades que precisam ser consideradas. O país mantém dois sistemas de saúde distintos, que não se comunicam: o público, que é o Sistema Único de Saúde (SUS), e o sistema suplementar, o privado. Apenas 22% da população brasileira tem acesso aos planos e seguros de saúde ou à saúde suplementar. Portanto, o SUS exerce um papel importantíssimo no desenvolvimento social do país, mas apresenta gargalos que precisam ser equacionados rapidamente, como financiamento, acesso, hierarquização dos níveis de atenção e promoção de saúde.

A mudança no modelo assistencial e a maior integração entre os setores público e privado são urgentes. Os brasileiros ainda procuram o hospital como porta de entrada do sistema de saúde, inclusive para problemas de baixa complexidade. Para o autor do livro *Redes de atenção em saúde*, Eugênio Vilaça Mendes[6], "a reestruturação dos tipos de cuidado e da atenção ainda enfrenta obstáculos não apenas relacionados ao próprio modelo atual, mas também à cultura do paciente e sua relação com o médico, hoje mais distante: ao mesmo tempo que demanda novos exames e procedimentos, mesmo quando desnecessários, o paciente ainda tem dificuldade para entender e questionar diagnósticos e prognósticos e não se percebe como o principal responsável por sua condição de saúde".

O HOSPITAL DO FUTURO

Na publicação *Hospital of the future*, do IESE – Business School, Pablo Borrás, Jaume Ribera, Gabriel Antoja e Magda Rosenmoller[7], analisaram dois conceituados hospitais europeus líderes em suas regiões a fim de descobrir suas características em comum que justificam essa liderança. São eles o Karolinska University Hospital, em Estocolmo, na Suécia, e o Hospital Clínic Barcelona, na capital catalã. O hospital universitário da Universidade de Estocolmo, o Karolinksa, tem cerca de 1.700 leitos, 15 mil funcionários e atende cerca de 109 mil pacientes por ano. Já o Hospital Clínic de Barcelona possui 850 leitos e 4.500 empregados, com 46 mil admissões anuais. O panorama encontrado em ambos foi de transformação.

O estudo traz 14 mensagens-chave que resumem os desafios e as características do hospital do futuro. Um dos autores, Pablo Borrás, esteve no Brasil em 2017, participando do 5º Congresso Nacional de Hospitais Privados[8] (Conahp), oportunidade em que pôde apresentar e debater essas mensagens. São elas:

1. Contexto triplamente desafiador: os hospitais do futuro enfrentarão (ou já enfrentam) um contexto desafiador, que combina aumento nas necessidades de saúde, diminuição de recursos e mudança de valores sociais. O número de procedimentos aumentará, e os pacientes serão cada vez mais idosos e conscientes.
2. Hospitais menores e mais complexos: hospitais-líderes terão foco em serviços de alto valor e alta complexidade e precisam ser mais eficientes, já que há forte pressão para redução dos custos. Serviços não complexos serão transferidos para outros provedores de saúde (hospitais menores, ambulatórios ou clínicas),

que devem fornecer essas intervenções a custos mais baixos. Os hospitais do futuro serão orientados para resultados, implementando melhorias de processos para reduzir o desperdício e aumentar o valor para pacientes e fontes pagadoras. Eles compartilharão resultados e melhores práticas, gerando *benchmarks* para outros provedores de saúde.

3. Um novo escopo de serviços: medicina personalizada e proativa, além de diagnósticos baseados em genômica, serão alguns dos novos serviços oferecidos pelos hospitais do futuro, dentro de uma ampla variedade de novas atividades, que pode incluir o gerenciamento de doentes crônicos. Esses serviços serão baseados em um modelo *per capita* e de assinatura e incluirão uma ampla gama de atividades, desde prevenção, diagnóstico, monitoramento, intervenção e gerenciamento remoto de pacientes até coordenação e planejamento de cuidados colaborativos com outros prestadores de saúde.
4. Orientação e área de atuação: os hospitais fornecerão serviços de urgência para uma área geográfica determinada e supervisionarão ou gerenciarão outros serviços ligados a prevenção, atenção primária e saúde mental. O hospital assumirá a responsabilidade de organizar e gerenciar a prestação de cuidados de saúde para uma área de abrangência, provavelmente com foco em intervenções altamente complexas, e supervisionará e gerenciará a prestação de outras intervenções menos complexas, prestando apoio concreto à atenção primária.
5. Redesenho de serviços por meio do conhecimento: os sistemas de saúde farão uma reconfiguração dos serviços voltados para a eficiência e a qualidade, que devem ser baseados em evidências e orientados pelo conhecimento. O conhecimento necessário para esse redesenho pode ser desenvolvido em hospitais-líderes, onde profissionais tratam e interagem com os pacientes. Ao mesmo tempo, hospitais do futuro exercerão um papel importante para alcançar o triplo objetivo que os sistemas de saúde buscam: melhorar a experiência do paciente no atendimento – incluindo qualidade e satisfação –, melhorar a saúde da população e reduzir o custo em saúde *per capita*. O *triple aim*, conceito desenvolvido pelo Institute for Healthcare Improvement (IHI), pode ser um bom ponto de partida metodológico.
6. Organizações abertas e distribuídas: os hospitais serão mais amplos, abertos, menos definidos por estruturas e prontos para oferecer serviços para além de suas paredes. Isso significa que eles vão poder estar mais perto dos pacientes. Provavelmente farão um esforço maior para manter o paciente fora do hospital do que para tê-lo dentro. O hospital-líder prestará atendimento em diferentes locais, com equipes virtuais e flexíveis, multidisciplinares e orientadas para o processo.

7. Centros de inovação de tecnologia e serviços: os hospitais serão centros de referência para inovação de processos, de tecnologias e design de serviços. A inovação deve incluir processos clínicos e processos de fluxo de pacientes dentro do hospital e na continuidade de cuidados (incluindo coordenação com outras partes interessadas), com base na aplicação de métodos enxutos visando melhorar o valor e a eficiência dos serviços de saúde.
8. Educação e pesquisa: os hospitais continuarão a ser centros de pesquisa e formação de novos profissionais, o que significa geração de conhecimento e capacitação. Esse é um dos objetivos mais importantes que um hospital do futuro pode ter.
9. Compartilhamento de riscos com os *stakeholders*: novos modelos de compartilhamento de riscos com fontes pagadoras, indústria e outros provedores começam a surgir. Modelos de pagamento por resultados exigirão que os hospitais reconsiderem seu modo de operar e estruturas de receita.
10. Profissionais em governança hospitalar: os gestores desenvolverão papel ativo na gestão e melhoria do atendimento não apenas dentro do hospital, mas também na rede assistencial. Novos modelos de governança exigirão deles mais responsabilidades e participação em termos de estratégia e planejamento.
11. Cuidado integrado e times orientados por processos: a concepção da organização hospitalar considerará toda a rede assistencial, que se estende para além das paredes da instituição. O papel do hospital não será apenas coordenar, mas orquestrar os serviços. Para tanto, os profissionais do hospital compartilharão o conhecimento clínico com outros níveis de atenção e de prestadores da rede. Os hospitais do futuro manterão times assistenciais e de gestão muito mais orientados para os processos, e a partir disso serão capazes de criar novos modelos de cuidados.
12. Hospitais conectados: os pacientes do futuro passarão menos tempo no hospital ou instalações físicas de cuidados. Os profissionais devem cada vez mais fazer a gestão dos pacientes remotamente, em suas casas. As tecnologias de informação serão utilizadas para prever necessidades, personalizar processos, tratamentos de saúde, acompanhar e conectar-se com os pacientes onde quer que estejam.
13. Novos papéis profissionais: as mudanças no papel dos profissionais do corpo assistencial vão nublar os limites entre médicos, enfermeiros e outros trabalhadores. Tudo dependerá dos novos modelos de cuidado e das tecnologias emergentes, como a genômica.
14. Inovação centrada no paciente: os hospitais redesenharão sistematicamente a experiência do serviço com inovação, para se tornarem realmente centrados no paciente. As instituições precisarão evoluir, mesclando o conhecimento clínico com as expectativas dos pacientes.

CONSIDERAÇÕES FINAIS

No Brasil, a otimização da assistência médico-hospitalar passa obrigatoriamente pela revisão do atual modelo assistencial. O avanço da ciência e do desenvolvimento tecnológico permite diagnosticar e tratar doenças com resultados inimagináveis há poucas décadas, porém o volume de desassistidos é enorme. Estender a muitos os benefícios de que hoje usufruem poucos deve ser um objetivo central do sistema de saúde. Nesse sentido, a integração entre os setores público e privado de saúde, formando verdadeiramente um sistema único, é premente.

Os desafios dos hospitais do futuro são imensos, conforme exposto neste capítulo. Passaremos por uma verdadeira revolução na forma de organização, gestão e prestação de serviços de saúde nos próximos anos. Mas esses desafios abrem oportunidades para que os hospitais sejam ainda mais ativos e importantes na rede assistencial, protagonistas na construção de um sistema de saúde mais eficiente e que contribua para a eliminação de qualquer tipo de desperdício. Para tanto, é imprescindível a construção de relacionamentos de confiança com todos os *stakeholders* em níveis regional, estadual, nacional e internacional.

O hospital, além de oferecer a melhor atenção aos doentes, deve educar e qualificar as pessoas e a comunidade em que se insere, transformando o indivíduo, a sociedade e o ambiente. E, ao assumir mais responsabilidades e desempenhar um papel mais ativo na sociedade, será peça-chave na cadeia de valor da saúde.

REFERÊNCIAS BIBLIOGRÁFICAS

1. Amorim MC, Perillo E. Formação do complexo médico hospitalar no Brasil. Revista Sociologia, n. 63, 2013.
2. Fajardo Ortiz G. Teoría y práctica de la administración de la atención médica y de hospitales. México: La Prensa Médica Mexicana; 1972.
3. Galán Morera R. Evaluación integral. In: Malagón-Londoño G, Galán Morera R, Pontón Laverde G. Administración hospitalaria. Bogotá: Panamericana; 1996.
4. Barquin CM. Dirección de hospitales: sistemas de atención médica. 6.ed. México: Interamericana; 1992.
5. Roodenbeke E. Executivos de futuro: o que podemos esperar? Revista Panorama [Associação Nacional de Hospitais Privados - Anahp], n.63, p.14.
6. Mendes EV. As redes de atenção à saúde. Brasília: Organização Pan-Americana de Saúde; 2011.
7. Borrás P, Ribera J, Antoja G, Rosenmoller M. Hospital of the future. IESE Business School, Center for Research in Healthcare Innovation Management, 2016.
8. Borrás P. Líderes do futuro. Revista Panorama, n. 63, p.18.

2 Arquitetura em UTI pediátrica: como o ambiente auxilia a medicina

Luana de Alencar Radesco
Cristiane D'Andrea Pigossi
Nilton Ferri Roque

"Crianças precisam de mais do que Medicina para ficarem bem."
ACCH – Association for the Care of Children's Health

INTRODUÇÃO

Nas últimas décadas, novos olhares para a saúde vêm se sobrepondo, abolindo princípios antigos, trazendo verdadeiras revoluções na forma como os hospitais devem cuidar de seus pacientes.

> A arquitetura não apenas reflete essas mudanças como é também uma ferramenta poderosa na promoção delas. Muito além da mera aparência do edifício, as definições arquitetônicas transformam a experiência de cada um dos usuários daquele espaço, redefinindo o programa de áreas, os processos operacionais, estimulando encontros e inserindo o edifício em seu contexto urbano e cultural.

A chamada arquitetura hospitalar, que em diferentes épocas já foi guiada unicamente pela medicina, pela tecnologia ou pelo atendimento da população em massa, parece agora estar saindo do campo da especialidade e se voltando para a essência de toda boa arquitetura. Prezar pelas proporções dos espaços e pelo controle da luz, criar áreas que permitem a interação das pessoas e o contato com a natureza, assegurar o conforto termoacústico, a segurança emocional e a experiência estética de seus usuários além, é claro, de respeitar a relação do edifício com seu entorno.

A responsabilidade na definição dos espaços hospitalares, portanto, tem deixado de ser exclusiva dos médicos para envolver grupos cada vez mais diversos: equipe assistencial multidisciplinar, gestores, pacientes, familiares, arquitetos e engenheiros, entre outros.

No projeto de um hospital, o desafio que se coloca é: como garantir a realização de uma experiência absolutamente individual e intensa em um ambiente coletivo? No caso da saúde infantil, especialmente para unidades de terapia intensiva (UTI) pediátricas ou neonatais, a profusão de pontos a serem atendidos ganha nova proporção. Neste capítulo, alguns deles serão examinados.

O CUIDADO CENTRADO NA FAMÍLIA

Historicamente, as instituições pediátricas vêm sendo a origem de grande parte dos cuidados humanizados e das novas visões de experiência do paciente, em razão de alguns fatores:

- A criança nunca se comporta como um paciente, não altera suas atitudes nem suas demandas durante sua estada em uma instituição.
- A família é parte essencial do tratamento de uma criança; todo o cuidado gira em torno dela.
- Os efeitos do impacto do ambiente são muito mais fortes na população infantil do que nos adultos, pois as crianças são mais sensíveis a mudanças e estão em contínuo desenvolvimento.

Exercendo influência definitiva nos ambientes de saúde infantis, a visão do cuidado centrado na família (CCF) amplia-se cada vez mais e envolve múltiplas disciplinas, indo além da pesquisa de arquitetura e *design*.

O CCF participa do planejamento, entrega e avaliação dos cuidados de saúde, fundamentado na parceria entre a equipe interdisciplinar e a família do paciente[1]. Preconiza a mudança no processo de decisão do cuidado, que deve passar a envolver a família nos procedimentos, permitir a troca clara e objetiva de informações e respeitar os valores e necessidades de cada grupo familiar.

Divulgados por meio de pesquisas, recomendações e legislações, o CCF traz benefícios muito claros, entre eles[2]:

- Redução do tempo de permanência na instituição.
- Melhores indicadores de saúde do paciente.
- Redução do estresse familiar.
- Reforço dos laços familiares, principalmente em recém-nascidos.

- Impactos no desenvolvimento cerebral do recém-nascido.
- Melhoria na qualidade da alimentação no seio.

Algumas das iniciativas de CCF são voltadas aos recém-nascidos e suas necessidades especiais. O Neonatal Developmental Care and Assessment Program (NIDCAP) defende o cuidado individualmente adaptado, de acordo com a maturidade neurológica de cada bebê. O programa oferece treinamento e apoio a famílias e instituições, baseado em pesquisas que comprovam os profundos impactos que a separação dos pais e o ambiente extrauterino (níveis de ruído, iluminação e temperatura) podem causar no desenvolvimento e melhora dos recém-nascidos.

Um breve resumo de algumas das principais iniciativas atuais pode ajudar a compreender o alcance do CCF:

- *Guidelines for family-centered care in the neonatal, pediatric, and adult ICU*[3] (Society of Critical Care Medicine).
  - Judy Davidson, junto a um grupo de especialistas do mundo todo, estruturou uma série de recomendações para garantir a participação da família dos pacientes nos cuidados intensivos.
  - Conhecidas como *Davidson guidelines*, representaram um grande avanço no processo de humanização das UTI. Inicialmente publicadas em 2007, passaram por revisão em 2017.

- *Family integrated care.*
  - Modelo com foco na redução do impacto da ruptura da relação entre o bebê e seus pais, o *family integrated care* tenta dar um passo adiante em relação ao *family centered care.*
  - Propõe um conjunto de protocolos segundo o qual os pais realizam a maior parte dos cuidados de seus bebês, orientados pela equipe. Deixam de ser observadores dos procedimentos.
  - Alguns dos resultados: aumento de ganho de peso nos bebês e aumento de leite nas mães, redução do estresse dos pais, redução do tempo de permanência na UTI, segurança pós-alta[4].
  - Barreiras comuns para essa extensão da participação dos pais são: falta de privacidade, espaços inadequados, falta de áreas para irmãos, treinamento da equipe.

- *The neonatal intensive parenting unit: an introduction. Journal of Perinatology – Nature Magazine*[5].

  - Esse artigo descreve uma mudança de paradigma que vem ocorrendo em UTI neonatais. Equipes estão saindo de um escopo de trabalho limitado à cura dos problemas médicos do bebê para um foco mais amplo, que requer parceria real com as famílias.
  - Um componente da *neonatal parenting unit* é o *family integrated care*, mas são definidas seis áreas de práticas potencialmente melhores (PBP).
  - Pesquisas indicam que essas práticas levarão a resultados melhores nos cuidados com os bebês, na saúde dos pais, e no bem-estar da equipe.

- *Couplet care/rooming-in*
  - Seguindo a proposta do *family integrated care*, algumas organizações recomendam que pais e recém-nascidos fiquem juntos durante toda a estada no hospital.
  - Mães convalescentes em pós-parto e bebês recebem cuidados de equipes diferentes, mas são tratados como um par, dentro do mesmo quarto.

A UTI PEDIÁTRICA

Dentre as áreas assistenciais que compõem uma instituição pediátrica, a UTI é, possivelmente, o local onde o desafio de preservar o aspecto humano da experiência hospitalar se torna mais complexo. O ambiente deve ser projetado para garantir o socorro imediato, permitir a troca rápida e segura de conhecimento qualificado e adaptar-se a tecnologias de ponta em constante atualização, enquanto acolhe o turbilhão de emoções experimentado por pacientes, familiares e equipe. O planejamento de salas, quartos e circulações deve considerar o fato de que os pacientes de UTI costumam estar constantemente acompanhados de equipes numerosas e equipamentos grandes. No entanto, diferentemente do espaço físico de uma UTI adulta, as dimensões dos ambientes e aberturas, o mobiliário, o equipamento, materiais de acabamento e a sinalização devem considerar todas as variações de desenvolvimento físico e cognitivo dos pacientes: do bebê ao adolescente. O projeto deve estar adequado a todas as faixas etárias.

> Entre as áreas dedicadas à família, podem ser previstos: armário e cama para um ou dois acompanhantes no quarto, salas que permitam conversas privadas, áreas de respiro, centro de informações, salas de treinamento para acompanhantes de pacientes que receberão alta, quarto de descanso para pais (separado do paciente), lavanderia e copa para familiares e sala de brinquedos para irmãos.

O potencial terapêutico do ambiente construído tem recebido muita atenção nas últimas décadas, adicionando novo enfoque aos projetos de saúde: a arquitetura baseada em evidência. Pesquisas científicas indicam os impactos que esse ambiente pode causar em seus usuários, identificando quais características podem ser prejudiciais e quais trazem melhorias efetivas no tratamento. Vale lembrar que a arquitetura baseada em evidência não é um campo dentro da arquitetura, mas traz elementos de apoio às decisões de projeto. Essas pesquisas permitem identificar os problemas mais comuns em uma unidade de serviço e comprovar a eficácia de algumas soluções. O Quadro 1 resume os resultados de algumas pesquisas citados por Shepley[6].

QUADRO 1	
Problemas de segurança em pacientes de UTI pediátricas (Bauer, 2011)[7]	
▪ Erros médicos	▪ Treinamento inadequado
▪ Comunicação ineficiente	▪ Cansaço da equipe
▪ Lavagem das mãos	▪ Complexidade do ambiente
Redução de erros em UTI pediátricas (Coul e Mare, 2011)[8]	
▪ Usar protocolos de cuidado	▪ Criar estações de trabalho próximas ao leito com zona de silêncio e iluminação apropriada
▪ Examinar processos antes do evento	▪ Dispor suprimentos e equipamentos próximos ao paciente
▪ Garantir boa comunicação	▪ Aprimorar tecnologias que reduzem a necessidade de revisão humana
Soluções para UTI neonatal (Miller e Zhan, 2004)[9]	
▪ Reduzir níveis de ruído	▪ Garantir conforto de iluminação
▪ Criar espaços para troca de informações entre a equipe	▪ Garantir número e distribuição de lavatórios e equipamento para limpeza das mãos
▪ Garantir a privacidade	

Indo além dos erros a serem minimizados, também têm sido objeto de pesquisa os inúmeros benefícios que o espaço físico pode proporcionar a todos os usuários do edifício, resultando em orientações claras (Quadro 2).

QUADRO 2 Benefícios que o espaço físico pode trazer a um ambiente hospitalar
Natureza
Oferecer vista para o exterior, jardins internos ou elementos aquáticos
Luz
Equilibrar a luz natural e artificial para garantir bem-estar e equilíbrio do ritmo circadiano

(continua)

QUADRO 2 Benefícios que o espaço físico pode trazer a um ambiente hospitalar *(continuação)*
Autonomia
Possibilitar o controle do paciente, oferecendo opções: nível de iluminação e temperatura, nível de privacidade, decoração do quarto, música, entre outros
Clareza/percepção
O ambiente deve ser claramente compreendido por meio de sua arquitetura e bem sinalizado quando necessário, evitando aumentar a tensão dos usuários
Distrações positivas
Peças de arte interativas, aquários, conexão de internet, música, vídeos ou instalações com luzes adequadas ao ambiente de saúde
Paz
Criar ambientes que permitam reflexão, conexão espiritual e esperança

PRIVACIDADE X VISIBILIDADE

Em uma UTI pediátrica é inquestionável a importância da supervisão direta da equipe para garantir a segurança de pacientes que, em sua maioria, têm dificuldades em distinguir e expressar sintomas. O desafio que se apresenta à arquitetura é claro: como garantir essa supervisão, preservando a privacidade de pacientes e familiares?

O princípio orientador do projeto, como já abordado, deve ser a garantia do bem-estar do paciente, permitindo a presença da família em todas as etapas do tratamento. Em seguida, viriam as necessidades da equipe, garantindo a visibilidade e o acesso rápido ao maior número de pacientes possível e, adicionalmente, a garantia de momentos de privacidade da família.

Nas soluções mais usuais, os quartos individuais podem receber portas ou janelas transparentes com persianas como opção de fechamento, além de cortinas separando a zona dedicada aos acompanhantes. Há projetos que dedicam outros ambientes de privacidade aos acompanhantes, como salas de respiro, capelas e dormitórios exclusivos.

> A questão adquire nova complexidade no planejamento de uma UTI neonatal, cujos pacientes exigem continuidade ainda maior na supervisão e possuem alta sensibilidade aos estímulos do ambiente e à separação da família.

Historicamente, os hospitais não dispunham os pacientes neonatais sob cuidados intensivos em quartos, mas em áreas com baias abertas, onde cada posto de serviço conseguia garantir uma supervisão próxima e constante a vários bebês ao mesmo tempo. Nas últimas décadas, o impacto da adoção de quartos unifamiliares é uma das maiores discussões no projeto de uma UTI neonatal. Fatores importantes têm levado a maioria dos novos projetos, sempre que possível, a optar por esses quartos:

- Importância da presença constante dos pais para o desenvolvimento cognitivo e psicológico do bebê e para a formação do novo vínculo familiar.
- Controle de infecções.
- Maior controle das condições de acústica e iluminação adequadas a cada paciente.

Desde meados do século passado até os dias de hoje, pesquisas realizadas com a observação direta dos pacientes demonstram os irreparáveis impactos que a separação materna ou condições físicas inadequadas nos primeiros anos de vida podem causar[10]. Todo o ambiente extrauterino deve ser controlado: iluminação e temperatura adequadas a cada momento do dia, proteção contra ruídos excessivos, conforto da família e estímulo ao contato pele a pele.

Os benefícios dos quartos unifamiliares ficam muito claros. A questão que resta, além da distância e da falta de visibilidade da equipe, é a necessidade de estímulo por alguns pacientes e de interação entre algumas famílias. Dedicar uma área comum bem próxima aos quartos, com luz natural e amenidades para a família, permite o encontro casual para trocas de experiência e apoio. Uma distribuição em núcleos – pequeno número de quartos ao redor de um posto com algumas áreas comuns que se repetem – também pode ser boa solução[11].

Dar opções aos usuários implica considerar todas as configurações de família (gêmeos, trigêmeos ou múltiplos), bebês cujos pais não estejam sempre presentes, além de bebês que se beneficiam do estímulo de outras vozes e de movimentação leve ao seu redor. Alguns quartos flexíveis, com capacidade para receber mais de um paciente ou a opção de criar uma passagem entre dois quartos, podem trazer soluções. Permitir a experiência de contato humano parece ser sempre o caminho que garante os melhores resultados.

CENTRALIZAÇÃO X DESCENTRALIZAÇÃO DA EQUIPE

Em um cenário ideal, a equipe assistencial de uma UTI precisa ter acesso direto aos suprimentos, ao posto de prescrição e às áreas de descarte, além de ter ótima visibilidade dos pacientes. As equipes, muito numerosas, exigem múltiplos postos de trabalho, e a distribuição destes na planta sempre foi um ponto de difícil solução.

A troca de informações intensa e imediata, essencial para o bom funcionamento de uma UTI, sempre foi o princípio orientador dos projetos – reunir toda a equipe em um único posto de enfermagem, responsável por todos os pacientes daquele andar. Pesquisas atuais apontam vantagens em optar por postos de trabalho distribuídos pela unidade, cada um deles responsável por um pequeno grupo de quartos, uma vez que a qualidade do trabalho da UTI depende muito de uma supervisão direta. Projetos recentes oferecem opções de postos descentralizados (incluindo nichos junto à porta dos quartos) e locais de reuniões para a equipe.

Os avanços tecnológicos passaram a permitir postos de trabalho volantes, compostos por *laptop* e base móvel, facilitando a descentralização da equipe, a visita de profissionais pelos quartos e a realização de pequenas reuniões, até mesmo no corredor.

A distribuição dos postos de enfermagem é um dos fatores determinantes na configuração física da planta arquitetônica, como se pode ver a seguir.

A maioria dos hospitais apresenta distribuição em *loop* (pista de corrida) com corredores ao redor de um núcleo de serviços (Figura 1). Essa pista pode ser única, passando por todo o pavimento, ou subdividida em pequenos grupos de dormitórios ao redor de um posto assistencial, formando núcleos (Figura 2).

A organização em corredores também aparece como solução em alguns projetos (Figura 3). Algumas UTI neonatais ainda mantêm alas com baia aberta e um posto assistencial (Figura 4).

CONCLUSÃO

O planejamento de uma UTI é um exercício que exige visão de longo prazo, tendo em mente que a estrutura a ser concebida suportará um grande movimento 24 horas por dia, 7 dias por semana. A flexibilidade dessa estrutura deve ser prevista desde a modulação estrutural até a escolha dos materiais de acabamento.

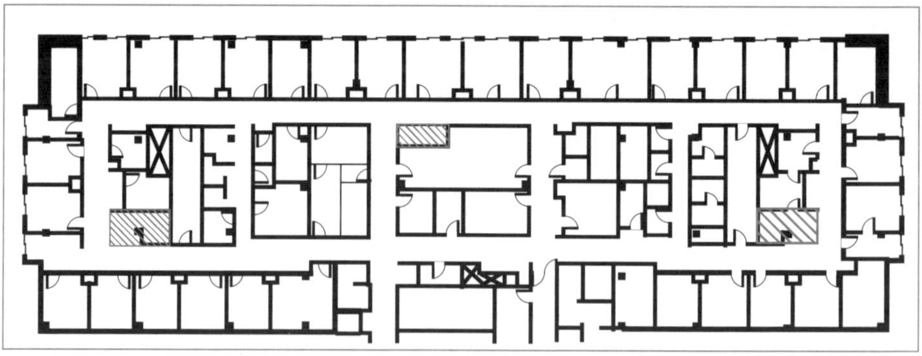

FIGURA 1 Unidade de terapia intensiva neonatal do Le Bonheur Children's Hospital.
Fonte: adaptado de FKP Architects.

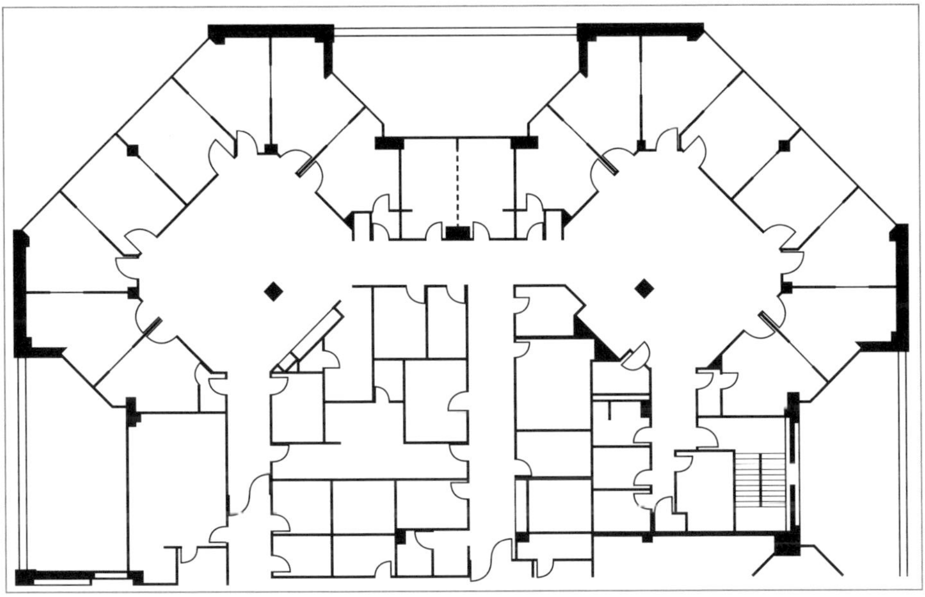

FIGURA 2 Unidade de terapia intensiva pediátrica do Hasbro Children's Hospital.
Fonte: adaptado de Shepley Bullfinch.

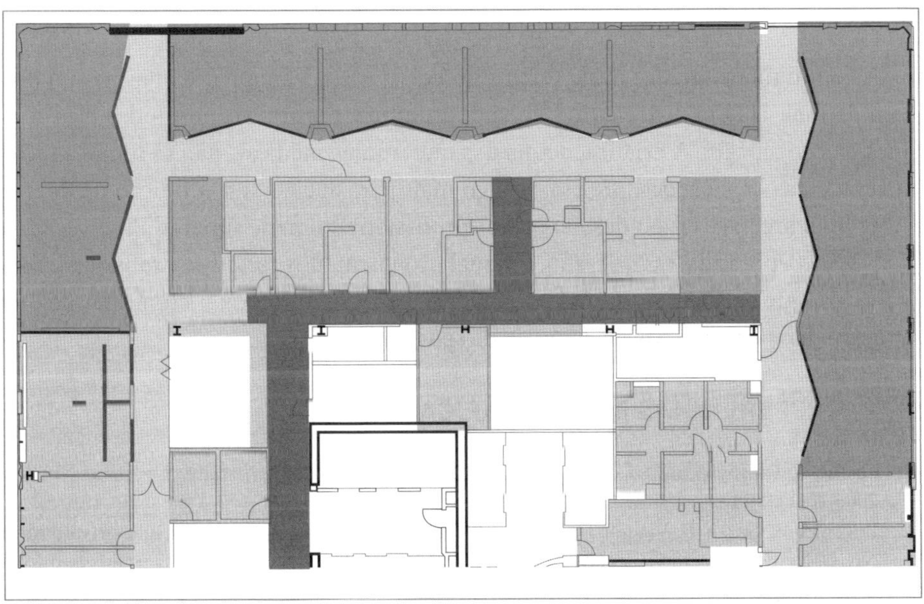

FIGURA 3 Unidade de terapia intensiva pediátrica do Ann & Robert Lurie Children's Hospital of Chicago.
Fonte: adaptado de ZGF Architects, Solomons Cordwell Buenz, Anderson Mikis Architects.

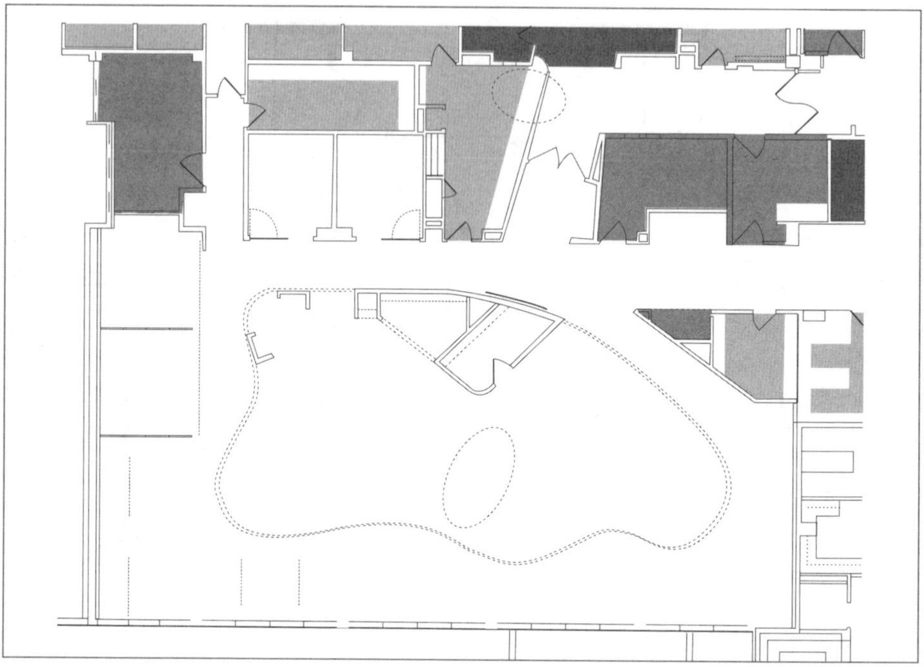

FIGURA 4 Unidade de terapia intensiva neonatal do Shands Hospital for Children.
Fonte: adaptado de Flad Architects.

Foram mencionadas neste texto algumas tendências fundamentais para o projeto de uma UTI pediátrica ou neonatal do futuro e, entrelaçando todas elas, uma mesma concepção: "A criança, acima das hierarquias médicas, não se rende à racionalidade das explicações, precisa de algo mais para aceitar sua condição de doente. Abre uma brecha e cria o desafio que os profissionais têm de superar"[12].

É incorporando esse desafio, ao qual são chamados todos os profissionais envolvidos, que espaços terapêuticos poderão ser desenvolvidos – com a família e a integralidade das pessoas na essência de seus projetos.

REFERÊNCIAS BIBLIOGRÁFICAS

1. Griffin T. Family-centered care in the NICU. The Journal of Perinatal & Neonatal Nursing. 2006;20(1):98-102.
2. Buechler B, Garris B, Vaught D, White R. A journey to decentralized care in a private room NICU. New Hanover Medical Regional Medical Center, Betty H. Cameron Women's and Children's Hospital. Jan 2010.

3. Davidson JE, Aslakson RA, Long AC, Puntillo KA, Kross EK, Hart J, et al. Guidelines for family-centered care in the neonatal, pediatric, and adult ICU. Crit Care Med. 2017;45(1):103-128.
4. O'Brien K, Bracht M, Macdonell K, McBride T, Robson K, O'Leary L, Lee SK. A pilot cohort analytic study of family integrated care in a Canadian neonatal intensive care unit. BMC Pregnancy and Childbirth. 2013;13:S12(supplement 1).
5. Hall S, Phillips R, Lassen S, Craig JW, Goyer E, Hatfield RF, et al. The neonatal intensive parenting unit: an introduction. Journal of Perinatology. 2017;37:1259-64.
6. Shepley MM. Design for pediatric and neonatal critical care. Routledge.
7. Bauer P, Hoffmann RG, Bragg D, Scanlon MC. Perceptions of risk to patient safety in the pediatric ICU, a study of American pediatric intensivists. Safety Science. 2011;53:160-7.
8. Coull A, Mare G. 201 inpatient unit: neonatal intensive care unit/pediatric intensive care unit. Webinar presentation for the American Institute of Architects. Fev 2011.
9. Miller MR, Zhan C. Pediatric patient safety in hospitals: a national picture in 2000. Pediatrics. 2004;113(6):1741-6.
10. Honig A, Fitzgerald H, Brophy-Herb, Holly E. Infancy in America: A-I. Santa Barbara: ABC-CLIO; 2001. p.489.
11. White R. Individual rooms in the NICU: an evolving concept. J Perinatol. 2003;23:S22-S24.
12. Masetti M. Boas misturas: a ética da alegria no contexto hospitalar. Palas Athena; 2003. p.85.

3 Gestão de equipamentos: a engenharia clínica e a UTI pediátrica e neonatal

Antonio Gibertoni Junior

INTRODUÇÃO

As significativas mudanças no mercado global, bem como a rápida evolução das tecnologias médicas, o aumento dos custos com manutenção, o crescimento do número de acidentes e o aumento da complexidade dos procedimentos têm exigido das organizações de saúde a busca constante pela qualidade e pela consequente garantia de segurança para o paciente.

Em uma unidade de terapia intensiva (UTI) neonatal e pediátrica, existem equipamentos de alta criticidade em uso contínuo e em contato direto com os pacientes, como ventiladores pulmonares, bombas de infusão, monitores multiparâmetros, hemodiálise e oxigenação por membrana extracorpórea (ECMO), que representam alto risco para os pacientes, podendo gerar eventos adversos graves.

Nesse contexto, a engenharia clínica, de acordo com a definição do American College of Clinical Engineering (ACCE), é a profissão que apoia e promove cuidados a pacientes usando conhecimentos de engenharia e técnicas de gerenciamento para tecnologias na área da saúde. Sua Missão é garantir o uso seguro e eficaz de tecnologias médicas para pacientes e usuários, por meio de uma gestão efetiva de ativos.

De acordo com a definição da Resolução RDC n. 2, de 25/1/2010[1]:

> Gerenciamento de tecnologias em saúde (Figura 1): conjunto de procedimentos de gestão, planejados e implementados a partir de bases científicas e técnicas, normativas e legais, com o objetivo de garantir a rastreabilidade, qualidade, eficácia, efetividade, segurança e em alguns casos o desempenho das tecnologias de saúde utilizadas na prestação de serviços de saúde. Abrange cada etapa do gerenciamento, desde o planejamento e entrada no estabelecimento de saúde até seu descarte, visando à proteção dos trabalhadores, à preservação da saúde pública e do meio ambiente e à segurança do paciente.

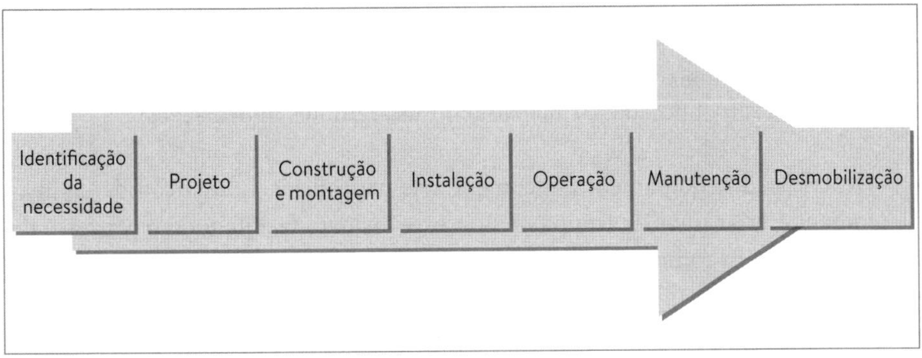

FIGURA 1 Gerenciamento de tecnologias em saúde[1].

Determina o art. 6º dessa mesma resolução: "Os estabelecimentos de saúde devem elaborar e implantar Plano de Gerenciamento para as seguintes tecnologias em saúde abrangidas por este regulamento técnico: I - produtos para saúde, incluindo equipamentos de saúde; [...]".

O plano de gerenciamento de tecnologias médicas deve contemplar todas as fases da vida útil do ativo, ou seja, desde o momento da definição da necessidade, projeto, seleção e compra, preparação da infraestrutura, instalação, treinamento operacional, manutenções preventivas e corretivas, até sua desativação.

INVENTÁRIO

O inventário deve ser a primeira etapa do plano de gerenciamento, pois nesse momento há oportunidade de conhecer com profundidade a base instalada, as condições operacionais de cada equipamento, bem como as condições de uso. Com o objetivo de garantir adequada gestão empresarial, é fundamental conhecer seu parque de equipamentos instalados, tendo informações ágeis e confiáveis por meio do sistema informatizado de gerenciamento de ativos, como:

- Descrição, marca e modelo.
- Quantidade.
- Localização.
- Histórico de falhas e reparos.
- Gastos com manutenção.
- Treinamentos realizados.
- Histórico de manutenções preventivas.
- Melhorias, reformas e atualizações.
- Idade dos equipamentos.

O inventário nada mais é que fazer o levantamento de todos os equipamentos instalados e seu cadastramento em um sistema informatizado de gerenciamento de ativos, no qual são imputadas principalmente as seguintes informações:

- Descrição do equipamento: recomenda-se padronizar a descrição de equipamentos e criar tipos de equipamentos; esse formato facilita todo o processo de cadastro, bem como relatórios extraídos do sistema informatizado.
- Marca, modelo e número de série,
- Número do registro do equipamento na Agência Nacional de Vigilância Sanitária (Anvisa).
- Descrição dos acessórios: relacionar todos os acessórios (p. ex., transdutores de ultrassom, monitores, módulos e *softwares*).
- Valor do equipamento: sempre inserir o valor em reais com todas as taxas e impostos.
- Tempo de garantia.
- Propriedade do ativo: identificar se o equipamento é próprio, alugado, comodato, demonstração ou emprestado.
- Localização: informar o prédio, andar e sala onde o equipamento está instalado, bem como o centro de custo no qual serão lançadas as despesas de manutenção.
- Manutenção: informar as manutenções preventivas do equipamento, bem como sua descrição, periodicidade e os recursos necessários para a realização desses serviços, como mão de obra e peças de reposição. Cada área possui particularidades de operação que deverão ser consideradas nas ações futuras. No caso das UTI, suas atividades ocorrem 24 horas, 7 dias por semana, sendo necessário perfeito alinhamento entre os gestores da engenharia clínica e a UTI para garantir a execução das manutenções preventivas sem prejudicar a operação.
- Identificação: o cadastro de equipamentos deve ainda ter uma codificação padronizada, estabelecida de acordo com as necessidades de cada unidade assistencial e afixada nos equipamentos por meio de etiquetas. Será com base no número afixado no equipamento em local de fácil identificação que o usuário fará suas solicitações de reparo via sistema.

SELEÇÃO E AQUISIÇÃO

Com o inventário atualizado, é possível estabelecer o plano estratégico de substituição dos equipamentos, ou seja, de acordo com a disponibilidade de orçamento de cada instituição definimos os equipamentos, de acordo com as respectivas prioridades. Esse seria o modelo ideal, porém as demandas de solicitações de equipamentos podem surgir de diversas maneiras, inclusive da necessidade de compra de novos equipamentos por questão de inovação, isto é, incorporação de novas tecnologias.

Nesse momento, começa a fase de seleção e aquisição, muito conhecida na área da saúde como "comprar equipamentos". Essa atividade infelizmente é encarada muitas vezes de forma semelhante à compra de um eletrodoméstico: quando se visitam *sites* ou feiras, solicita-se uma proposta comercial e se compra aquilo que envolve ou que tem apelo comercial forte, por exemplo, preço. Outro erro muito comum é deixar a responsabilidade pelo processo de seleção e aquisição para o departamento de compras ou suprimentos.

> Em uma gestão empresarial de tecnologia médica, a fase de seleção e aquisição é a mais relevante, pois nesse momento há a oportunidade de definir e comprar o melhor equipamento segundo a necessidade do usuário e na melhor condição técnica comercial.

"Comprar o que é preciso, não o que quero."

O processo de seleção e aquisição é complexo e requer o levantamento de diversas informações que ajudarão na definição da solução que melhor atenda às necessidades técnicas, necessidade de uso, bem como comercial.

O processo deve iniciar pela definição da especificação do equipamento: definir a especificação de uma tecnologia médica requer conhecimento, cuidado e paciência entre os envolvidos nessa atividade, sendo as principais partes o usuário e o departamento de engenharia clínica. O processo de seleção e aquisição poderá envolver profissionais de arquitetura, utilidades, suprimentos, enfermagem e controle de infecção hospitalar, que serão importantes para a coleta de informações a serem usadas na montagem das especificações.

O objetivo é descrever todas as características técnicas relevantes e que são fundamentais para o desenvolvimento da atividade assistencial, de forma a garantir o uso seguro do equipamento com a melhor produtividade.

Estes são os principais aspectos a serem considerados nas especificações:

- Local de instalação: informar e fornecer o desenho do local onde será instalado, com todos os detalhes de dimensões, acessos e serviços de apoio.
- Demanda do serviço, quando necessário para o dimensionamento do equipamento ideal.
- Acessórios: informar nas especificações o tipo de acessório, bem como a quantidade. Por exemplo: bobinas, impressoras, monitores, transdutores etc.

- *Software*: atualmente nos equipamentos de imagem, como ressonância magnética e tomografia computadorizada, os *softwares* são itens que podem elevar o custo em até 30% do valor do equipamento.
- Manutenção: normalmente 12 meses é a garantia padronizada, entretanto pode constar no edital que a garantia será de 24 meses.
- Atualizações: solicitar ao fabricante que informe qual será a nova plataforma da tecnologia e seu respectivo custo.
- Treinamento: definir com precisão o número de técnicos ou operadores que serão treinados e seus respectivos custos. Incluir também o treinamento para a equipe de técnicos e engenheiros do departamento de engenharia clínica.

Com as especificações bem estabelecidas, e definido o local onde será instalado o equipamento, buscam-se os principais fabricantes e fornecedores de equipamentos que possam atender sua necessidade. É recomendado criar edital de licitação ou solicitação de proposta relacionando todas as suas exigências, de forma a garantir o perfeito funcionamento do equipamento sem prejuízo das atividades da unidade.

"Quando não há especificações claras sobre os equipamentos, de acordo com a necessidade, deve-se comprar pelo menor preço."

Após o recebimento de pelo menos três propostas, iniciamos o trabalho de análise destas. Uma forma fácil é usar planilhas eletrônicas para lançar todas as características técnicas, bem como todas as informações importantes que julgar necessárias. Todo esse cuidado facilitará a tomada de decisão, e essa sistemática é eficaz para minimizar falhas ou esquecimentos de itens fundamentais, tais como os detalhes dos custos de manutenção com peças, tempo de garantia e respectiva cobertura, treinamento de usuários, registro do equipamento na Anvisa etc.

A decisão sobre a marca e modelo do equipamento deve primeiramente atender às especificações técnicas, e posteriormente deve ser feita uma análise estratégica da instituição quanto aos seguintes aspectos:

- Avaliação do usuário: o usuário deve participar do processo para avaliar todas as condições referentes ao uso do equipamento em seu ambiente; avaliar a exatidão e repetitividade dos resultados alcançados com o equipamento; além disso, avalia as condições de ergonomia, facilidade de usar os controles, alarmes, limpeza, preparo e armazenamento. Caso não seja possível, é fundamental a participação do usuário no processo e, se necessário, fazer visitas técnicas em outras instituições que já utilizam o equipamento.

- Padronização de equipamentos: diante da grande variedade de marcas, modelos e acessórios, é altamente recomendável. Uma política de padronização de equipamentos gera ganhos devido a aspectos operacionais, ou seja, padronização das técnicas e procedimentos assistenciais, treinamento da equipe, bem como a logística de compras, distribuição e estoque de cabos, acessórios, insumos e materiais. Exemplo: ventiladores pulmonares em uma UTI.
- Qualidade dos serviços de manutenção, tendo sempre em mente o nível de serviço entregue. As empresas normalmente garantem um nível de serviço de 95% de disponibilidade de equipamentos na condição de efetivar contrato de manutenção, contemplando mão de obra de manutenção corretiva e manutenção preventiva, bem como a inclusão de peças de reposição.
- Aspectos comerciais: normalmente a primeira providência necessária consiste em verificar e comparar os valores de compra do equipamento, mas não podemos nos iludir: o ditado "o barato sai caro" muitas vezes se concretiza, principalmente para as tecnologias de alta complexidade e que usam insumos, como monitores e ventiladores pulmonares. Para evitar e sair dessa cilada, é recomendado calcular o custo total de propriedade ou TCO (*total cost of ownership*). Para calcular o TCO, somam-se ao custo do equipamento os custos de insumos, manutenção corretiva, manutenção preventiva, peças de reposição, treinamento operacional e possíveis atualizações. Além disso, o TCO leva em consideração os gastos com consumo de energia elétrica, gás medicinal e água. O estudo deve estar alinhado pelo período de tempo da vida útil da tecnologia, por exemplo: em um ventilador pulmonar cuja vida útil estabelecida é de 10 anos, o estudo deverá ser feito pelo período de 10 anos. Nesse momento, será possível obter o valor correto de cada solução proposta.

É fundamental a validação da melhor solução por meio do consenso entre usuário, engenharia clínica e suprimentos, formalizada em contrato de compra e venda entre as partes que descreva todas as condições previamente acordadas.

RECEBIMENTO E INSTALAÇÃO

Recebimento e instalação de equipamentos estão intimamente ligados ao planejamento inicial com a preparação adequada do local de instalação. Isso quer dizer que, uma vez atendidas essas condições, facilmente ocorrerá a instalação do equipamento. Um detalhe importante no recebimento técnico é a confirmação pelo grupo de engenharia clínica se todo o escopo, especificações e condições contratadas de acordo com o edital foram plenamente atendidos. Uma vez instalado o equipamento, procede-se aos testes de aceitação, com os quais são confirmadas as características técnicas e de segurança e se comprova que o equipamento está em perfeitas condições de uso. Finalizando, o equipamento é liberado para uso, o termo de aceitação é assinado e tem início o período de garantia.

TREINAMENTO DE USUÁRIOS

Antes da liberação dos equipamentos para a rotina assistencial, todos os profissionais devem ser capacitados/treinados para seu uso correto e seguro.

Assim, o desafio das organizações de saúde está em capacitar as equipes médicas e assistenciais na mesma velocidade em que novos equipamentos, *softwares* e materiais são adquiridos.

> Capacitar é preparar o profissional para enfrentar as situações referentes a sua atividade, por meio da aplicação de conhecimentos, com possibilidade de criar, resolver problemas, oferecer alternativas de melhorias e criar um ambiente seguro e produtivo.

A capacitação fornece autonomia, cria autoconfiança e promove o desenvolvimento dos profissionais.

O planejamento do treinamento deve contemplar alguns pontos comuns:

- Definição dos assuntos que formam o programa, que deve estar alinhado com o perfil do profissional que receberá o treinamento. Conforme mostra a Tabela 1:

TABELA 1 Planejamento

Nome do treinamento	Operação e manutenção em bombas de infusão			
Tipo de treinamento	Técnico			
Tópico	Objetivo	Método	Recurso	Tempo (min)
Introdução	Apresentar o instrutor e tópicos	Exposição dialogada	Instrutor	5
Normas de segurança	Apresentar os principais cuidados de segurança	Exposição dialogada/ vídeo	Normas ABNT e manuais	15
Operação	Conhecer comandos e funcionamento	Exposição dialogada/ vídeo	Manuais; equipamento; insumos	30
Manutenção corretiva	Conhecer/reparar equipamento	Exposição dialogada/ vídeo	Manuais; equipamento; insumos	120

(continua)

TABELA 1 Planejamento *(continuação)*

Nome do treinamento	Operação e manutenção em bombas de infusão			
Manutenção preventiva	Executar manutenção preventiva	Exposição dialogada/ vídeo	Manuais; equipamento; insumos	120
Problemas comuns e soluções		Exposição dialogada/ vídeo	Manuais	30
Avaliação do aluno	Verificar o nível de aproveitamento do aluno	Avaliação escrita	10 questões de múltipla escolha	30
Considerações finais/avaliação	Avaliar o treinamento		Ficha de avaliação	10
			Tempo total	***360***

- Agendamento de data e local.
- Avaliação de aproveitamento e arquivo: é fundamental fazer uma avaliação de aproveitamento dos participantes do curso. Essa avaliação pode ser realizada por meio ode perguntas ou de aplicações práticas, por exemplo, realização do procedimento sob supervisão. Em seguida, fazer o arquivo das evidências no prontuário do funcionário.

Convém lembrar que dentro de uma equipe assistencial temos diferentes níveis de profissionais, sendo, portanto, recomendado desenvolver determinados programas "avançados" que contemplem tópicos de treinamento de ferramentas avançadas. Isso otimiza, por exemplo, o tempo das equipes médicas experientes, que necessitam apenas do treinamento dos módulos avançados.

Como os treinamentos são caros e demandam uma logística cada dia mais difícil, deve haver um planejamento anual, podendo ser definidas trilhas. No caso da equipe de engenharia clínica, temos a trilha setorial e a trilha individual.

Na trilha setorial para os profissionais da engenharia clínica, por exemplo, as rotinas de recebimento e instalação, manutenção corretiva, manutenção preventiva e desativação. Já na trilha individual, o profissional será capacitado nas tecnologias que desenvolverão as atividades de manutenção.

> Importante lembrar que os profissionais da engenharia clínica são os principais facilitadores de capacitação para novas tecnologias, bem como responsáveis por participar como instrutores nos programas de educação continuada.

A capacitação não se esgota em um ou dois treinamentos: é necessário estabelecer o plano de educação continuada, podendo-se usar ferramentas como o *e-learning*, vídeos, aulas a distância etc., de forma a garantir e evidenciar a capacitação dos profissionais.

MANUTENÇÕES PREVENTIVAS E CALIBRAÇÕES

O objetivo do plano de gerenciamento é garantir o uso seguro de equipamentos médicos para pacientes e usuários, ou seja, quando o equipamento faz a medida de parâmetro, por exemplo, pressão não invasiva, garantimos que essa leitura está correta, permitindo assim o correto tratamento assistencial.

Por meio de manutenções preventivas, calibrações e inspeções é possível minimizar os riscos associados ao uso de tais equipamentos. Diversos programas de acreditação e qualidade, como ONA – Organização Nacional de Acreditação, ISO 9001-2015 e Joint Commission International, exigem o plano de gestão de manutenção preventiva com foco na segurança do paciente/usuário, bem como no processo de melhoria contínua.

- ISO 9001:2015[2]: o tema é abordado no item 7.1.5 – Recursos de Monitoramento e Medição: "A organização deve determinar e prover os recursos necessários para assegurar resultados válidos e confiáveis quando monitoramento ou medição for usado para verificar a conformidade de produtos e serviços com requisitos".
- Joint Commission International – Propósito da FMS. 9 e da FMS.9.1[3].

O hospital desenvolve e implementa um programa escrito para o gerenciamento de equipamentos médicos. Como parte desse programa, o hospital realiza e documenta uma avaliação de risco, pelo menos anualmente, para identificar áreas em que existem riscos em equipamentos médicos.

Para garantir que esses equipamentos estejam disponíveis para uso e funcionamento adequado, o hospital executa e documenta:

- Inventário de equipamentos médicos.
- Inspeções regulares de equipamentos médicos.
- Testes de equipamentos médicos, de acordo com suas exigências de uso e dos fabricantes.
- Realização de manutenção preventiva.
- Para melhor entendimento, estas são as principais diferenças entre manutenções preventivas, calibrações e inspeções:

Manutenções preventivas são aquelas estabelecidas pelo fabricante do equipamento, sendo normalmente atividades de limpeza, substituição de componentes e verificações das condições de funcionamento e segurança, cuja periodicidade também está estabelecida no manual do equipamento.

Calibrações são medições das grandezas como pressão, volume, vazão, temperatura, potência, massa, ruído e as comparam com padrões rastreáveis. As calibrações têm a finalidade de garantir que determinada medida realizada por um equipamento esteja dentro do padrão estabelecido. A calibração garante, por exemplo, que quando é feita uma leitura de pressão arterial à beira-leito 120 x 80 mmHg, a equipe assistencial tem a tranquilidade de confiar e desenvolver o tratamento adequado para o paciente.

Os padrões são instrumentos específicos para medir determinadas funções, devendo também ser calibrados e rastreados por laboratórios certificados pela Rede Brasileira de Certificação. O processo de calibração não é atividade trivial, por isso deve haver investimento na aquisição de instrumentos, contratação de equipe técnica, desenvolvendo-se procedimentos para cada tipo de equipamento e treinamento. Uma alternativa para as organizações de saúde é contratar empresas especializadas e terceirizar esse serviço.

Inspeções são a rotina de inspeção (*in loco*), que inclui testes funcionais ou a verificação de parâmetros específicos visando garantir o perfeito funcionamento dos equipamentos. Como visto anteriormente, as manutenções preventivas têm uma periodicidade que normalmente é semestral ou anual, porém os equipamentos podem sofrer desgastes ao longo do tempo, o que será identificado na rotina de inspeção. Um bom exemplo é a realização do teste diário de descarga do desfibrilador para garantir que sua bateria está em perfeitas condições de uso em uma emergência. Os testes e controles diários de qualidade são na verdade atividades de inspeção, e devem ser realizados pelo usuário, que tem a condição ideal durante as inspeções de identificar antecipadamente pontos de falhas futuras e assim solicitar as correções de forma proativa, não afetando a rotina da UTI.

Primeiro, é importante definir quais serão os equipamentos que farão parte do plano de calibração. Uma sugestão é utilizar o critério de risco, ou seja, considerar que os equipamentos de maior risco devem estar contemplados, por exemplo, os equipamentos de alto risco. De acordo com a Portaria da Anvisa, equipamentos de alto risco são todos aqueles que representam alto risco intrínseco à saúde do paciente ou do usuário. São todos os equipamentos de diagnóstico e de tratamento que tenham contato direto com o paciente. Todos os equipamentos classificados como de alto risco devem ser calibrados, sendo os principais bombas de infusão, monitores multiparâmetros de sinais vitais, ventiladores pulmonares, incubadores, balanças, pressão arterial, oximetria de pulso, capnografia, berço aquecido, eletrocardiógrafos, cardioversor e desfibrilador.

Devem ser descritos procedimentos para os equipamentos cadastrados que necessitam de calibração. As calibrações devem estar baseadas no próprio manual do equipamento e, quando for o caso, em normas nacionais e/ou internacionais específicas, além do recomendado pelo próprio manual do equipamento. Pode haver casos em que é considerado o histórico do equipamento, bem como a experiência da equipe de engenharia clínica.

As manutenções preventivas e calibrações devem ser cadastradas no sistema de gerenciamento de manutenção, que irá gerar um cronograma anual das atividades a serem realizadas. Ao gerar a ordem de serviço, o grupo de engenharia clínica e engenharia de manutenção deve definir junto ao usuário a data definitiva para realização da manutenção preventiva ou calibração do equipamento (quando necessária, a disponibilidade do equipamento pelo usuário).

Os equipamentos devem ser disponibilizados pelos usuários na data prevista para execução.

Quando forem encontrados desvios de tolerância de quaisquer parâmetros especificados para calibração, serão tomadas as devidas ações corretivas, sendo comunicado à unidade usuária do equipamento ao desvio encontrado.

A tolerância das medidas é definida de acordo com o processo em que o equipamento está inserido, com as normas, os regulamentos técnicos ou as portarias, e, por último, com o histórico de calibração e experiência técnica.

A periodicidade é o intervalo de tempo entre as manutenções/calibrações. Um dos principais critérios para a definição da periodicidade são as recomendações do fabricante. Além desse critério, o histórico do equipamento constitui um dos principais pontos a serem considerados, visto que por meio dele se pode conhecer a tendência das medições, sendo possível tomar a decisão de reduzir ou ampliar os prazos de calibração e manutenção preventiva.

DIMENSIONAMENTO DE EQUIPAMENTOS E PLANO DE CONTINGÊNCIA

Seguindo as recomendações da Anvisa – RDC n. 7, de 2010[4], os dimensionamentos de equipamentos estão definidos:

- No Capítulo IV, "Dos Requisitos Específicos para Unidades de Terapia Intensiva Pediátricas", Seção I, "Recursos Materiais":

> Art. 61. Devem estar disponíveis, para uso exclusivo da UTI pediátrica, materiais e equipamentos de acordo com a faixa etária e biotipo do paciente.
> Art. 62. Cada leito de UTI pediátrica deve possuir, no mínimo, os seguintes equipamentos e materiais: [a lista completa de equipamentos está disponível em http://bvsms.saude.gov.br/bvs/saudelegis/anvisa/2010/res0007_24_02_2010.html].

- Capítulo V, "Dos Requisitos Específicos para Unidades de Terapia Intensiva Neonatais", Seção I, "Recursos Materiais":

> Art. 67. Devem estar disponíveis, para uso exclusivo da UTI Neonatal, materiais e equipamentos de acordo com a faixa etária e biotipo do paciente.
> Art. 68. Cada leito de UTI Neonatal deve possuir, no mínimo, os seguintes equipamentos e materiais: [a lista completa de equipamentos está disponível em http://bvsms.saude.gov.br/bvs/saudelegis/anvisa/2010/res0007_24_02_2010.html].

Imagine uma situação emergencial em que o ventilador pulmonar falhe durante o uso em um paciente. O que a equipe de enfermagem deve fazer nessa situação?

A UTI deve definir o plano de contingência para situações emergenciais, ou seja, adquirir e manter equipamentos reserva. Usando como exemplo o ventilador pulmonar mecânico microprocessado, a Resolução RDC n. 7 recomenda o dimensionamento de 1 para cada 2 leitos, com reserva operacional de 1 equipamento para cada 5 leitos, devendo dispor cada equipamento de, no mínimo, 2 circuitos completos.

Para a grande maioria dos equipamentos, a RDC n. 7 não menciona a necessidade de contar com equipamentos reservas, porém é obrigatório estabelecer o plano de contingência para os equipamentos críticos como monitores multiparâmetros, ventiladores e monitores de transporte, incubadoras, bombas de infusão, cardioversor e demais equipamentos, que devem estar disponíveis para uso imediato.

Importante lembrar que o melhor momento para a definição do plano de contingência é no momento da definição do plano estratégico da compra de equipamentos.

MELHORIA CONTÍNUA E AVALIAÇÃO TECNOLÓGICA

O plano de gestão de tecnologias médicas deve ser avaliado continuamente com o objetivo de medir sua eficácia, sendo necessário à definição de alguns indicadores e metas. Na área de gestão de manutenção existem diversos indicadores, entretanto serão citados os principais:

Disponibilidade de equipamentos

Informa a quantidade de horas em que o equipamento ou o parque completo de equipamentos está disponível para uso em determinado período.

A disponibilidade do equipamento será calculada pela seguinte fórmula:

$$DE = \frac{A - B}{2.160} \times 100$$

Sendo:

DE (disponibilidade do equipamento) = total de horas de disponibilidade do equipamento para a realização de exames.

A = total de horas de disponibilidade do equipamento para realização de exames durante três meses, ou seja, 2.160 horas.

B = tempo de equipamento parado, ou seja, o tempo total contado do início da abertura do chamado na contratada até a liberação do equipamento para uso.

2.160 = 24 horas multiplicadas por 90 dias

A meta para esse indicador deve ser agressiva, buscando a excelência dos serviços; portanto, a meta recomendada é acima de 99% de disponibilidade. Obviamente, sempre teremos equipamentos com problemas, entretanto a busca pelos 100% deve ser permanente.

Número de manutenções preventivas planejadas *vs.* número de manutenções preventivas realizadas

Pela complexidade do programa de manutenção preventiva, bem como a sua realização, esse indicador é fundamental para o acompanhamento mensal, definindo sempre ações que contribuam para a melhoria contínua do processo. A meta para equipamentos de alto risco deve ser de 99%.

Manutenção corretiva

Acompanhamento mensal do número de reparos ou quebras. Esse indicador é importante para comprovar se efetivamente as manutenções preventivas estão tendo o resultado de diminuir problemas. Assim sendo, a meta para esse indicador deve ser o número histórico de reparos, com o desafio de diminuir pelo menos 5% a cada ano. Por meio desse indicador, torna-se fundamental o desenvolvimento da cultura da prevenção na instituição, bem como a melhoria contínua de processos.

O processo de melhoria contínua permite um avanço importante na qualidade, segurança e sustentabilidade das organizações de saúde por meio de gestão avançada no planejamento estratégico de substituição de equipamentos, planejamento dos treinamentos necessários para médicos, enfermeiros e técnicos, bem como a própria equipe de engenharia; e finalmente o planejamento do orçamento anual de Opex e Capex.

REFERÊNCIAS BIBLIOGRÁFICAS

1. Ministério da Saúde. Resolução n. 2, de 25 de janeiro de 2010. Disponível em http://bvsms.saude.gov.br/bvs/saudelegis/anvisa/2010/res0002_25_01_2010.html (acessado em 01/06/2021).
2. ABNT NBR ISO 9001. Disponível em: http://www.abnt.org.br/publicacoes2/category/145-abnt-nbr-iso-9001?download=388:abnt-nbr-iso-9001-2015-como-usar”>9001portalcomousarok.pdf</a (acessado em 01/06/2021).
3. Joint Commission International. Joint Commission International Accreditation Standards for Hospitals. Disponível em: https://www.jointcommissioninternational.org/-/media/jci/jci-documents/accreditation/hospital-and-amc/learn/jci_standards_only_6th_ed_hospital.pdf?db=web&hash=E2D36799998C7EE27C59CFF3131EE0A7 (acessado em 01/06/2021).
4. Ministério da Saúde. Resolução n. 7, de 24 de fevereiro de 2010. Disponível no Anexo.

4 Incorporando novas tecnologias à UTI pediátrica e neonatal

Nelson K. Horigoshi

EVOLUÇÃO DA TECNOLOGIA

Nos cerca de 50 anos de existência das unidades de terapia intensiva (UTI) pediátricas e neonatais, houve uma evolução tecnológica enorme e o desenvolvimento de rotinas, protocolos, materiais e equipamentos médico-hospitalares como nunca se vira anteriormente na história da medicina. Essa evolução variou desde a introdução de materiais mais inertes, com o surgimento de implantáveis com poucas reações adversas, até o desenvolvimento de equipamentos de substituição cardíaca, pulmonar e renal. Sem falar nos equipamentos de monitorização de sinais vitais, hemodinâmica, perfusão regional, nível de consciência, entre outros[1].

A evolução tecnológica na saúde também incluiu os equipamentos da área de serviços de apoio diagnóstico e terapêutico (SADT), com avanços inumeráveis nas áreas de laboratório clínico, imagem, métodos gráficos, hemodinâmica e até de intervenções guiadas por métodos auxiliares como a ultrassonografia ou tomografia. A evolução tecnológica também se aplica à área de medicamentos, com a introdução de inúmeras drogas para tratamento das mais diversas doenças (anticorpos monoclonais, terapia genética etc.)[2].

Quando se analisa o tema da incorporação de tecnologia, é preciso lembrar de algumas peculiaridades especiais quando se aplica o conceito à saúde. É muito pequena a probabilidade de um hospital ou centro diagnóstico oferecer a gama completa de serviços para todas as especialidades médicas. Há que discutir então se há pertinência na aquisição do(s) equipamento(s), isto é, a existência de um "mercado consumidor" para esses equipamentos (que inclui o próprio hospital, as operadoras de saúde, os clientes e até os próprios fabricantes dos equipamentos).

A incorporação tecnológica em saúde é quase sempre incremental e não substitutiva. Um exemplo clássico é o da equipamentos de radiologia. O surgimento da tomografia computadorizada (TC) não substituiu a radiologia convencional, assim como o surgimento da ressonância magnética não substituiu a TC. Em suma, os serviços passam a ser obrigados a contar com os três equipamentos e não apenas um que substituísse os dois equipamentos anteriores[2].

Isso aumenta os custos da saúde e obriga os serviços a aplicarem seus recursos olhando também para a face econômica da questão, como o retorno sobre o investimento (sigla em inglês, ROI), ou seja, quanto a empresa ganha (ou perde) com a compra de um equipamento[3]. Outro fator a ser levado em conta é a construção de matriz de risco, na qual se levantam as probabilidades de os riscos ocorrerem e seus possíveis impactos (financeiros, à saúde do cliente e de imagem, p. ex.)[4]. Também é sempre válido o estudo de substituição de tecnologias, pois alguns equipamentos podem substituir outros que usam tecnologias totalmente diferentes. Isso é frequentemente visto em equipamentos de avaliação do débito cardíaco[5].

TECNOLOGIA NAS UTI PEDIÁTRICAS E NEONATAIS

Introduzir tecnologias modernas que melhorem a assistência ao paciente, com resultados fidedignos, rápidos e que tenham boa relação de custo/benefício, é o sonho dourado de todos os que trabalham na área da terapia intensiva[6,7].

Recursos finitos e às vezes escassos, divergência entre os desejos específicos dos representantes da terapia intensiva e os do hospital (prioridades diferentes) impõem desafios enormes para a adequada decisão sobre o que comprar e como utilizar os recursos financeiros disponíveis.

No entanto, em todos os países mais avançados, a introdução de tecnologia utilizando os critérios citados anteriormente levou a melhores desfechos. Quedas de taxas de mortalidade[8], que em meados do século XX ficavam em torno de 20-60%, atualmente estão na faixa de 1-5%, cenário obviamente também relacionado com o aumento do conhecimento médico. Mas, se pensarmos que nos primórdios das UTI os equipamentos disponíveis eram, praticamente, a monitorização não invasiva (cardiorrespiratória) e algum tipo de equipamento para suporte respiratório, não há como negar a evolução da especialidade.

No campo da tecnologia respiratória houve o desenvolvimento de equipamentos microprocessados, projetados para uso em pediatria, o surgimento de inúmeros modos de ventilação, incluindo a ventilação não invasiva (NIV) e a ventilação pulmonar mecânica invasiva (VPM) e a ventilação de alta frequência, que, juntamente com o conhecimento fisiopatológico das principais doenças respiratórias (síndrome do desconforto respiratório do adulto na criança, bronquiolite, asma, pneumonia etc.), possibilitaram a melhora de desfecho nessas condições clínicas.

No campo da monitorização invasiva e hemodinâmica, equipamentos que possibilitaram as medições de débito cardíaco, pressões arteriais invasivas, pressões pulmonares, entre outros, colaboraram muito na melhora do prognóstico de condições como o choque de qualquer natureza mas principalmente o choque séptico (até hoje um problema a ser resolvido) e os pós-operatórios de anomalias congênitas do coração e do pulmão.

Mais recentemente, a incorporação de monitorização multimodal (pressão intracraniana, perfusão regional cerebral, tensão de oxigênio intraparenquimatoso, microdiálise) tem propiciado melhores desfechos na área de neurologia, principalmente nas condições traumáticas e pós-cirúrgicas. Eletroencefalograma contínuo (possível também por via remota) associado à utilização de hipotermia controlada tem diminuído as lesões secundárias à hipóxia, principalmente em recém-nascidos.

Hoje, pode-se praticar toda essa monitorização de forma remota, com equipamentos e centrais disponíveis, muitas vezes, para estar em um ambiente extra-hospitalar.

No que se refere às terapias de substituição, houve grandes avanços na nefrologia pediátrica (melhores materiais para diálise peritoneal, equipamentos de hemoperfusão e hemodiálise) com o desenvolvimento de circuitos adequados para crianças de diversos tamanhos e pesos. A oxigenação por membrana através de circulação extracorpórea (ECMO) pode substituir as funções cardíaca e pulmonar. Dispositivos de suporte ventricular podem manter um paciente por períodos bastante grandes, o suficiente para transformar o transplante cardíaco e/ou pulmonar em realidade.

Mesmo uma UTI situada em regiões distantes dos grandes centros pode, hoje em dia, dispor de acesso remoto por telemedicina (TeleUTI), recurso por meio do qual os casos podem ser discutidos em tempo real, com o auxílio de médicos especializados não disponíveis no local[9]. Exames, imagens e até mesmo uma avaliação do estado físico do paciente (utilizando câmeras de alta resolução) podem auxiliar o processo.

Na área de laboratório clínico, diversos exames de emergência podem ser realizados à beira do leito utilizando a tecnologia *point-of-care* (POC).

O prontuário eletrônico, tema de um capítulo deste livro, pode ser bastante útil quando se dispõe de mecanismos de suporte às decisões clínicas. A construção de um grande banco de dados (*big data*) e o suporte de um analista de dados certamente servirão de alavanca de melhorias contínuas aos processos instalados na unidade[8,10].

OS GRANDES DESAFIOS DA INCORPORAÇÃO DE TECNOLOGIA NO BRASIL

Já foram vistas as principais dificuldades para incorporar a tecnologia à saúde, pelo ponto de vista estritamente técnico.

No entanto, quando se lembra da finitude dos recursos monetários para a execução dos investimentos, têm-se, além daqueles já citados anteriormente, inúmeros outros fatores que devem ser avaliados antes da decisão de comprar ou não comprar.

Conforme o tipo de equipamento, pode haver necessidade de estudos de custo para manter o serviço em funcionamento (funcionários, técnicos especializados, médicos, custos de manutenção e de falhas técnicas etc.). Pode ser necessário adotar princípios da economia de escala e escopo específico (p. ex., equipamentos de ressonância nuclear magnética têm elevado custo de ineficiência e podem ou devem ser utilizados ininterruptamente), segundo os quais se avaliam a demanda existente para a utilização do equipamento, a rentabilidade e suas margens[11,12].

Em determinadas especialidades médicas, a discussão ainda adentra no campo das divergências de condutas (cirúrgicas *vs.* não cirúrgicas, p. ex.) e da divergência de materiais utilizados (órteses, próteses, dispositivos intravasculares, implantes etc.), podendo também ocorrer conflitos de interesse[13,14] e judicialização da questão.

> A incorporação de tecnologia na área de medicamentos é outro grande desafio em todo o mundo. A descoberta de inúmeros medicamentos de altíssimo custo, direcionada ao tratamento de doenças raras ou doenças de origem genética, impõe a existência de políticas públicas bem definidas para evitar a judicialização que já citamos anteriormente[15,16].

A incorporação de novos medicamentos no Brasil tem características distintas. Na área pública (Sistema Único de Saúde – SUS), as decisões ocorrem na Comissão Nacional de Incorporação de Tecnologias no SUS (Conitec), enquanto na área da medicina suplementar elas ocorrem no âmbito da Agência Nacional de Vigilância Sanitária (Anvisa) e da Agência Nacional de Saúde (ANS). A consequência pode ser a adoção de decisões que resultem em inequidades[16,17].

Al-Mawali (2018)[18], entendendo que a incorporação de tecnologia será muito em breve um grande problema para os serviços de saúde em todo o mundo, sugeriu, em uma visão de futuro, que políticas sejam desenvolvidas, com regulações claras, em um sistema que analise desde a pertinência do investimento (necessidade) até o desenvolvimento de tecnologias, financiamento, pesquisa e também a constante reavaliação e monitorização de todo o sistema[18-21].

REFERÊNCIAS BIBLIOGRÁFICAS

1. Puri N, Puri V, Dellinger RP. History of technology in the intensive care unit. Crit Care Clin. 2009;25(1):185-200, ix.
2. Cruz L. Serviços diagnósticos e terapêuticos. In: Vecina Neto G, Malik A (eds.). Gestão em saúde. Rio de Janeiro: Guanabara Koogan; 2011. p.253.
3. Atun R, Jaffray DA, Barton MB, Bray F, Baumann M, Vikram B, et al. Expanding global access to radiotherapy. The Lancet Oncology. 2015;16(10):1153-86.
4. Grimes SL. Evolution of a risk-based approach to effective healthcare technology management. Biomed Instrum Technol. 2015;Suppl:34-42.
5. Folland SG, Stano M. The production, cost, and technology of health care. In: Folland SG, Stano M (ed.). The economics of health and health care. 6t.ed. New Jersey: Pearson; 2010.
6. Halpern NA, Pastores SM. Technology introduction in critical care: just knowing the price is not enough! Chest. 1999;116(4):1092-9.
7. Epstein D, Brill JE. A history of pediatric critical care medicine. Pediatric Research. 2005;58(5):987-96.
8. Frederick SA. Advanced technology in pediatric intensive care units: have they improved outcomes? Pediatr Clin North Am. 2016;63(2):293-301.
9. David M. Fedor D, FACP, HMDC. Telehealth: integrating telemedicine into ICU and ED workflows. For The Record. 2020;32(4):30.
10. Craft RL. Trends in technology and the future intensive care unit. Crit Care Med 2001;29(Suppl.):151-8.
11. Calil SJ. Gestão de tecnologias hospitalares. In: Vecina Neto G, Malik A (eds.). Gestão em saúde. Rio de Janeiro: Guanabara Koogan; 2011.
12. Secoli SR NM, Ono-Nita SK, Nobre M. Análise de custo efetividade. Arq Gastroenterol. 2010;47(4):329-33.
13. Isaacson K. Assessing new technology: what is best for the patient, the surgeon, and the healthcare system. Fertil Steril. 2018;109(4):620.
14. Houngbo PT, Coleman HL, Zweekhorst M, De Cock Buning T, Medenou D, Bunders JF. A model for good governance of healthcare technology management in the public sector: learning from evidence-informed policy development and implementation in Benin. PLoS One. 2017;12(1):e0168842.
15. Consolidação da área de avaliação de tecnologias em saúde no Brasil. Revista de Saúde Pública. 2010;44:381-3.
16. Vecina Neto G. Como incorporar tecnologia na saúde. O Estado de S.Paulo. 2020. 28/07/2020.
17. Abreu RV. Avaliação de tecnologias em saúde: ferramentas para a gestão do SUS. Brasília; 2009.
18. Al-Mawali A, Pinto AD, Al-Hinai AT. Medical equipment and healthcare technology: health vision 2050. Biomed Instrum Technol. 2018;52(6):442-50.
19. Protocolo para la evaluación rápida de la efectividad clínica y seguridad del nusinersen en el tratamiento de pacientes con atrofía muscular espinal 5q. 2018. Disponível em: https://www.iets.org.co/Archivos/60/Protocolo.pdf (acesso em abril de 2020).
20. Moreno M, Mejía A, Castro H. Manual para la elaboración de evaluaciones económicas en salud. 2014.
21. Faria R, Duarte A, McKenna C. Guidelines for the economic evaluation of healthcare technologies in Colombia. Technical support documents. 2016.

5 Gestão de pessoas e equipe multidisciplinar na UTI pediátrica e neonatal

Regina Grigolli Cesar
Thais Oliveira Franco

INTRODUÇÃO

Unidades de terapia intensiva (UTI) são áreas hospitalares especialmente equipadas para cuidados intensivos de pacientes criticamente enfermos[1]. A complexidade dos pacientes gravemente enfermos requer a atenção de vários profissionais de diferentes disciplinas para permitir uma avaliação completa e o desenvolvimento de um plano de cuidados[2]. Dependendo das necessidades da unidade, são necessários, além de médicos e equipe de enfermagem, fisioterapeutas, nutricionistas, assistentes sociais e terapeutas ocupacionais*.

Apenas a título de exemplo, em muitas unidades hospitalares cabe à equipe da UTI preparar alguns dos profissionais como equipe de resposta rápida a emergências que porventura ocorrerem em outras unidades do hospital[3], conforme o "código azul" da instituição.

> Quem já se deparou com essa situação sabe da necessidade de treinamento intensivo, discussões e reavaliações do fluxo de informação e dos algoritmos que norteiam ações integradas dos diversos profissionais envolvidos.

Estendendo esse exemplo para toda a equipe de cuidados intensivos, alguns aspectos que devem ser especialmente considerados pelo gestor serão apresentados adiante. Antes, contudo, é importante definir quem é o gestor dessa equipe e seu papel.

* E também técnicos (incluindo radiologia, engenharia biomédica, tecnologia da informação – TI – e manutenção), pessoal de escritório e funcionários da limpeza.

SOBRE O GESTOR

Conforme o art. 13, § 1º, da RDC-7[4], Resolução da Diretoria Colegiada da Agência Nacional de Vigilância Sanitária, que dispõe sobre os requisitos mínimos para o funcionamento de UTI, "Deve ser formalmente designado um Responsável Técnico médico, um enfermeiro coordenador da equipe de enfermagem e um fisioterapeuta coordenador da equipe de fisioterapia, assim como seus respectivos substitutos, que devem ter título de especialista, conforme estabelecido pelos respectivos conselhos de classe e associações reconhecidas por estes para este fim". Fica, portanto, subentendido que a gestão é partilhada. Entretanto, não se trata de dividir, mas de agir coordenadamente: gestão compartilhada.

Evidentemente, depreende-se a boa vontade dos responsáveis de cada equipe em compartilhar a gestão em ações integradas. Mas isso pode não ser suficiente. O aspecto-chave do adequado funcionamento de uma equipe multidisciplinar é a comunicação.

Os líderes das equipes médica, de enfermagem e de fisioterapia devem estar integrados no desenvolvimento de metas de segurança e qualidade, incluindo comunicação eficaz e gerenciamento de conflitos. De acordo com Nadkarni e Ackerman (2016)[5], a equipe médica deve conhecer a população atendida pela instituição, leis e regulamentos aplicáveis segundo os códigos de ética e deontologia médicas.

SOBRE A EQUIPE

Afinal, o que é uma equipe multidisciplinar na saúde?

Trata-se de um grupo de profissionais clínicos que trabalham conjuntamente em prol do diagnóstico, tratamento e recuperação do paciente. Além disso, as decisões são tomadas em consenso conforme a contribuição de cada profissional[6].

Equipes multidisciplinares têm se mostrado a melhor estratégia para garantir cuidados coordenados e apropriados ao paciente independentemente do nível de atenção, fato reconhecido de longa data no contexto dos cuidados intensivos pediátricos[5].

O número de integrantes e a formação universitária de cada um variam conforme a demanda clínica, os recursos financeiros e o número de pacientes que serão assistidos, podendo sofrer alterações de acordo com o funcionamento da instituição.

Em geral, a equipe é composta por médicos de diversas especialidades, enfermeiros, fisioterapeutas, farmacêuticos, psicólogos e nutricionistas. Em alguns casos, pode contar com odontólogos, musicoterapeutas, entre outros.

SOBRE A GESTÃO

Retomando a questão do subconjunto de profissionais que compõem uma equipe ou time de resposta rápida (TRR), Almeida et al. (2018)[3] publicaram experiência sobre a implantação de um TRR em um grande hospital filantrópico brasileiro, na qual enfermeiros ocuparam o papel central do TRR e a responsabilidade pelo primeiro atendimento após as chamadas, em contraste com o *status quo* das equipes de resposta rápida, nas quais médicos eram, pelo menos até o momento da publicação, os principais responsáveis[3].

Essa interessante iniciativa, motivada pela disponibilidade de profissionais em meio à escassez de recursos financeiros do serviço onde foi realizada a implantação, e não por uma disputa sobre gestão, mostrou-se um prolífico exemplo da importância da participação de diferentes profissionais em reuniões realizadas regularmente, no caso seguindo os ciclos propostos por William Edwards Deming: "planejar-fazer-estudar-agir" (ou PDSA, *plan-do-study-act*). Os encontros semestrais permitiram o "alinhamento de diferentes interesses", a identificação e a correção de "debilidades concretas", e "proporcionaram melhor viabilidade prática das ações planejadas [...]"[3]. Mais participação e menos hierarquização parecem ser o melhor caminho[3].

Hunt, Grant e Rosen (2016)[7] ressaltam: "A prestação de serviços de saúde moderna é complexa e depende da coordenação de contribuições de prestadores de cuidados, membros da equipe, pacientes e familiares cada vez mais diversificados". O próprio processo de inovação na gestão interfere na cultura organizacional. O sistema autoritário e centralizador que prevaleceu até pouco tempo está sendo substituído por um modelo participativo, em que as decisões são partilhadas na esfera das competências das equipes e times[8]. O gerenciamento dessa "nova ordem" requer um modelo no qual contribuições baseadas em experiências e competências individuais são substituídas por interdependências e interações entre vários especialistas, que devem se estender à contribuição de outros funcionários e especialistas não clínicos[7]. Tais práticas, embora não estejam presentes em todas as organizações, refletem um novo pensar e um novo agir[8].

Como citado anteriormente, cabe aos líderes das equipes o desenvolvimento de metas de segurança e qualidade, incluindo comunicação eficaz. A seguir, são apresentadas algumas das medidas mais discutidas em publicações sobre cuidados intensivos.

VISITAS MULTIDISCIPLINARES

As UTI pediátricas são ambientes cada vez mais tecnológicos que geram grande quantidade de informação, com equipes de plantão, subconjuntos do time de cuidados intensivos, revezando-se continuamente para garantir cobertura 24 horas por dia, 7 dias por semana[9].

As "equipes de plantão" variam devido aos diferentes regimes de trabalho e à característica sequencial de atividades. A avaliação das manhãs precede a prescrição, a qual por sua vez deve estar concluída a tempo para que a equipe de enfermagem coordene e implemente o que foi prescrito e direcione à farmácia, aos laboratórios e aos serviços de propedêutica armada, ainda que existam solicitações especiais fora da rotina. Para que as diferentes equipes exerçam suas atividades específicas, as jornadas de trabalho não exatamente coincidem. Essas configurações representam desafios à continuidade do atendimento e à comunicação eficaz e criam condições para vários tipos de falhas de comunicação[7].

Visitas tradicionais, realizadas separadamente pelas diferentes equipes, agravam a descontinuidade de horários e de informações. Em um contexto de cuidados intensivos, estão sujeitas a falhas na comunicação, gerando potencial significativo de erros, atrasos no atendimento e grande frustração para pacientes e funcionários[10]. Problemas de comunicação estão associados ao dano evitável ao paciente[7].

Um estudo observacional revelou que 37% dos erros na UTI envolviam falhas na comunicação verbal entre médicos e profissionais de enfermagem[7,11]. Há evidências de que 70% dos erros médicos podem estar relacionados a falhas na comunicação[2]. Em estudo envolvendo 69 unidades norte-americanas, aquelas com visitas tiveram mortalidade 5% menor. Em outro estudo envolvendo 112 hospitais na Pensilvânia, as chances de morte foram 22% menores em unidades com visitas[2].

Visitas multidisciplinares (Figura 1), momentos programados para que as equipes compartilhem informações e planejem tratamentos, tornaram-se uma importante ferramenta para integrar com segurança e eficiência as opiniões de todos os membros da equipe, resultando em comunicação mais consistente, com menor variabilidade e consequente melhora da qualidade do atendimento[2,9].

A visita ideal

Visitas são uma intervenção complexa, de maneira que existe variação substancial na maneira como são implantadas de país a país, incluindo a composição da equipe.

A maior parte das informações sobre visitas multidisciplinares era baseada em práticas norte-americanas, até que Amaral et al. (2019)[2] realizaram estudo multinacional para tentar suprir a carência de dados, descrevendo a frequência de utilização de várias práticas, modelos e estratégias para melhorar as visitas nas UTI em todo o mundo.

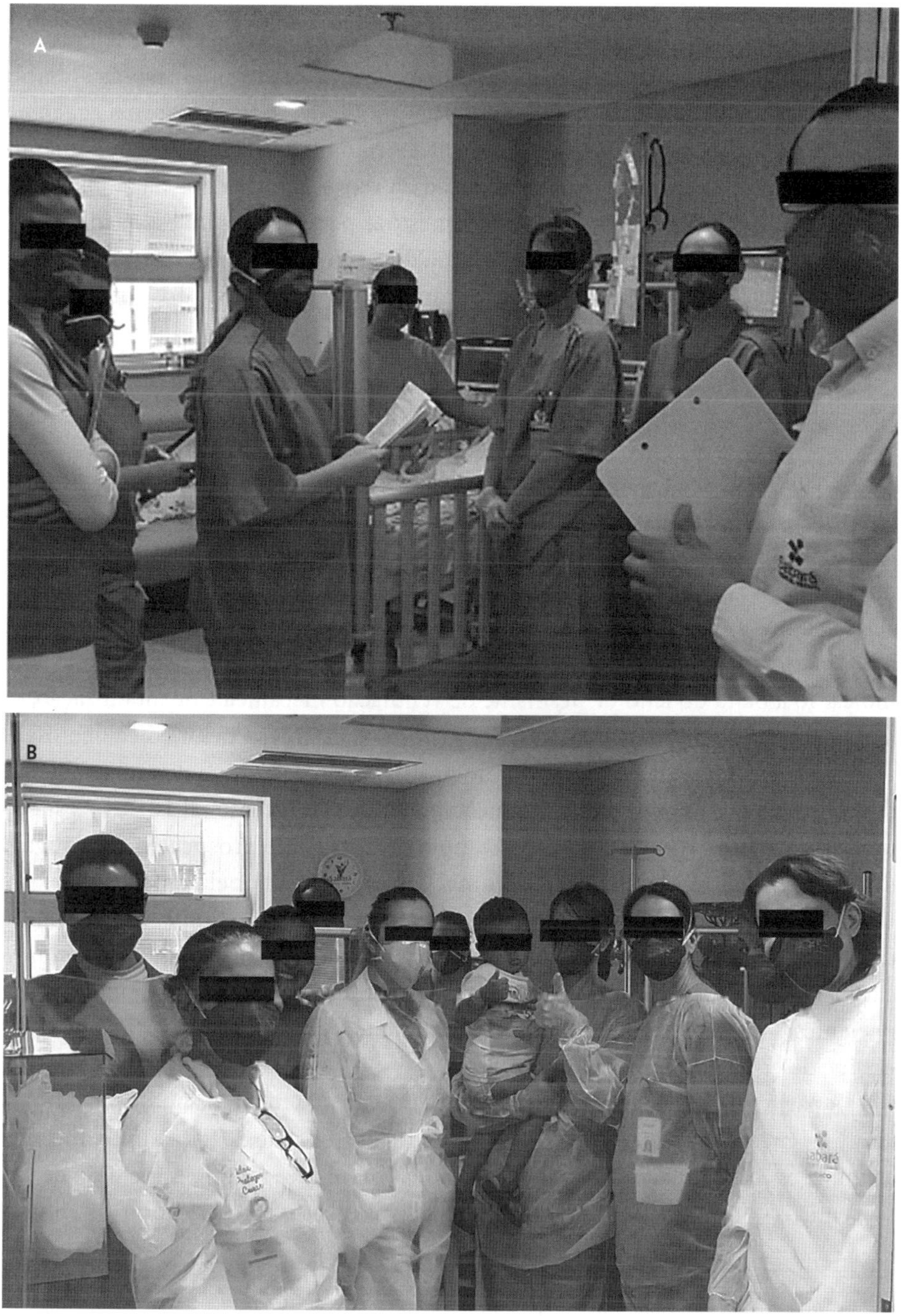

FIGURA 1 A e B: Visitas multidisciplinares à beira do leito, com a participação de profissionais das equipes de enfermagem, farmácia, fisioterapia, fonoaudiologia, medicina (residente e assistente) e nutrição (em ordem alfabética). B: Com a presença da genitora do paciente S.

Embora os autores reconheçam limitações do estudo por viés de seleção, em razão da forma de obtenção de informações (mídias sociais) e listas de afiliação a entidades, evidenciada, por exemplo, pela preponderância de centros acadêmicos e de profissionais médicos entre os entrevistados (mas a minoria trabalhando em UTI), comprometendo a determinação da representatividade da amostra por unidade e por região, ficam levantadas questões para futuras investigações e discussões, como é o caso da composição e da duração das visitas, e de medidas para evitar interrupções. O que chama a atenção é o fato de que 25% dos entrevistados não relataram visitas em suas unidades.

Participantes

A composição da equipe é heterogênea em todo o mundo. A presença de fisioterapeutas respiratórios e de farmacêuticos, comum na América do Norte, no Oriente Médio e no Norte da África, é menos frequente na Europa e no Sul da Ásia. Essas diferenças provavelmente envolvem questões de disponibilidade de recursos financeiros ou mesmo de recursos humanos, considerando que há evidências publicadas na literatura especializada que sustentam, e.g., a importância de fisioterapeutas na indicação à beira do leito de desmame de ventilação mecânica e de mobilização, de farmacêuticos na discussão da prescrição (posologias; interações medicamentosas).

A importância da participação de profissionais da equipe de enfermagem é consenso, de modo que chama a atenção a publicação recente (2018)[12], nos suplementos da *critical care medicine*, do resumo de um estudo prospectivo investigando a eficácia da implementação de uma "visita integrada pela enfermagem" em UTI pediátrica norte-americana sobre a comunicação na equipe e na evolução dos pacientes. Evidentemente, houve redução da ocorrência de falhas de comunicação, aumento da consistência das visitas e melhora da atenção às demandas dos pacientes. Os autores concluíram pela manutenção dessas visitas integradas pela equipe de enfermagem na UTIP.

A participação de farmacêuticos em UTI está regulamentada no Brasil pela Anvisa, por meio da resolução RDC-7, de 24 de fevereiro de 2010, assim como suas atribuições reconhecidas como Intervenção Farmacêutica (IF)*[13]. A inclusão de farmacêuticos em visitas multidisciplinares reduz os erros de prescrição[7].

* Ato planejado, documentado e realizado junto ao usuário e profissionais de saúde, que visa resolver ou prevenir problemas que interferem ou podem interferir na farmacoterapia, sendo parte integrante do processo de acompanhamento/seguimento farmacoterapêutico", intervindo de maneira precoce, garantindo segurança e efetividade[3,11,10].

Em 90% dos relatos envolvendo UTI canadenses, e.g., participam médicos, enfermeiros, terapeutas respiratórios e farmacêuticos, mas também participam em graus variados profissionais de outras 13 áreas, especialmente padres e socorristas[2].

A inclusão da família e o modo de participação durante as visitas variaram significativamente. A participação de famílias, ou "visita centrada na família", é uma prática estabelecida em UTIP[2,14] que recentemente tem se estendido a UTI de adultos, mas menos de 10% das unidades francesas permitem a presença familiar nas visitas. É de mais difícil implementação na América Latina, demandando sensibilização e treinamento com estímulo à busca de conhecimento que fundamente o manejo desse contexto relativamente novo[15], mas é uma realidade no Sabará Hospital Infantil (Figura 1B). A opinião de intensivistas canadenses é variável: 16-64% afirmam que as famílias não devem estar presentes. A opinião das famílias sobre sua participação também é variável. Recomendada e preferida pela maioria das famílias na América do Norte, apenas 50% das famílias francesas querem se envolver na tomada de decisões[2].

A "visita interdisciplinar estruturada à beira do leito (SIBR)", descrita pela primeira vez em 2014 por Jason Stein, M.D. da Emery University em Atlanta, EUA, é um exemplo de visita centrada na família. Implementada na PICU terciária da Loma Linda University Children's Hospital, nos EUA, resultou em maior satisfação da família e da equipe, melhorou a fluidez do trabalho e reduziu a duração das visitas em 34%, sem comprometer o processo educativo dos residentes e estagiários. O tempo de internação diminuiu significativamente, sem aumento da mortalidade ou de readmissões[10].

Davidson et al. (2016)[16], com base nos resultados de uma revisão de 238 estudos publicados sobre assistência centrada na família em UTI, que revelaram predomínio de recomendações baseadas em evidências fracas, recomendam futuras investigações para determinar o melhor método de inclusão de membros da família em visitas médicas. Au et al., em 2017[17], ainda chamavam a atenção para a carência de informações sobre como abordar a comunicação com acompanhantes dos pacientes durante as visitas e os pontos principais a serem discutidos, e para a paradoxal abundância de literatura orientando a comunicação durante as reuniões familiares formais, isto é, fora do contexto das visitas multidisciplinares[17].

Em 2019, Ludmir e Netzer[18], considerando os resultados satisfatórios de um RCT multicêntrico[19] utilizando uma abordagem padronizada no contato com familiares de pacientes adultos terminais internados em 22 UTI francesas na redução da incidência de transtorno de estresse pós-traumático (TEPT), de sintomas de ansiedade e de depressão entre os acompanhantes dentro do período de 90 dias pós-alta, analisaram os procedimentos e propuseram uma abordagem envolvendo 5 pontos-chave, cujas iniciais em inglês formam a palavra VALUE (Quadro 1).

QUADRO 1	
Value	Valorizar/validar os relatos da família
Acknowledge	Reconhecer e apoiar as emoções da família
Listen	Ouvir atentamente os relatos da família
Understand	Reservar um tempo para entender melhor o paciente fora de sua doença
Elicit	Dedicar um tempo para responder a perguntas de membros da família

Duração

Incidentes relacionados à fadiga mental tendem a ser mais frequentes à medida em que a visita se estende por longos períodos, i.e., por mais do que 2 horas, de modo que Amaral et al. (2019)[2] recomendam que tarefas que possam ser adiadas sejam realizadas após as visitas. Cao et al. (2018)[20] compararam a eficácia de visitas com diferentes médias de tempo despendido por paciente, 16,9 *versus* 22,4 minutos. Visitas mais breves resultaram em maior clareza na compreensão e execução das condutas[2,20].

Planilhas de objetivos diários

Ferramentas de comunicação estruturada têm por objetivo melhorar a confiabilidade das interações em situações críticas da equipe, favorecendo o reconhecimento e a padronização das ações. No The Johns Hopkins Hospital foi implantado um roteiro de atividades conforme a resposta a um formulário com perguntas como "Quem é o líder da equipe?", "Qual é o peso da criança?", "Existe um acesso IV patente?".

Em cenários de cuidados intensivos, uma planilha de metas diárias facilita a compreensão das prioridades no atendimento de cada paciente, melhorando a eficácia das visitas multidisciplinares à beira do leito[7]. Planilhas contendo "objetivos diários" e "listas de problemas" foram as mais citadas no estudo de Amaral et al. (2019)[2].

Outros recursos citados na literatura são o emprego de *briefing*, termo "importado" das forças armadas norte-americanas significando um resumo oral dos detalhes factuais antes de uma operação militar, ou antes do início das visitas, *debriefing*[9] sobre os resultados ao final do dia na UTI, como uma análise da missão após ter sido completada, e de *checklists*.

Há evidências de que os *checklists* reduzem a morbidade, a mortalidade e os erros evitáveis[9]. Uma lista de verificação comumente usada é o *the universal protocol*[21], criado em 2004 pela Joint Commission International para resolver os erros relacionados ao local e tipo de procedimento, e ao paciente alvo por meio do preenchimento de formulários em três passos-chave: condução de um processo de verificação pré-procedimento, marcação do local do procedimento e estabelecimento de um prazo para realização[9,22].

O interesse da Joint Commission Resources (JCR) em visitas multidisciplinares estruturadas empregando *checklists* e "folha de metas diárias", com o objetivo de melhorar a comunicação e a colaboração entre os cuidadores multidisciplinares na UTIP, bem como de aprimorar o atendimento ao paciente em visitas multidisciplinares padronizadas à beira do leito, pode ser encontrado em publicações no *The Joint Commission Journal on Quality and Patient Safety*, como é o caso da investigação da eficácia da implementação em UTIP terciária da University of Iowa, publicada por Cifra et al. (2019)[23], e da experiência sobre a implementação de visita multidisciplinar padronizada incluindo lista de metas diárias na UTIP do North Carolina Children's Hospital, publicada por Seigel et al. em 2014[24], disponibilizada na internet como *case* de sucesso pela JCR[25].

Nesta última, uma força-tarefa composta por times multidisciplinares que coletaram dados diários sobre planos diários envolvendo procedimentos, solicitação de exames, parâmetros sobre metas, critérios de transferência, possíveis atrasos na transferência, preocupações com o serviço social, dentre outros, trabalhados em ciclos PDSA (planejar-fazer-estudar-agir), desenvolveu e implantou o *pediatric ICU (PICU) morning briefing*, um resumo matinal preenchido em 5 minutos conduzido pelo residente ou supervisor contendo dados sobre a gravidade, procedimentos e transferências previstas de cada paciente, bem como admissão de novos pacientes. O modelo final da estrutura padronizada de visita detalha a ordem em que residentes, enfermeiros e fisioterapeutas respiratórios apresentavam as informações do paciente, recomendações da farmácia, recomendações médicas e perguntas ou comentários da família[24].

Ao final do processo de implementação, a maioria dos funcionários concordou que houve melhora das visitas à beira do leito, melhor entendimento das questões dos pacientes e clareza das metas diárias, e uma redução de 11 para 9 minutos por paciente[24].

Interrupções

Embora sejam amplamente reconhecidas como inimigas da fluidez das visitas, o emprego de estratégias para minimizar interrupções não é uma unanimidade, e medidas como prévia designação de uma ou mais pessoas que fiquem responsáveis por atender intercorrências, buscar e/ou registrar informações adicionais durante as visitas têm sido referidas em frequências distintas[2].

REUNIÕES MULTIDISCIPLINARES

Normalmente, após a avaliação do paciente, a equipe se reúne e discute as principais estratégias de intervenção, considerando o risco para o paciente e as ferramentas terapêuticas disponíveis.

Quando a equipe de profissionais clínicos trabalha, cada qual em sua respectiva área de formação, mas em conjunto, evita-se o protagonismo de alguns especialistas (que poderia comprometer até o prognóstico do paciente). No trabalho conjunto, multiplica-se a percepção de problemas clínicos: cada integrante avalia objetiva e subjetivamente o paciente, abordando questões específicas de sua área de atuação. Se o mesmo processo é realizado por um número insuficiente de profissionais, alguns problemas ou distúrbios podem não ser detectados, com potencial impacto na recuperação do paciente.

> A formação de profissionais com conhecimento técnico humanizado e continuamente atualizado, que consigam trabalhar em equipe, é de grande valia para a gestão da instituição. Isso porque, ao tomarem decisões únicas, favorecem a avaliação dos recursos.

DINÂMICAS DE GRUPO NA EDUCAÇÃO CONTINUADA

Entre as estratégias de aprimoramento da equipe multidisciplinar em cuidados intensivos está o treinamento em equipe[7], incluindo simulações e dinâmicas de grupo[9].

A Agency for Healthcare Research and Quality (AHRQ)[26] recomenda o emprego de *huddles* matinais de até 10 minutos, agrupamentos breves de membros da equipe para compartilhar informações, propor metas ou realizar *brainstorms* para tomada de decisões, criando um "modelo mental compartilhado" em relação a um procedimento, evento específico ou atualização de status em toda a UTI. É um conceito inspirado nos esportes, por exemplo, no futebol americano (Figura 2).

Os *huddles* estimulam a equipe, exercitando os membros no compartilhamento de responsabilidades na execução de tarefas, incentivando a confiança mútua, a comunicação e a consciência das situações[9].

Cenários de simulação podem ser focados em habilidades de comunicação em "circuito fechado", isto é, uma mensagem é transmitida usando terminologia padronizada, um receptor aceita a mensagem e confirma verbalmente o entendimento, tendo sido verificada pelo remetente original como recebida e interpretada corretamente[9].

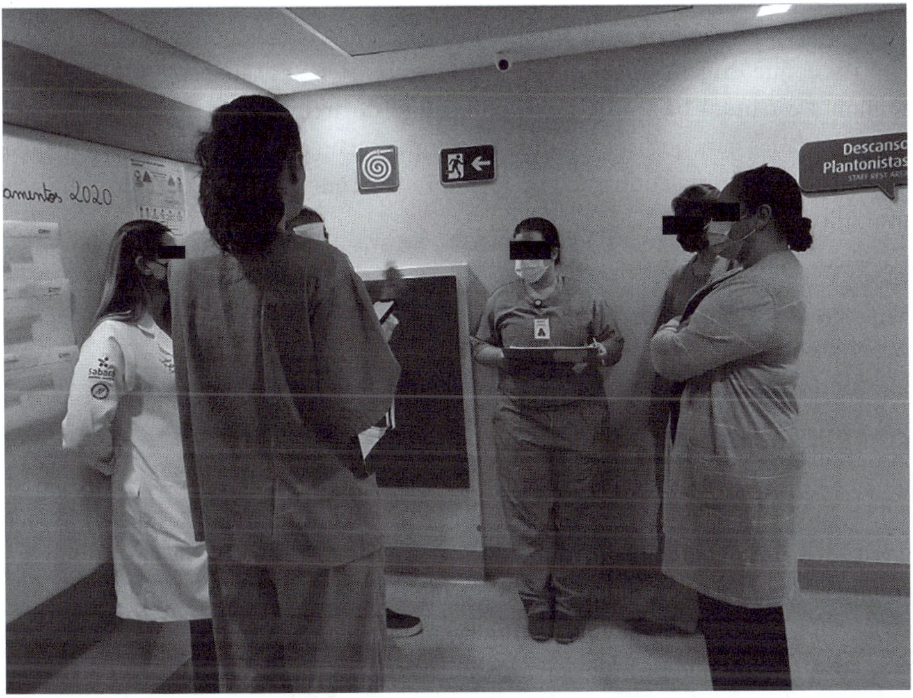

FIGURA 2 *Huddle* matinal com membros da equipe multidisciplinar do Sabará Hospital Infantil, como é feito durante uma partida de futebol americano, por exemplo.

Simulações de eventos são uma abordagem instrucional por meio da criação de oportunidades de aprendizado baseadas em situações práticas, amplamente utilizadas por militares, instrutores de aviação e na área da saúde[9].

Os objetivos incluem o desenvolvimento de uma combinação de habilidades de trabalho em equipe e técnicas baseadas em conhecimento teórico e prático em meio a estressores titulados de modo a colocar os participantes no limite de sua curva de aprendizado. A complexidade de um evento clínico simulado pode ser aumentada gradualmente com a incorporação de elementos do trabalho em equipe[9]. Por meio de dinâmicas em grupo, por exemplo, pode-se "coreografar" a ação dos membros da equipe durante situações críticas como paradas cardiorrespiratórias[7]. Em um cenário de ressuscitação cardiopulmonar, um ator executando compressões torácicas propositalmente diminui a taxa de compressões para ficar significativamente abaixo da taxa prescrita pelas diretrizes padrão de ressuscitação, ou, durante uma cateterização venosa central, o ator contamina intencionalmente o fio-guia. Cenários como canulação para oxigenação por membrana extracorpórea (ECMO) permitem a incorporação de várias disciplinas (médicos, estagiários, enfermeiros, fisioterapeutas respiratórios), levando a uma simulação realista de eventos pouco frequentes e de alto risco, que exigem trabalho em equipe preciso[9]. Esses são exemplos que representam a estrutura básica de fluxo do cenário do treinamento e que proporcione oportunidades para que os membros da equipe reajam adaptativamente por meio de iniciativas em tarefas coordenadas, aprimorando competências específicas e a ação multidisciplinar coordenada[9].

O desempenho da equipe nas simulações pode ser registrado por um observador[9] ou gravado em vídeo e depois analisado para fornecer um *feedback* e gerar dados para comparação do desempenho em atividades subsequentes.

O "BEM-ESTAR PSICOLÓGICO" DA EQUIPE

Não são raras as situações desconcertantes para a equipe de cuidados intensivos. Casos envolvendo maus-tratos infantis, pacientes em estados psicóticos agudos, pacientes e/ou cuidadores histriônicos e manipuladores visando ganhos secundários e outros objetivos escusos podem desencadear reações emocionais intensas que chegam a suplantar o bom senso e a postura profissional, polarizando radicalmente opiniões e até mesmo provocando cisões na equipe. Mesmo equipes habilitadas em saúde mental não são imunes.

Entretanto, questões aparentemente menos estressantes podem comprometer a tranquilidade dos profissionais e por conseguinte a qualidade dos cuidados, como é o caso da participação da família nas visitas. Molina et al. (2007)[15], ao analisarem qualitativamente dados de entrevistas semiestruturadas com 25 profissionais de terapia intensiva pediátrica e neonatal, encontraram desconforto pelas dificuldades em lidar com questões emocionais dos pais e cuidadores atribuídas, implícita ou explicitamente, à ausência de referencial para condutas junto às famílias e consequente dificuldade em aceitar sua presença.

Embora a gestão da UTI caiba aos coordenadores das equipes médica, de enfermagem e de fisioterapia, o compartilhamento de determinadas responsabilidades (p. ex., a garantia do funcionamento da equipe em contextos potencialmente estressantes) com um profissional *locum tenens** especialmente convidado pela equipe de psicologia hospitalar (quando disponível) pode ser saudável e merece ser conside-

* *Locum* (ou também *locum tenens*, plural *locum tenentes*) é um termo utilizado por clérigos e médicos para designar alguém que ocupa um local ou assume a função de outrem temporariamente. Available: https://www.merriam-webster.com/dictionary/locum%20tenens (acesso 13 jul 2020).

rada. Coura (1996)[27] e Bleger (1984)[28] discutem uma intervenção psicanalítica no hospital geral, fora do contexto de uma análise propriamente dita, na forma de uma "análise operativa" conduzida em "grupos operativos"**, com a finalidade de melhoria do atendimento ao paciente baseada no entendimento da dinâmica da condição humana e das angústias ligadas às situações médicas hospitalares, especialmente aquelas relacionadas à "suposta obrigatoriedade atual (e historicamente nova) do médico erradicar a Morte da trajetória humana"[27].

Entretanto, a discussão desse assunto específico foge ao escopo deste capítulo. Cabe apenas recomendar que sejam consideradas reuniões em intervalos regulares, e eventuais intervenções pontuais extras, com profissional habilitado em questões de dinâmica de equipe e análise institucional que não faça parte da equipe e não esteja diretamente envolvido no manejo das situações, guardando assim uma posição neutra, livre das pressões e demandas emocionais inerentes a elas. Um exemplo interessante de análise do processo grupal de uma equipe de enfermagem do Hospital de Clínicas de Porto Alegre à luz da teoria de grupo operativo de Pichon-Rivière foi descrito por Cardoso e Dall'Agnol em 2011[29].

De acordo com a literatura especializada, cabe à instituição garantir treinamento a todos os líderes em questões referentes à gestão de conflitos, ao viés cognitivo, à prática baseada em sistemas, estrutura e função da equipe, à tomada de decisão baseada em evidências e ao desenvolvimento de respeito mútuo entre as diferentes disciplinas[5]. The Joint Commission on Accreditation of Healthcare Organizations (JCAHO)[30] estabeleceu diretrizes e padrões que dizem respeito ao treinamento e demonstração de habilidades de liderança em hospitais, com ênfase na segurança do paciente.

Quando não há profissionais com experiência em uma ou mais dessas questões, a instituição deve contratar especialistas externos (consultores)[5].

AVALIAÇÃO DA EFICÁCIA DA EQUIPE

A eficácia da equipe pode ser determinada com base em critérios predeterminados de sucesso nas atividades, incluindo eficiência, precisão, segurança, evolução

** Conforme idealizado por Pichon-Rivière, psiquiatra e psicanalista suíço, concebe-se que grupos operativos, quando empregados em intervenções educativas e de treinamento, promovem aprendizagem em grupo com foco não apenas no produto da aprendizagem, mas no processo de transformação da realidade, espaço promotor de vínculos e de partilha de objetivos e projetos comuns pautada no diálogo entre o conhecimento científico e as experiências dos participantes, o que resulta em uma construção coletiva.

(melhora da capacidade de trabalhar em conjunto) e viabilidade (i.e., a disposição dos membros para continuar trabalhando no time)[7].

Também é necessário discutir e refletir sobre os fatores que atraem/motivam um profissional em seu ambiente de trabalho. Percebe-se, nos dias atuais, que a lealdade de um colaborador está atrelada a um conjunto de autorrelatos de condições diferentes daquelas que eram valorizadas anteriormente. Estabilidade, plano de benefícios abrangente ou a possibilidade de trabalhar em uma grande organização já não atraem tanto os talentos[31].

Dados obtidos de autorrelatos são adequados para capturar aspectos inerentemente subjetivos do trabalho em equipe, como atitudes (p. ex., confiança mútua, eficácia coletiva). Os métodos de observação podem ser adequados para capturar componentes comportamentais do trabalho em equipe, evitando vieses conhecidos nas autoavaliações de desempenho[7]. Um número crescente de ferramentas observacionais gerais e ferramentas criadas para áreas especializadas específicas está disponível na literatura. Entretanto, ainda não há um consenso sobre como conceituar e operacionalizar os modelos de trabalho em equipe.

Dietz et al. (2014)[32] revisaram 38 artigos descrevendo 20 sistemas de marcadores exclusivos, concluindo que são elaborados para áreas de trabalho ou tarefas específicos, envolvendo conteúdo semelhante, mas com terminologia inconsistente, dificultando a comparabilidade dos resultados. É necessário um acordo em toda a comunidade de saúde para facilitar comparações dos resultados da pesquisa nos sistemas de marcadores e a determinação de quais atributos dos sistemas de marcadores produzem as classificações mais confiáveis e válidas.

CONCLUSÃO

Na gestão de uma equipe de UTI, a comunicação, assim como os pacientes críticos, requer cuidados intensivos. Visitas multidisciplinares diárias, reuniões e educação continuada são prescrições que merecem atenção especial.

REFERÊNCIAS BIBLIOGRÁFICAS

1. College of Intensive Care Medicine of Australia and New Zealand. Minimum Standards for Intensive Care Units. 2011. Disponível em: https://www.cicm.org.au/CICM_Media/CICMSite/CICM-Website/Resources/Professional%20Documents/IC-1-Minimum-Standards-for-Intensive-Care-Units.pdf (acesso abril 2021).
2. Amaral ACKB, Vincent J-L, Rose L, Mikkelsen ME, Webb S, et al. An international perspective on the frequency, perception of utility, and quality of interprofessional rounds practices in intensive care units. J Crit Care. 2020;55:28-34.

3. Almeida MC, Portela MC, Paiva EP, Guimarães RR, Pereira Neto WC, et al. Implantação de um time de resposta rápida em um grande hospital filantrópico brasileiro: melhora na qualidade dos cuidados de emergência por meio do ciclo planejar-fazer-estudar-agir. Rev Bras Ter Intensiva. 2019;31(2):217-26.
4. Agência Nacional de Vigilância Sanitária. Resolução RDC n. 7, de 24 de fevereiro de 2010.
5. Nadkarni VM, Ackerman AD. Professionalism and leadership in pediatric critical care. In: Nichols DG, Schaffner DH (eds.). Rogers's textbook of pediatric intensive care. 5th ed. New York: Wolters Kluwer; 2016. p.23-8.
6. Macedo PCM. O trabalho em equipe multiprofissional. In: De Marco (org.). A face humana da medicina: do modelo biomédico ao modelo biopsicossocial. São Paulo: Casa do Psicólogo; 2003.
7. Hunt EA, Grant D, Rosen M. Simulation training and team dynamics. In: Nichols DG, Schaffner DH (eds.) Rogers's textbook of pediatric intensive care. 5th ed. New York: Wolters Kluwer; 2016. p.29-36.
8. Gramigna MRM. Modelos de competências e gestão dos talentos. São Paulo: Books; 2004.
9. Jamal SM, Banker K, Baden HP. Critical communication in the pediatric intensive care unit. In: Fuhrman BP, Zimmerman JJ (eds.). Fuhrman & Zimmerman's pediatric critical care. 5th ed. Philadelphia: Elsevier; 2017. p. 35-9.
10. Lopez M, Vaks Y, Wilson M, Mitchell K, Lee C, et al. Impacting satisfaction, learning, and efficiency through structured interdisciplinary rounding in a pediatric intensive care unit: a quality improvement project. Pediatr Qual Saf. 2019;3:e176.
11. Donchin Y, Gopher D, Olin M, Badihi Y, Biesky M, et al. A look into the nature and causes of human errors in the intensive care unit. Qual Saf Health Care. 2003;12:143-8.
12. Mullen J, Reynolds M, Marante A, Avery L. Nurse-integrated rounds improve communication in the pediatric intensive care unit. Critical Care Medicine. 2018;47(1):(Supplement).
13. Pharmacia Brasileira. Entrevista com Raquel Queiroz de Araújo e Silvana Maria de Almeida. Farmacêutico intensivista, o diferencial, na UTI. Pharmacia Brasileira. 2010;78:17-22. Available: https://www.cff.org.br/sistemas/geral/revista/pdf/128/017a022_entrevista_raquel_e_silvana.pdf (acesso 16 jul 2020).
14. Cypress BS. Family presence on rounds: a systematic review of literature. Dimensions of Critical Care Nursing. 2012;31(1):53-64.
15. Molina RCM, Varela PLR, Castilho AS, Bercini LO, Marcon SS. Presença da família nas unidades de terapia intensiva pediátrica e neonatal: visão da equipe multidisciplinar. Esc Anna Nery R Enferm. 2007;11(3):437-44.
16. Davidson JE, Aslakson RA, Long AC, Puntillo KA, Kross EK, Hart J, et al. Guidelines for family centered care in the neonatal, pediatric, and adult ICU. Crit Care Med. 2017;45(1):103-28.
17. Au SS, des Ordons, ALR, Ali AA, Soo A, Stelfox HT. Communication with patients' families in the intensive care unit: a point prevalence study. Journal of Critical Care. 2019;54:235-8.
18. Ludmir J, Netzer G. Family-centered care in the intensive care unit: what does best practice tell us? Seminars in Respiratory and Critical Care Medicine. 2019;40(5):648-54.
19. Lautrette A, Darmon M, Megarbane B, Joly LM, Chevret SA. Communication strategy and brochure for relatives of patients dying in the ICU. N Engl J Med. 2007;356:469-78.
20. Cao V, Tan LD, Horn F, Bland D, Giri P, et al. Patient-centered structured interdisciplinary bedside rounds in the medical ICU. Crit Care Med. 2018;46(1):85-92.
21. Universal protocol. 2015 The Joint Commission Oakbrook Terrace, IL. Available: http://www.jointcommission.org/standards_information/up.aspx.
22. The Joint Commission. SpeakUP™. The Universal Protocol for Preventing Wrong Site, Wrong Procedure, and Wrong Person Surgery™ Guidance for health care professionals. Available: https://www.jointcommission.org/-/media/tjc/documents/standards/universal-protocol/up_poster1pdf.pdf.

23. Cifra CL, Houston M, Otto A, Kamath SS. Prompting rounding teams to address a daily best practice checklist. The Joint Commission Journal on Quality and Patient Safety. 2019;45:543-51.
24. Seigel J, Whalen L, Burgess E, Munn LT, Yip T, et al. successful implementation of standardized multidisciplinary bedside rounds, including daily goals, in a pediatric ICU. The Joint Commission Journal on Quality and Patient Safety. 2014;40(2):83-90. Available: https://www.jointcommissionjournal.com/article/S1553-7250(14)40010-2/pdf (acesso 16 jul 2020).
25. Joint Commission Resources. Case study in brief: standardized multidisciplinary bedside rounds in the PICU. Available: https://www.jcrinc.com/-/media/deprecated-unorganized/imported-assets/jcr/assets/digital-experience/ss/final-content/ss15pdf.pdf?db=web&hash=33467984D4E544D23F2BC4746A295721 (acesso 16 jul 2020).
26. Agency for Healthcare Research and Quality. TeamSTEPPS 2.0. 2006. Available: https://www.ahrq.gov/teamstepps/instructor/index.html (acesso 22 jul 2020).
27. Coura R. Psicanálise no hospital geral. São Paulo: Sarvier; 1996.
28. Bleger J. Psico-higiene e psicologia institucional. Tradução de Emília de Oliveira Diehl. Porto Alegre: Artes Médicas; 1984.
29. Cardoso ASF, Dall'Agnol CM. Processo grupal: reflexões de uma equipe de enfermagem. Rev Esc Enferm USP. 2011;45(6):1412-8. Available: http://www.revistas.usp.br/reeusp/article/view/40852 (acesso 21 jul 2020).
30. Hakim A. JCAHO standards up the ante for leadership. Physician Exec. 2006;32:30-3.
31. Exame. Guia Exame: As Melhores Empresas para Você Trabalhar. 1999;695.
32. Dietz AS, Pronovost PJ, Benson KN, Mendez-Tellez PA, Dwyer C, et al. A systematic review of behavioural marker systems in healthcare: what do we know about their attributes, validity and application? BMJ Qual Saf. 2014;23:1031-9. doi:10.1136/bmjqs-2013-002457.

6 Perfil psicológico dos que trabalham na UTI

Suzana Fiuza Boxwell
Sabrina Bortolin Nery

"E por isso não pergunte por quem os sinos dobram; eles dobram por ti."
John Donne

INTRODUÇÃO

Quando foi realizado o convite para a elaboração deste capítulo, era final de janeiro de 2020. As notícias chegavam da pandemia na China, mas tudo parecia distante. Ainda não se tinha noção do que passaríamos. Deparamo-nos com uma doença completamente nova, sem um conhecimento específico para seu tratamento e sem uma estrutura adequada para o suporte necessário. Enfim, estávamos em estado de choque. Não por acaso essa analogia será utilizada para introduzir este capítulo: o perfil psicológico dos profissionais que trabalham na unidade de terapia intensiva (UTI), quando o choque passa a ser a norma. Em seguida, será feito um passeio ao longo das vicissitudes do trabalho na UTI. A capacidade de resiliência sem dúvida faz um contraponto importante para lidar com os estados de choque.

Tal qual estamos vivendo em época de pandemia, quando o conjunto dos esforços tem feito a diferença, um trabalho de tamanha complexidade na UTI dificilmente poderia se enquadrar em um perfil único de profissional. Como bem disse uma das médicas diaristas sobre o assunto: "É difícil pensar em um só perfil; são muitos perfis". Nesse sentido, o eixo da construção deste capítulo priorizará uma característica especial: a disponibilidade para o trabalho conjunto.

O TRABALHO NA UTI: QUANDO O CHOQUE PASSA A SER A NORMA

Como lidar com essa dinâmica, que exige estado de atenção e de prontidão permanentes para a ação em cada um dos profissionais que trabalham na UTI? Isso faz lembrar o que Walter Benjamin escreveu sobre o poeta Baudelaire: "De que modo a poesia lírica poderia estar fundamentada em uma experiência para a qual o choque se tornou uma norma?". Uma poesia que evocasse a conscientização e a ideia de um plano atuante em sua composição[1].

Parafraseando Benjamin[1]: como lidar com o trabalho na UTI, onde o choque se torna a norma? Como seguir os passos do poeta, incluindo a experiência do choque no âmago do trabalho de forma criativa? Tal qual a poesia do grande autor francês, o trabalho a ser feito é de tamanha complexidade que exige disposição psíquica para lidar com as situações imprevisíveis, de choque, e manter um estado de prontidão e criatividade para agir com o cuidado necessário. Crianças que chegam a situações limítrofes entre a vida e a morte exigem uma abordagem de completa imersão, a ponto de o mundo lá fora ficar esquecido. Um trabalho que exige foco no que é mais grave e discernimento quanto às prioridades das condutas.

COMO TRABALHAR QUANDO O TEMPO É SEMPRE UM JOGADOR ATENTO?

De um lado, o trabalho é marcado fortemente por Krónos, o Deus que personifica o tempo, linear, preciso e implacável, que fornece um enquadramento necessário a todas as atividades. São momentos de decisão, de procedimentos, de rotinas e de administração de medicamentos — lembrando que "o tempo é sempre um jogador atento, que ganha, sem furtar, cada jogada! É a lei"[2].

Por outro lado, um tempo também marcado pela dimensão de Kairós, o Deus que representa o tempo da experiência oportuna, o tempo não linear. Quantas vezes, na fala dos cuidadores da UTI, surgem relatos de um tempo eterno que se passa em segundos durante uma massagem cardíaca, ou em algum outro procedimento de urgência? "Naquela urgência, precisei fechar um circuito, passou-se uma vida inteira dentro de mim", disse uma enfermeira. "Fiz tudo que era necessário naquele momento. Pareceu uma eternidade, no entanto foi tão rápido que só me dei conta a partir do relato da técnica de enfermagem que estava comigo", relatou uma fonoaudióloga após um procedimento.

> E quando Kronos e Kairós se entrelaçam, quando o corpo de uma criança sinaliza sua partida, mas, para a família, ainda não chegou o tempo de despedida? Então, o trabalho exige transitar em tempos e referenciais diferentes.

Durante uma pandemia, acrescenta-se mais uma temporalidade diferente; um tempo denso; por vezes, um tempo que parece uma eternidade. Em outros momentos, tudo parece que foi ontem. Em ensaio inédito, intitulado "Present tense 2020", W. J. Mitchell[3] traz a temporalidade da epidemia pelas lentes da tríade da antiguidade grega, composta por Krónos, Kairós e Aion. Acrescenta-se Aion, o Deus do eterno retorno. Surge, assim, mais um desafio: lidar com uma sobreposição de temporalidades, interagindo entre si, e refletindo intensamente o trabalho na UTI.

ESTADOS DE CHOQUE E DOR

Na maioria das vezes, quando a criança e seus pais chegam à UTI, revela-se um estado de medo e assombro. Os inúmeros fios e monitores fazem uma contrapartida ao corpo fragilizado da criança (por mais humanizada que a unidade seja). Nas UTI pediátricas, onde a maior parte das crianças é formada por bebês com menos de 2 anos de idade, não é rara a cena de um bebê envolto em inúmeros fios monitorando seu corpo. Um momento de dor e angústia para a criança e seus pais. "A dor nunca é o que se espera dela, e surge para cada um de uma forma diferente e surpreendente. É sempre uma novidade. Ela é a aparência de um presente que não se torna passado, misturada com a sensação de obliteração do futuro. Ela também é incontornável. Atitudes como a anestesia, a negação, ou seu oposto, a entrega radical à dor, são ineficazes e cobram um alto preço de quem as utilizou"[4].

> Para a equipe, a chegada à UTI é um momento de poder sintonizar com essa dor e ao mesmo tempo tomar todas as providências do cuidado efetivo com a criança. E, a partir daí, iniciar o processo de transformar a dor em sofrimento[5], exigindo da equipe de cuidadores acolhimento e empatia. Mais uma vez, é preciso transitar em registros temporais diferentes com tempo para empatia com a dor e tempo de ação.

O TRABALHO COM A COMPLEXIDADE

O trabalho na UTI envolve lidar com diversos fatores interagindo a cada minuto. No capítulo intitulado "O Uróboro", Ramos[6] faz um passeio pelo novo paradigma, conhecido como complexidade. Uma metadinâmica, capaz de alterar, por meio do próprio processo interativo e iterativo, as propriedades dos elementos constituintes e dos sistemas como um todo. Os objetos de interesse dessa nova ciência são os seres vivos, os seres dotados de mente e os ecossistemas, sociedades, culturas e economias formadas por sua coletividade interativa.

Os sistemas complexos trazem consigo o paradoxo de um equilíbrio instável. Sua estabilidade deriva de um equilíbrio permanentemente reconquistado e em contínuo movimento, como uma bicicleta que só se mantém equilibrada e em movimento quando se continua a pedalar.

Assim, mais um desafio: lidar com crianças gravemente adoecidas e suas famílias, com doenças raras e multifatoriais e síndromes virais ainda desconhecidas, situações que impõem um confronto cotidiano com a incerteza imanente e inevitável.

COMO LIDAR COM A ALTA TECNOLOGIA E O ESSENCIALMENTE HUMANO?

Como lidar com aparelhos de alta precisão e tecnologia, que ajudam a salvar vidas e, ao mesmo tempo, reconhecer o essencialmente humano, a vulnerabilidade, o sofrimento e os limites daquele ser ainda tão pequeno?

Como traduzir com a família parâmetros tecnológicos e científicos quando o corpo da criança sinaliza outra realidade? Certa vez, uma mãe disse à psicóloga, a respeito de seu bebê: "Muito difícil compreender o que os monitores sinalizam e o que eu percebo nas respostas do meu filho". Mediar o que, para a família, muitas vezes parece impossível de perceber, e pavimentar o princípio da realidade, no limiar da vida, torna-se uma tarefa árdua.

Diante de tamanhos desafios, muito se tem falado na literatura sobre o perfil psicológico do trabalho na UTI pediátrica. Começaria por uma primeira grande virtude, que seria um comprometimento com a vida no sentido mais amplo. Diante de um mundo em permanente mutação, é preciso seguir trabalhando com abertura para o novo.

É preciso um raciocínio clínico rápido, claro, e prontidão para a ação. Um grande desafio; equilibrar bem pensamento e ação. Pensamento sagaz e objetivo e ação efetiva. Seguir os protocolos recomendados e manter a criatividade e a arte do cuidar.

Além de tudo, é necessária grande resiliência, a capacidade de se refazer após um momento traumático para a retomada de um novo equilíbrio. Sobretudo no trabalho com crianças gravemente acometidas, com quadros clínicos complexos, e ainda lidar com suas famílias em momentos de extremo sofrimento, quando circulam vários afetos em suas intensidades máximas: esperanças, alívio, felicidade, medos, assombros, perdas, lutos e insucessos.

Para Cyrulnik[7], que desenvolveu o termo "resiliência" na psicologia, ela não é dada e sim adquirida na relação com o outro. Como bem relatou esse autor, seus "tutores de resiliência" foram os seus amigos, "companheiros de viagem". Diante de tamanha complexidade e incertezas que envolvem esse cuidado, é preciso acrescentar outra virtude fundamental: a disponibilidade para trabalhar em equipe.

A DISPONIBILIDADE PARA O TRABALHO EM EQUIPE

Para dar suporte a um grau de tensão constante é preciso ter disponibilidade para o trabalho em equipe, ter a noção do todo, sem perder a especificidade das partes, fazendo valer a poesia de Gregório de Matos[8]:

> O todo sem a parte não é todo
> A parte sem o todo não é parte;
> Mas se a parte o faz todo, sendo parte,
> Não se diga que é parte, sendo todo.

Este trabalho faz lembrar as Moiras da mitologia grega: as três irmãs que determinavam o destino: uma fiava, outra trançava e a outra cortava o fio. A palavra Moira significa parte, cada uma participando do fio da vida em cada momento; nascimento, vida e morte. Ao mesmo tempo, a relação que as une é fraterna, de solidariedade e de construção.

O trabalho na UTI envolve o empenho de todos da equipe multidisciplinar, cada um em sua função, respeitando o limite de trabalho e de conhecimento do outro, com abertura para a construção conjunta. A visita multidisciplinar diária na UTI é o espaço institucional que dá suporte para que o trabalho em equipe seja possível.

> A ideia é de um trabalho que se realiza como uma corrente formada por vários anéis que se entrelaçam, cada anel sendo imprescindível para que a corrente se mantenha. É preciso seguir trabalhando para que o cuidado com o paciente possa ser mantido e tenha continuidade.

Uma passagem que ilustra bem essa situação é uma cena do filme *Dersu Uzala*, do diretor Akira Kurosawa (1975)[9]. No filme, um capitão e sua pequena tropa encontram-se com Dersu Uzala, um sábio caçador que vive na floresta. Tornam-se, então, companheiros fraternos na travessia das montanhas. O momento marcante é quando descobrem uma cabana abandonada, onde se abrigariam para descansar. Na hora da partida, Dersu conserta o teto da cabana, corta um pouco de lenha para deixar e pede ao capitão uma caixa de fósforo e arroz. O capitão inicialmente não entende o pedido de Dersu e o questiona, ao que Dersu responde: "É para deixar para os próximos que virão". Essa cena traz a importância de manter a continuidade do trabalho, tão evidente nas passagens de plantão na UTI.

Seguindo os passos do filme e fazendo uma analogia com o trabalho na UTI, outra cena, a travessia do grupo nas montanhas, esse ecossistema dinâmico, com várias intempéries interagindo de forma não preditiva. Na travessia, cada um sabia que contava um com o outro para juntos poderem seguir. Não era possível agir por impulso. Com a experiência de Dersu, seguiram atentos aos rastros e sinais durante a caminhada, com muito respeito aos estados da natureza e seus limites.

Diante desse cenário, torna-se crucial a preocupação com a formação e o cuidado de uma equipe de trabalho engajada no atendimento das crianças, e com uma organização institucional que possa garantir e dar suporte aos lugares de interlocução entre as equipes de trabalho.

A equipe, por sua vez, também é um sistema dinâmico. A partir das trocas acontece a chance de uma nova compreensão do paciente, e, assim, o grupo volta a trabalhar com uma postura comum em relação ao paciente e sua família. Esses espaços de troca, garantidos pela instituição, permitem o compartilhamento interdisciplinar de informações, resultando em uma ação transdisciplinar.

Um bom exemplo da síntese de um trabalho transdisciplinar seriam as situações de extrema urgência. A equipe cria entre si a capacidade de se organizar e de agir de forma muito rápida. A comunicação se dá de tal forma que não são necessárias muitas palavras. Trocam-se ideias com os olhos, chega-se a um pensamento comum, e todos se mobilizam rapidamente para a ação.

Com um trabalho de equipe bem construído e sustentado, é possível manter uma distância psíquica, conceito explorado por Bouvet[10] entre o cuidador, o paciente e sua família. Na concepção de Khan[11], preservar uma distância psíquica não quer dizer uma atitude distante e impessoal em relação ao paciente, mas sim um espaço necessário para que o cuidado possa ser exercido na justa medida. Esse espaço permite um movimento contínuo de aproximações e de recuos entre o cuidador e o paciente[10]:

"Nem tão perto, nem tão longe... uma distância adequada para que se possa exercer o trabalho do cuidado na especificidade de cada paciente e em cada momento. Mais uma vez, a equipe dá a sustentação para que cada cuidador possa se implicar e ter seus momentos de reserva"[12].

Só assim é possível suportar os estados de choque e dor e se refazer para toda a complexidade que envolve o trabalho na UTI. Um trabalho que siga os protocolos de condutas e ao mesmo tempo mantenha uma abordagem singular e criativa da criança.

É preciso, enfim, seguir de "Mãos dadas", como na poesia de Drummond[13]:

Não serei o poeta de um mundo caduco
Também não cantarei o mundo futuro
Estou preso à vida e olho meus companheiros

Estão taciturnos, mas nutrem grandes esperanças
Entre eles, considero a enorme realidade
O presente é tão grande, não nos afastemos
Não nos afastemos muito, vamos de mãos dadas.

REFERÊNCIAS BIBLIOGRÁFICAS

1. Benjamin W. Charles Baudelaire: um lírico no auge do capitalismo. Tradução José Martins Barbosa e Hemerson Alves Baptista. São Paulo: Brasiliense; 1994.
2. Baudelaire C. As flores do mal. Tradução Ivan Junqueira. Rio de Janeiro: Nova Fronteira; 1857/2015.
3. Mitchell WJT. Present tense 2020. [Unpublished essay.] Apud Zizek S. The philosophical-salon.com.
4. Vertzman J, Romão-Dias. Catástrofe, luto e esperança: o trabalho psicanalítico na pandemia de Covid-19. Revista Latino-Americana Psicopatologia Fundamental. 2020 Jun.
5. Birman J. Dor e sofrimento num mundo em mediação. In: Estados Gerais da Psicanálise – II Encontro Mundial. Rio de Janeiro, 2003.
6. Ramos F. O Uróboro. In: Bezerra Jr. B, Plastino CR. Corpo, afeto, linguagem: a questão do sentido hoje. Rio de Janeiro: Rios Ambiciosos; 2001.
7. Cyrulnik B. (2012) Corra, a vida te chama: memórias. Tradução Rejane Janowitzer. Rio de Janeiro: Rocco; 2013.
8. Matos Guerra G (1636-1696). Achando-se um braço perdido do Menino Deus de N. S. das Maravilhas (primeira estrofe). In: Wisnik JM. Poemas escolhidos de Gregório de Matos. São Paulo: Companhia das Letras; 2010.
9. Kurosawa A (dir.). Dersu Uzala. Filme soviético-japonês. 1975.
10. Bouvet M. Tecnical variation and the concept of distance. In: Birksted-Breen D, Flanders S, Gibeault A (eds.). Reading French psychoanalysis. London/New York: Routledge; 2010.
11. Khan M. A cabeça vazia. Nouvelle Revue de Psychanalyse. 1982;25.
12. Figueiredo LCM. Presença, implicação e reserva. In: Ética e técnica em psicanálise. São Paulo: Escuta; 2000.
13. Drummond de Andrade C (1940). De mãos dadas. In: Sentimento do mundo. São Paulo: Companhia das Letras; 2012.

7 Principais desafios jurídicos na gestão de UTI

Renato Guilherme Machado Nunes
Teresa de Souza Dias Gutierrez

INTRODUÇÃO

Acompanhar todas as normas que regem os sistemas de saúde brasileiro não é fácil: o sistema sanitário é federalizado, dando competência para União, Estados e Municípios regulamentarem o tema. A atuação ética das diversas categorias de profissionais de saúde também é regida por uma série de resoluções expedidas pelos inúmeros conselhos profissionais.

No dia a dia profissional, defendendo instituições altamente gabaritadas que atuam nesse setor, alguns temas chamam bastante a atenção e, por esse motivo, serão o principal ponto de atenção deste capítulo. São eles:

- O dimensionamento de profissionais de saúde em unidades de terapia intensiva (UTI).
- A exigência de manutenção, durante todo o horário de funcionamento, de serviços de nutrição, fonoaudiologia e outros nas UTI.
- A responsabilidade técnica médica e a exigência de especialidade.
- A regulamentação dos conselhos profissionais e limites de sua atuação.

Cada um desses temas será abordado nos tópicos que compõem este capítulo.

DIMENSIONAMENTO DE PROFISSIONAIS DE SAÚDE EM UNIDADES DE TERAPIA INTENSIVA

A UTI é conceituada como "área crítica destinada à internação de pacientes graves, que requerem atenção profissional especializada de forma contínua, materiais e tecnologias necessárias ao diagnóstico, monitorização e terapia".

> Por ser direcionada ao atendimento de pacientes em situação grave, a legislação sanitária e os conselhos profissionais acabam por regulamentar esse setor de forma mais pormenorizada que os demais.

A Agência Nacional de Vigilância Sanitária (Anvisa), por exemplo, dedicou norma específica ao tema: a Resolução de Diretoria Colegiada n. 7, de 24 de fevereiro de 2010 (RDC n. 7/2010), que define os requisitos mínimos para o funcionamento de UTI. Dentre esses requisitos, o que traz mais discussão é o relacionado ao dimensionamento de profissionais e à responsabilidade técnica, pois há duplicidade de tratativas pelos órgãos sanitários e pelos conselhos profissionais.

A RDC n. 7/2010* determina quantitativo mínimo de profissionais de saúde que devem ser mantidos por leito, obrigando os hospitais com UTI a manter sempre em seu estabelecimento médicos plantonistas, enfermeiros assistenciais, fisioterapeutas e técnicos de enfermagem:

> Resolução de Diretoria Colegiada n. 07, de 24 de fevereiro de 2010.
>
> Art. 15. Médicos plantonistas, enfermeiros assistenciais, fisioterapeutas e técnicos de enfermagem devem estar disponíveis em tempo integral para assistência aos pacientes internados na UTI, durante o horário em que estão escalados para atuação na UTI.

---

* Resolução de Diretoria Colegiada da Anvisa n. 7, de 24 de fevereiro de 2010: "Art. 14 Além do disposto no Artigo 13 desta RDC, deve ser designada uma equipe multiprofissional, legalmente habilitada, a qual deve ser dimensionada, quantitativa e qualitativamente, de acordo com o perfil assistencial, a demanda da unidade e legislação vigente, contendo, para atuação exclusiva na unidade, no mínimo, os seguintes profissionais: I – Médico diarista/rotineiro: 01 (um) para cada 10 (dez) leitos ou fração, nos turnos matutino e vespertino, com título de especialista em Medicina Intensiva para atuação em UTI Adulto; habilitação em Medicina Intensiva Pediátrica para atuação em UTI Pediátrica; título de especialista em Pediatria com área de atuação em Neonatologia para atuação em UTI Neonatal; II – Médicos plantonistas: no mínimo 01 (um) para cada 10 (dez) leitos ou fração, em cada turno; III – Enfermeiros assistenciais: no mínimo 01 (um) para cada 08 (oito) leitos ou fração, em cada turno; III – Enfermeiros assistenciais: no mínimo 01 (um) para cada 10 (dez) leitos ou fração, em cada turno; (Redação dada pela Resolução – RDC n. 26, de 11 de maio de 2012) IV – Fisioterapeutas: no mínimo 01 (um) para cada 10 (dez) leitos ou fração, nos turnos matutino, vespertino e noturno, perfazendo um total de 18 horas diárias de atuação; V – Técnicos de enfermagem: no mínimo 01 (um) para cada 02 (dois) leitos em cada turno; (Redação dada pela Resolução – RDC n. 26, de 11 de maio de 2012) VI – Auxiliares administrativos: no mínimo 01 (um) exclusivo da unidade; VII – Funcionários exclusivos para serviço de limpeza da unidade, em cada turno.

Assim, a despeito de a Anvisa exigir a proporção de um médico diarista/rotineiro a cada 10 leitos ou fração, ao determinar quais profissionais devem estar disponíveis em tempo integral na UTI, não menciona a categoria "médico diarista", mas apenas os "médicos plantonistas".

O dimensionamento de profissionais em UTI também é regulamentado pelo Conselho Federal de Medicina (CFM) e pelo Conselho Federal de Enfermagem (Cofen).

A regulamentação do CFM* desconsidera a previsão do art. 15 da RDC n. 7/2020 acima transcrita, mantendo o quantitativo de 1 médico intensivista de rotina a cada 10 leitos e um médico plantonista a cada 10 leitos para os leitos que atendem pacientes de alta e média complexidade. Para os pacientes de baixa complexidade, o CFM determina a proporção de 1 para 15 leitos (1 médico intensivista de rotina a cada 15 leitos e um médico plantonista a cada 15 leitos).

Nas fiscalizações sanitárias do dia a dia, é muito comum as vigilâncias sanitárias locais desconsiderarem a norma da Anvisa que obriga a manutenção, durante todo o horário de funcionamento, apenas de médicos plantonistas e não dos médicos diaristas/de rotina. Esse entendimento varia entre as autoridades sanitárias, de modo que é sempre recomendável que os estabelecimentos de saúde que mantém UTI verifiquem o posicionamento da vigilância sanitária local.

O Cofen†, por sua vez, abandonou o racional da proporção de profissional por leito e propôs um cálculo embasado em uma contagem que considere o sistema de classificação de pacientes, horas de enfermagem disponíveis por paciente e proporção entre enfermeiros e técnicos de enfermagem na UTI.

O resultado da Resolução Cofen n. 543/2017, se aplicada, é um aumento substancial do número de profissionais de enfermagem a serem disponibilizados nos serviços de saúde como um todo e, além disso, um critério de contabilização que foge da lógica trazida pela própria legislação sanitária.

Especificamente no que se refere à regulamentação do Cofen, há de se considerar que a própria norma prevê que seu escopo é trazer parâmetros mínimos que são referências para orientar os gestores de serviços de saúde‡.

---

* Resolução CFM n. 2.271/2020.

† Resolução Cofen n. 543/2017.

‡ Resolução Cofen n. 543/2017: "Art. 1º Estabelecer, na forma desta Resolução e de seus anexos I e II (que poderão ser consultados no endereço eletrônico: www.cofen.gov.br), os parâmetros mínimos para dimensionar o quantitativo de profissionais das diferentes categorias de enfermagem para os serviços/locais em que são realizadas atividades de enfermagem. Parágrafo único. Os referidos parâmetros representam normas técnicas mínimas, constituindo-se em referências para orientar os gestores, gerentes e enfermeiros dos serviços de Saúde, no planejamento do quantitativo de profissionais necessários para execução das ações de enfermagem".

Ao longo dos anos, foram muitas as ações judiciais questionando a legalidade das resoluções expedidas pelos conselhos profissionais que definem o dimensionamento de profissionais de saúde para a profissão que fiscalizam, tendo em vista que as leis que constituíram essas autarquias federais não lhes conferiam competência para determinar quantitativo mínimo de profissionais em estabelecimentos de saúde, sendo a maior parte deles contra o Cofen.

Grande parte dos tribunais brasileiros reconheceu a competência dos conselhos para fiscalizar a prática desses profissionais nos estabelecimentos de saúde, mas isso não corresponde a uma outorga de competência para determinar o dimensionamento de profissionais necessários§.

§ "CONSELHO REGIONAL DE ENFERMAGEM COREN/SP - Lei n. 7.498/86 - PRESENÇA DE ENFERMEIRO DURANTE TODO O PERÍODO DE FUNCIONAMENTO DO ESTABELECIMENTO. Resolução COFEN n. 293/04 - DIMENSIONAMENTO DOS QUADROS DE PROFISSIONAIS DAS INSTITUIÇÕES DE SAÚDE. O Conselho Regional de Enfermagem tem como meta zelar pela Saúde pública, fiscalizando os profissionais inscritos em seu quadro, bem como os estabelecimentos de Saúde. [...] A Lei n. 7.498/86 e o Decreto n. 94.406/87 em nada preceituam quanto ao número mínimo desses profissionais em um hospital. As premissas básicas para o dimensionamento do quadro de profissionais são fixadas pela Resolução n. 189/96 do Cofen. Todavia, cabe ressaltar que a proposta de contratar profissionais de enfermagem foge à competência do Conselho; uma vez que não há nos dispositivos do artigo 15 da Lei n. 5.905/73, que dispõe sobre a criação dos Conselhos Federal e Regionais de Enfermagem, essa atribuição. Apelação não provida" (TRF3, AC n. 000885350.2007.4.03.6105, Rel. Des. Fed. Nery Junior, Terceira Turma, j. 10/09/2009, eDJF3 27/10/2009 - destacou-se).

"CONSELHO REGIONAL DE ENFERMAGEM DO MATO GROSSO. REGISTRO DE SOCIEDADE EMPRESÁRIA PRESTADORA DE SERVIÇO MÉDICO-HOSPITALAR. ATIVIDADE BÁSICA DE MEDICINA. INEXISTÊNCIA DE RELAÇÃO JURÍDICA. COBRANÇA INDEVIDA DE CONTRIBUIÇÕES. PREMISSAS PARA O DIMENSIONAMENTO DO QUADRO DE PROFISSIONAIS FIXADAS SOMENTE EM RESOLUÇÃO. 1. Nos termos do art. 1º da Lei 6.839/1980, o registro de empresas e a anotação dos profissionais legalmente habilitados delas encarregados serão obrigatórios nas entidades competentes para a fiscalização do exercício das diversas profissões, em razão da atividade básica ou em relação àquela pela qual prestem serviços a terceiros. 2. O hospital ou clínica que tenha por atividade básica a prestação de serviços médico-hospitalares, embora possa se utilizar de serviços de enfermagem para auxílio no desempenho de alguns de seus objetivos sociais, não está sujeito a registro no Conselho Regional de Enfermagem, e sim no Conselho Regional de Medicina. 3. Indevida a cobrança da taxa pela emissão e renovação da anotação de responsabilidade técnica dos estabelecimentos de serviços de Saúde, pois não há tal previsão nas Leis 5.905/1973 e 7.498/1986. 4. As Leis 5.905/1973 e 7.498/1986, assim como o Decreto 94.406/1987, não estabelecem um número mínimo de enfermeiros em um hospital, o que retira a legitimidade da previsão contida exclusivamente na Resolução Cofen 189/1996 quanto às premissas básicas para o dimensionamento do quadro de profissionais. 5. Remessa oficial a que se nega provimento" (TRF 1ª Região, 8ª Turma, Reexame Necessário n. 2004.36.00.007843-6/MT, Rel. Des. Maria do Carmo Cardoso, DJe 25/1/2013).

De fato, as leis que constituíram o Cofen e o CFM outorgaram competência para essas autarquias federais editarem seus códigos de ética, disciplinar e fiscalizar o exercício dessas profissões. Não foi conferida pelo legislador ordinário qualquer disposição relacionada à definição de como se dará o funcionamento das unidades de saúde, não sendo autorizado no ordenamento jurídico brasileiro que essas imposições se deem por ato infralegal por clara afronta ao princípio da reserva legal e aos limites do poder regulamentar.

O fato é que, até a edição desta obra, os estabelecimentos de saúde que administram UTI utilizam a RDC n. 07/2010 como parâmetro para o dimensionamento de profissionais de saúde. Ao visitar sua agenda regulatória, a Anvisa propôs revisar a RDC n. 7/2020, especificamente no que se refere à exigência de especialidade para profissionais de saúde, bem como ao dimensionamento de profissionais da área.

Segundo a Procuradoria Federal junto à Anvisa, a autarquia não teria competência "para se manifestar tecnicamente acerca de questão relacionada com condições de exercício de profissões e ocupações técnicas e auxiliares relacionadas diretamente com a Saúde" e que "a fiscalização sanitária não se confunde com a fiscalização do exercício profissional"*.

Ao tratar do dimensionamento de profissionais de saúde, a Procuradoria junto à Anvisa reconheceu que o Conselho Federal de Enfermagem extrapolou seu poder, pois a Lei n. 8.080, de 19 de setembro de 1990†, conferiu ao Sistema Único de Saúde (SUS) a competência para regulamentar as condições de funcionamento dos serviços de saúde, inclusive os serviços privados.

A despeito do posicionamento da Procuradoria junto à Anvisa, entende-se que a Lei n. 9.782/99 outorgou competências relativamente amplas à autarquia para "regulamentar, controlar e fiscalizar os produtos e serviços que envolvam risco à Saúde pública", e entre esses serviços estão incluídos todos os serviços de saúde.

A própria Lei n. 9.782/99 houve por bem determinar que estão submetidos ao controle e fiscalização da Anvisa os serviços de ambulatório, de rotina ou emergência, bem como os serviços de internação e os de diagnóstico, bem como os que impliquem a incorporação de tecnologia.

Neste ponto, não se pode deixar de mencionar que o Ministério da Saúde continua, sim, a integrar o Sistema Nacional de Vigilância Sanitária, mas como formulador e acompanhante da política nacional de vigilância sanitária.

---

* Voto n. 59/2019/SEI/DIRE3/Anvisa.

† Lei n. 8.080, de 19 de setembro de 1990: "Art. 22. Na prestação de serviços privados de assistência à Saúde, serão observados os princípios éticos e as normas expedidas pelo órgão de direção do Sistema Único de Saúde (SUS) quanto às condições para seu funcionamento".

O art. 8º da Lei n. 9.782/99 é bastante claro ao determinar que à Anvisa caberá regulamentar serviços que envolvam risco à saúde pública. Pois bem, o termo "regulação" carrega em si ao menos três atos: a disciplina (norma), a fiscalização e o controle‡. Assim, entende-se que a Anvisa tem competência para regulamentar o quantitativo de profissionais por leito, tal como tem feito até os dias atuais, sendo medida relevante a manutenção desses normativos.

Isso não significa dizer que a Anvisa pode fazer quaisquer tipos de exigências. Não! A regulamentação da Anvisa não pode trazer disposições que afrontem os requisitos previstos nas leis que regem essas profissões de saúde, por exemplo. Em nosso entendimento, a Anvisa tem como determinar quantitativo de equipe de UTI, mas as exigências que forem feitas devem considerar as determinações em cada uma das leis que regem essas profissões.

Relegar o dimensionamento de profissionais à regulamentação dos conselhos profissionais trará enorme insegurança jurídica aos serviços de saúde do país e não será medida que resguardará o risco sanitário dessas atividades.

A regulação sanitária deve ser orientada pelos princípios que regem as ações de vigilância sanitária, dentre os quais destacamos o princípio da segurança sanitária e o da precaução[§]. A atuação da Anvisa deve se guiar por essas balizas, orientando os serviços de saúde a adotarem medidas para conter o risco sanitário de sua atuação.

> Uma regulamentação independente de cada conselho profissional, com critérios próprios, não dará conta de garantir esses princípios e uma ação sanitária eficaz no Brasil.

EXIGÊNCIA DE MANUTENÇÃO, DURANTE TODO O HORÁRIO DE FUNCIONAMENTO, DE SERVIÇOS DE NUTRIÇÃO, FONOAUDIOLOGIA E OUTROS NAS UTI

Como indicado no item anterior, a RDC n. 7/2010 elenca uma série de requisitos relacionados aos recursos humanos que devem ser mantidos na UTI. No dia a dia profissional, percebe-se que grande parte dos questionamentos dos serviços de saúde gira em torno da obrigação de manutenção durante o horário de funciona-

‡ Barroso LR. Agências reguladoras: constituição, transformações do Estado e legitimidade democrática. Available: https://www.migalhas.com.br/depeso/1007/agencias-reguladoras.

§ Aith F. Curso de direito sanitário: a proteção do direito à Saúde no Brasil. São Paulo: Quartier Latin; 2007. p.229 e seguintes.

mento e serviços de nutrição, terapia ocupacional, assistência psicológica e fonoaudióloga, dentre outros listados no art. 18 da referida resolução*.

Em nosso entendimento, a despeito de haver a obrigatoriedade de as UTI manterem esses serviços disponíveis, não há previsão para que essas atividades sejam ofertadas durante todo o horário de funcionamento do estabelecimento.

Na verdade, a RDC n. 7/2015 deixa expresso quais profissionais de saúde devem estar disponíveis em tempo integral: médicos plantonistas, enfermeiros assistenciais, fisioterapeutas e técnicos de enfermagem. Não há menção semelhante aos demais serviços listados no art. 18.

Assim, entendemos que há perspectivas de defender que as UTI devem manter todos esses serviços contratados e que, sempre que necessário, serão convocados para prestar atendimento aos pacientes atendidos na UTI, conforme o plano assistencial implementado.

De todo modo, esse não é posicionamento unificado em todo o país. Muitas vigilâncias sanitárias exigem que os hospitais com UTI mantenham nutricionistas, psicólogos e outros serviços contratados durante todo o horário de atendimento da unidade.

Assim, a fim de evitar a lavratura de auto de infração sanitária, o serviço de saúde deve ponderar a possibilidade de aproximação com a autoridade sanitária para firmar um entendimento pacificado acerca da matéria, demonstrando que nem todo serviço de saúde tem demanda para todos os serviços listados no art. 18 da RDC n. 7/2020.

* Resolução de Diretoria Colegiada da Anvisa n. 7, de 24 de fevereiro de 2010: "Art. 18 Devem ser garantidos, por meios próprios ou terceirizados, os seguintes serviços à beira do leito: I – assistência nutricional; II – terapia nutricional (enteral e parenteral); IV – assistência fonoaudiológica; V – assistência psicológica; VI – assistência odontológica; VII – assistência social; VIII – assistência clínica vascular; IX – assistência de terapia ocupacional para UTI Adulto e Pediátrica; X – assistência clínica cardiovascular, com especialidade pediátrica nas UTI Pediátricas e Neonatais; XI – assistência clínica neurológica; XII – assistência clínica ortopédica; XIII – assistência clínica urológica; XIV – assistência clínica gastroenterológica; XV – assistência clínica nefrológica, incluindo hemodiálise; XVI – assistência clínica hematológica; XVII – assistência hemoterápica; XVIII – assistência oftalmológica; XIX – assistência de otorrinolaringológica; XX – assistência clínica de infectologia; XXI – assistência clínica ginecológica; XXII – assistência cirúrgica geral em caso de UTI Adulto e cirurgia pediátrica, em caso de UTI Neonatal ou UTI Pediátrica; XXIII – serviço de laboratório clínico, incluindo microbiologia e hemogasometria; XXIV – serviço de radiografia móvel; XXV – serviço de ultrassonografia portátil; XXVI – serviço de endoscopia digestiva alta e baixa; XXVII – serviço de fibrobroncoscopia; XXVIII – serviço de diagnóstico clínico e notificação compulsória de morte encefálica".

A RESPONSABILIDADE TÉCNICA MÉDICA E EXIGÊNCIA DE ESPECIALIDADE

Em sua redação original, a RDC n. 7/2010 determinava que as unidades de saúde com UTI deveriam manter um médico responsável técnico, que deveria ter título de especialista para responder por UTI adulto e habilitação em medicina intensiva.

Essa previsão foi excluída pela Anvisa em 2012, tendo em vista ter sido reconhecido pela autarquia que não competia a ela definir o tipo de especialidade que um profissional de saúde habilitado deve deter para exercer sua profissão.

De fato, a despeito das mais diversas iniciativas do CFM para emplacar a exigência de especialidade para o exercício da medicina, o fato é que as leis que regulamentam a medicina no país (Lei n. 3.268/57 e Lei n. 12.842/2013) não obrigam que esse profissional tenha qualquer tipo de curso de pós-graduação para exercer a medicina no país.

Legalmente, os médicos estão autorizados a exercer a medicina "em qualquer de seus ramos ou especialidades, após o prévio registro de seus títulos, diplomas, certificados ou cartas no Ministério da Educação e Cultura e de sua inscrição no Conselho Regional de Medicina, sob cuja jurisdição se achar o local de sua atividade"†.

Não há na legislação nenhuma limitação à atuação do profissional não especialista a determinada especialidade médica. No mesmo sentido, o CFM pacificou seu entendimento estabelecendo que o Conselho não pode exigir a especialidade para limitar a atuação do profissional médico, concluindo pelo seu livre exercício, desde que se responsabilize por seus atos[‡].

A despeito de o exercício da medicina ser livre, o profissional médico não é autorizado a divulgar titulação sem manter o correspondente registro no Conselho Regional de Medicina[§]. No entanto, há limitação imposta pelo CFM para o exercício de direção técnica. Nos termos da Resolução CFM n. 2.007/2013 e da Resolução CFM n. 2.147/2016, o médico diretor técnico de serviços especializados deve ter a titulação em especialidade médica correspondente registrada no Conselho Regional de Medicina.

Em julgado relativamente recente, a Terceira Turma do Tribunal Regional Federal da 3ª Região afastou essa obrigatoriedade. A seguir um trecho da ementa do julgado:

---

† Art. 17 da Lei n. 3.268, de 30 de setembro de 1957.

‡ Parecer n. 17/2004, Parecer CFM n. 21/95, Despacho Sejur n. 766/2017.

§ Art. 3º da Resolução CFM n. 1.974/2011 e art. 114 da Resolução CFM n. 2.217/2018 – Código de Ética Médica.

> ADMINISTRATIVO. MANDADO DE SEGURANÇA. RESOLUÇÃO N. 2007/2013 DO CFM. EXIGÊNCIA DE TITULAÇÃO DE ESPECIALIZAÇÃO MÉDICA PARA OCUPAÇÃO DE FUNÇÃO DE DIRETOR TÉCNICO/CLÍNICO. IMPOSSIBILIDADE. PRELIMINARES REJEITADAS. APELAÇÃO NÃO PROVIDA. [...]
> VI – Se a Lei 3.268/1957 e o próprio CFM entendem que qualquer médico devidamente registrado em seu CRM está apto para o exercício da medicina em qualquer de seus ramos ou especialidades, não há razão para proibi-lo do exercício da direção técnica. A competência de alterar uma lei é do poder legislativo, e não dos conselhos profissionais. O art. 17 da Lei 3.268/57, dispõe que qualquer médico (ainda que não tenha título de especialista) poder ser um diretor técnico de um serviço médico. VII – Quando a resolução afronta a lei não há como considerá-la, uma vez que é uma norma inferior (resolução) querendo contrariar uma norma superior (lei). VIII – Preliminares rejeitadas. Apelação e remessa oficial não providas (TRF-3 – Ap: 00000046220164036109 SP, Relator: Desembargador Federal Antonio Cedenho, data de julgamento: 18/4/2018, Terceira Turma, data de publicação: e-DJF3 Judicial 1 data: 25/4/2018).

Assim, a despeito das diversas tentativas do CFM de determinar a obrigatoriedade de o responsável técnico por serviços de saúde especializado terem titulação registrada na autarquia, entendemos que exigência nesse sentido é ilegal e pode ser afastada pelo estabelecimento de saúde.

REGULAMENTAÇÃO DOS CONSELHOS PROFISSIONAIS E LIMITES DE SUA ATUAÇÃO

Os conselhos profissionais foram constituídos a partir dos anos de 1950 para fiscalizar e regulamentar a atuação ética dos profissionais de saúde. Neste capítulo a análise se limitará ao Cofen e ao CFM, os que são mais impactantes para as UTI.

A Lei n. 3.268/57 tratou de conferir ao CFM poderes para supervisão da ética profissional, zelando pelo perfeito desempenho ético da medicina; também foram atribuídos poderes para aprovar seu regimento e o dos Conselhos Regionais, editar seu Código de Ética, bem como editar atos e instruções para seu bom funcionamento. Posteriormente, com a aprovação da Lei do Ato Médico (Lei n. 12.842/2013), o legislador outorgou ao CFM competência para "editar normas para definir o caráter experimental de procedimentos em Medicina, autorizando ou vedando sua prática".

Disposição semelhante foi traçada pelo legislador ao tratar do Cofen: a Lei n. 5.905/73 instituiu ao Cofen a competência para disciplinar o exercício da enfermagem, elaborar seu Código de Ética, aprovar seu regimento e o regimento dos Conselhos Regionais, bem como baixar provimentos e expedir instrução para o bom funcionamento desses Conselhos.

Na prática, ambos os conselhos profissionais passaram a determinar que o descumprimento de qualquer norma por eles expedidas é infração ética, podendo sujeitar os responsáveis técnicos indicados às sanções previstas na legislação*. Contudo, em nosso entendimento, as normatizações dos conselhos profissionais devem orientar a ética dos profissionais de saúde que a ele respondem, orientando principalmente aquelas situações em que o profissional deve fazer uma escolha dentre duas ou mais alternativas possíveis.

Assim, ao avaliar as normas expedidas por esses conselhos profissionais, os gestores das UTI devem sempre verificar que a norma expedida pela autarquia trata, efetivamente, da ética profissional ou se está adentrando os aspectos administrativos da unidade de saúde.

Essas autarquias não podem ultrapassar a competência prevista em lei, especialmente considerando que integram a Administração Pública Federal Indireta, no âmbito da qual o princípio da legalidade determina rígidos limites para atuação e expedição de normativos†.

Em nosso entendimento, às Vigilâncias Sanitárias estaduais e locais compete promover as medidas fiscalizatórias de unidades de saúde para verificar sua adequação às normas expedidas pela Anvisa. Contudo, não compete às autarquias profissionais, às quais foram conferidas atribuições relacionadas especificamente a determinadas profissões, criar obrigações para as unidades de saúde, tampouco promover fiscalização nesse sentido.

---

* Lei n. 3.268, de 30 de setembro de 1957. "Art. 22. As penas disciplinares aplicáveis pelos Conselhos Regionais aos seus membros são as seguintes: a) advertência confidencial em aviso reservado; b) censura confidencial em aviso reservado; c) censura pública em publicação oficial; d) suspensão do exercício profissional até 30 (trinta) dias; e) cassação do exercício profissional, ad referendum do Conselho Federal".
Lei n. 5.905, de 12 de julho de 1973: "Art. 18. Aos infratores do Código de Deontologia de Enfermagem poderão ser aplicadas as seguintes penas: I – advertência verbal; II – multa; III – censura; IV – suspensão do exercício profissional; V – cassação do direito ao exercício profissional".

† Conforme jurisprudência dos Tribunais Superiores, dentre as quais se cita: ARE 986628 AgR, Relator Min. Ricardo Lewandowski, Segunda Turma, julgado em 9/12/2016, DJe-267 divulg 15/12/2016 public 16/12/2016; e ADI 4954, Relator Min. Marco Aurélio, Tribunal Pleno, julgado em 20/8/2014, DJe-213 divulg 29/10/2014 public 30/10/2014.

8 Aspectos éticos e bioéticos em terapia intensiva pediátrica e neonatal

Isac Jorge Filho

INTRODUÇÃO

De forma incompreensível, há uma tendência a destacar os médicos menos experientes para atender situações de urgência, exatamente as que requerem experiência maior. É assim nos prontos-socorros e também nas unidades de terapia intensiva (UTI) dos hospitais gerais. Os hospitais especializados têm o cuidado de designar intensivistas para o tratamento em áreas de pediatria e de neonatologia. A maior vulnerabilidade das crianças e dos neonatos deve ser considerada. Daí a escolha de médicos, enfermeiros, fisioterapeutas e outros componentes das equipes em especialistas ou profissionais experientes. Os problemas éticos e bioéticos são potencialmente mais comuns e requerem condutas bem treinadas.

A necessidade de condutas seguras por parte de profissionais treinados requer controle e administração de um coordenador, que, entre outras tarefas, deve trabalhar para criar uma situação de bem-estar na unidade e na equipe. A UTI é um ambiente tenso, daí a importância de pessoal experiente e especializado. A possibilidade de dilemas éticos e bioéticos justifica que as pessoas envolvidas no tratamento intensivo se reúnam com frequência para analisar e discutir os diferentes problemas dos pacientes e da UTI. É importante que a equipe tenha um psicólogo ou um psiquiatra. Melhor ainda se também contar com um capelão.

Este capítulo está destinado a gestores na área da saúde, médicos pediatras e neonatologistas, enfermeiros e fisioterapeutas com interesse em gestão, estudantes das áreas de saúde, administração e gestão em geral. Como consequência, não haverá aprofundamento em conceitos, abordando apenas fundamentos e de reflexões[1].

ÉTICA E MORAL

A ética e a moral têm em comum o fato de terem como foco básico os *valores humanos*, daí serem consideradas equivalentes por alguns autores. Na verdade, o significado é bastante diferente. O termo "moral" (do latim, *mores*, costumes) trata de valores estabelecidos por determinada sociedade, em determinada época, podendo variar de uma sociedade para outra ou dentro da mesma sociedade em épocas diferentes[2]. A ética (do grego "ethos", uso, hábito, costume, caráter ou maneira de ser), por outro lado, caracteriza-se pela liberdade da pessoa para fazer reflexões e juízo crítico de valores humanos, analisando possíveis conflitos neles envolvidos. Muitas vezes a análise crítica chega a verdadeiros dilemas, obrigando o cidadão a uma opção entre valores. Marco Segre tornou mais fácil o entendimento dessa diferenciação ao afirmar que "A Moral vem de fora para dentro e a Ética de dentro para fora"[3]. William Saad Hossne também trouxe conceitos que facilitam a diferenciação: "Na Moral respeitam-se valores já estabelecidos. Na Ética há que se estabelecer posições, pois ela obriga a uma revisão e avaliação pessoal, implicando uma opção por valores"[2].

BIOÉTICA

O termo "bioética" (*bio*, vida; *ethicos*, *ética*) foi utilizado pela primeira vez pelo teólogo, filósofo, pastor e educador alemão Fritz Jahr, que em 1927 publicou na revista *Kosmos* artigo intitulado "Bioética: uma revisão do relacionamento ético dos humanos em relação aos animais e plantas"[4,5]. Formalmente, a bioética é muito mais nova. Só em 1971, o oncologista norte-americano Van Rensselaer Potter introduziu o termo ao publicar o livro *Bioethics: a bridge to the future*[6]. Em seus 49 anos, a partir do livro de Potter, a bioética passou a ser uma das áreas de maior crescimento, seja em eventos, seja em publicações.

> Um interesse tão grande pela bioética mostra que as pessoas entendem que não é possível buscar conhecimentos divorciando-os da ética e que nem sempre os avanços científicos representam avanços da humanidade.

Bioética principialista

Preocupado com a existência de experimentos abusivos envolvendo seres humanos, alguns deles absurdos, o governo dos EUA resolveu criar uma comissão encarregada de analisar o problema e propor soluções. No Instituto Kennedy, um grupo foi encarregado da proteção aos seres humanos nas pesquisas biomédicas.

Como resultado desse trabalho foi produzido o *Relatório Belmont* e, a partir dele, em 1973, o livro *Princípios de ética biomédica*, de Tom Beauchamp e James Childress, que propuseram a utilização de três princípios éticos fundamentais: autonomia, beneficência e justiça. A análise desses princípios sugeriu a inclusão de um quarto: a não maleficência. Esses quatro princípios fundamentam a bioética principialista[7].

Referenciais bioéticos

O avanço da ciência mostrou que os quatro princípios fundamentais eram insuficientes para dar as respostas que a bioética exigia. O código genético, as células-tronco, os transplantes e tantas outras conquistas do conhecimento e da tecnologia requeriam explicações que o raciocínio principialista não alcançava. À medida que apareciam novas questões nas ciências da vida, do ambiente e do direito, os bioeticistas buscavam criar referenciais bioéticos que permitissem reflexões mais profundas e adequadas. Apesar de ainda se utilizar dos princípios, passamos a contar com uma teoria dos referenciais, o que amplia o alcance da bioética. Pereira Filho elenca, entre muitos, os referenciais utilizados com maior frequência[7] (Quadro 1).

QUADRO 1 Referenciais bioéticos

- Vulnerabilidade
- Alteridade
- Equidade
- Espiritualidade
- Solidariedade
- Prudência

Fonte: Pereira Filho, 2017[7].

Vulnerabilidade

É a suscetibilidade aumentada a algum fator agressivo, como acidentes ou doenças, caso de idosos ou de crianças desnutridos, vulneráveis às infecções[8]. O termo não serve apenas para pessoas, podendo ser utilizado para ideias, situações e tantas outras. A pessoa pode ser vulnerável ou estar vulnerável. Nesta última situação, a vulnerabilidade pode ser temporária. O paciente doente está vulnerável perante seu médico, até que esteja curado.

A percepção da vulnerabilidade do paciente é condição indispensável para um relacionamento médico-paciente menos assimétrico. Na maioria das vezes, o paciente ocupa posição econômica e intelectualmente inferiorizada em relação a seu médico. A falta de conhecimento científico e as limitações determinadas pela doença, incluindo a dor, vulnerabilizam ainda mais o paciente, interferindo em sua autonomia.

Mesmo os pacientes de alto nível intelectual, econômico e escolar, com conhecimentos de saúde, como médicos e enfermeiros, apresentam importante vulnerabilidade, pois o principal fator que o torna vulnerável é a doença. O conhecimento da doença, por vezes, ao invés de minimizar, aumenta a vulnerabilidade e a dor. Nesse caso muitas vezes a vulnerabilidade é aliviada pelo que Umeda chama de "bálsamo do desconhecimento"[8].

Alteridade

A palavra vem do latim *alter*, que significa "o outro". Assim, alteridade significa a qualidade ou o estado do outro ou do que é diferente. De certa forma, alteridade é o antônimo de identidade.

Equidade

Para alguns autores, seria sinônimo de justiça, mas, na verdade, há uma clara diferença. A justiça é frequentemente representada como uma figura vendada, portanto, uma balança equilibrada, indicando que ela é cega. Não é esse o sentido que se busca dar à equidade, um termo mais usado em bioética.

A busca da equidade é também a busca do equilíbrio, partindo-se de situações desiguais. Assim, pelo princípio da equidade, os que menos têm devem receber mais, a procura de uma teórica equalização. Reforçando, a equidade trata de forma igual o que é igual, mas, se há diferença, ela trata de forma desigual, mas adequada, até que se chegue ao equilíbrio.

Espiritualidade

No *Dicionário Houaiss da língua portuguesa*, existem diferentes significados para "espiritualidade": 1. qualidade do que é espiritual, 2. característica ou qualidade do que tem ou revela intensa atividade religiosa ou mística; religiosidade, misticismo, 3. tudo que tem por objetivo a vida espiritual, 4. elevação, transcendência, sublimação. O antônimo é materialidade ou carnalidade. A expressão "religiosidade" tem outros significados: 1. qualidade do que é religioso, 2. tendência para os sentimentos religiosos, para coisas sagradas, 3. conjunto de escrúpulos religiosos ou de valores éticos que apresentem certo teor religioso.

A religiosidade é parte da espiritualidade, mas a espiritualidade não se restringe à religiosidade. A religiosidade, por sua vez, não se restringe à espiritualidade, podendo ter componentes materiais[7].

Solidariedade

Só recentemente a solidariedade aparece nos textos bioéticos, apesar de se fazer presente desde os primórdios da humanidade. Já no antigo Egito, os indivíduos eram estimulados a ajudar o próximo sem cobrança por meio de trabalho voluntário. Desde tempos imemoriais são relatados auxílios aos velhos, aos doentes e aos deficientes. É da Idade Média a criação de fundos para auxílio dos mais necessitados pela igreja, associações de classe e confrarias[7]. As Santas Casas de Misericórdia foram criadas em Portugal para propiciar tratamento médico aos desprovidos de recursos.

Prudência

A prudência se contrapõe à negligência que é o não fazer o que deveria ser feito e, mais ainda, se contrapõe à imprudência que é fazer o que não deveria ser feito ou ter feito sem os devidos cuidados. A imprudência, antônimo da prudência, aparece no Código de Ética Médica no art. 1º, que trata das modalidades do erro médico. A prudência como referencial bioético abrange os sentidos da sensatez, comedimento, cuidado, temperança, moderação, precaução, sabedoria prática e bom senso.

VULNERABILIDADE EM UNIDADES DE TERAPIA INTENSIVA PEDIÁTRICA E NEONATAL[8]

São muitas as dificuldades encontradas no tratamento intensivo de crianças e neonatos. Entre elas, chama atenção a diversidade de manifestações em função da idade e a diversidade que trazem do ambiente de onde vêm, sejam morais, religiosas, educacionais ou sociais. É importante lembrar que os cuidados intensivos em crianças devem levar em conta a posição dos pais ou responsáveis. Um exemplo é representado pelas famílias de Testemunhas de Jeová.

Vale a pena ter em mente para o intensivista ou pediatra que estão diante de um paciente de grande vulnerabilidade, determinada não só pela doença em si, mas também pela idade, estado nutricional e aspectos psicológicos variáveis, que a vulnerabilidade da família também se encontra afetada.

Para Sanches (2012), os conflitos éticos iniciam-se em uma conjuntura externa *às* unidades de saúde, como relatos de grande distância da moradia da criança-família até a unidade de saúde, a ausência de cônjuge das mães para compartilhar os cuidados ("relacionamento casual") e o desarranjo da estrutura familiar (o cônjuge já tem outra família, problemas relacionados ao álcool e drogas)[9].

A criança internada acarreta mudanças na rotina familiar, o que é mais sério em famílias mal constituídas. Por outro lado, em algumas situações a criança requer um apoio e segurança que necessitam da presença dos pais.

Segundo Anjos (2006), existe dificuldade para lidar com a vulnerabilidade:

> A vulnerabilidade é um conceito necessário para que o próprio conceito de autonomia possa se dar sob a razão crítica. A ocultação da vulnerabilidade tem uma incidência sobre o próprio sujeito que se imagina autônomo. Ao contrário, levando a sério a vulnerabilidade, o sujeito elabora suas decisões tendo em conta os limites e condicionamentos de sua própria liberdade. Isto significa que o reconhecimento da vulnerabilidade tem uma função metodológica no próprio estabelecimento da autonomia[10].

É preciso levar em conta que a partir dos 6 anos as crianças, como regra, podem compreender as implicações das atitudes envolvidas em seu tratamento. Essa compreensão vai se aperfeiçoando até o fim da adolescência, o que leva a criança a poder analisar e aceitar ou não certos procedimentos. Nessas situações, é aconselhável, se possível, obter o assentimento da criança.

A violência e os maus-tratos aparecem como causa de internação da criança, seja por brigas em seu domicílio, seja por violência provocativa de adolescente. Alcoolismo, drogas, prostituição e trabalho infantil são fatores agravantes e merecem abordagem especializada. Crianças e adolescentes, em função de suas personalidades e antecedentes familiares ou sociais, podem ser mais vulneráveis com a relação a desvios como drogas, alcoolismo, furtos e gravidez na adolescência. Maus-tratos como violência física, negligência, abandono, síndrome do bebê sacudido, abuso sexual e abuso psicológico estão entre as situações que requerem notificação às autoridades.

COMPROMISSOS DE DEVERES E CONDUTAS

Um profissional da saúde obrigatoriamente assume compromissos e tem deveres perante a comunidade. Os compromissos podem ser assumidos de três formas, que não se excluem: os juramentos, as orações e o cumprimento das normas do Código Ético Profissional. Esses compromissos variam um pouco de uma atividade profissional para outra. Exemplifiquemos com a medicina[9].

Juramentos

São compromissos que os graduandos assumem publicamente. Infelizmente a influência comercial e a alegria pelo término da graduação levaram os juramentos a ser uma grande festa, sem espaço para manifestações espirituais ou éticas. O evento se passa ao som de cornetas e “torcidas”, como as de futebol. O clima é quase carnavalesco. O Juramento de Hipócrates é lido por um graduando e repetido mecanicamente pelos demais, sem que se preste muita atenção aos compromissos que estão sendo assumidos. O ambiente é festivo, e seria bom se não misturasse a festa com um compromisso ético com a comunidade. Algumas instituições têm tido a ótima ideia de separar a festa, realizando a cerimônia ética, que inclui o juramento, em horário e local diferentes.

Orações

Uma oração é um compromisso interior, feito em forma de prece. É de Maimônides a linda e profunda Oração, produzida na Idade Média, mas ainda de impressionante atualidade. Moses Ben Maicon (Maimônides) viveu entre 1135 e 1204. Era médico, poeta e humanista. A *Oração de Maimônides* é o modelo de compromisso pessoal do médico (Quadro 2). É fundamental repeti-la periodicamente. De cada médico o que se espera é que tenha, ao longo da vida, o comportamento e as ações envolvidos nessa Oração, justificando plenamente o fato de seu autor, que exerceu a profissão na Idade Média, continuar vivo no coração dos verdadeiros médicos.

QUADRO 2 Oração do médico (Maimônides)

Ó Deus, Tu formaste o corpo do homem com infinita bondade; Tu reuniste nele inumeráveis forças que trabalham incessantemente como tantos instrumentos, de modo a preservar em sua integridade esta linda casa que contém sua alma imortal, e estas forças agem com toda a ordem, concordância e harmonia imagináveis. Porém se a fraqueza ou paixão violenta perturba essa harmonia, estas forças agem uma contra as outras e o corpo retorna ao pó de onde veio. Tu enviaste ao homem Teus mensageiros, as doenças que anunciam a aproximação do perigo, e ordenas que ele se prepare para superá-las

A Eterna Providência designou-me para cuidar da vida e da saúde de Tuas criaturas. Que o amor à minha arte aja em mim o tempo todo, que nunca a avareza, a mesquinhez, nem a sede pela glória ou por uma grande reputação estejam em minha mente; pois, inimigos da verdade e da filantropia, eles poderiam facilmente enganar-me e fazer-me esquecer meu elevado objetivo de fazer o bem a teus filhos

Concede-me força de coração e de mente, para que ambos possam estar prontos a servir os ricos e os pobres, os bons e os perversos, amigos e inimigos, e que eu jamais enxergue num paciente algo além de um irmão que sofre. Se médicos mais instruídos que eu desejarem me aconselhar, inspira-me com confiança e obediência para reconhecê-los, pois notável é o estudo da ciência. A ninguém é dado ver por si mesmo tudo aquilo que os outros veem

Que eu seja moderado em tudo, exceto no conhecimento desta ciência; quanto a isso, que eu seja insaciável; concede-me a força e a oportunidade de sempre corrigir o que já adquiri, sempre para ampliar seu domínio; pois o conhecimento é ilimitado e o espírito do homem também pode se ampliar infinitamente, todos os dias, para enriquecer-se com novas aquisições. Hoje ele pode descobrir seus erros de ontem, e amanhã pode obter nova luz sobre aquilo que pensa hoje sobre si mesmo

Deus, Tu me designaste para cuidar da vida e da morte de Tua criatura; aqui estou, pronto para minha vocação

Fonte: Moses Ben Maimon, 1135-1204.

Códigos profissionais

Historicamente, o Código de Hammurabi, promulgado no século XVIII a.C., é o primeiro documento a ser considerado como um Código profissional. Cunhado em rocha negra, tratava-se de um Código geral para a sociedade, dedicando, em seu capítulo XIII, destinado a médicos, veterinários, arquitetos e bateleiros, artigos relativos ao exercício profissional. As penalidades eram rigorosas. O art. 218, por exemplo, define que, "Se um médico trata alguém de uma grave ferida com a lanceta de bronze e o mata ou lhe abre uma incisão com a lanceta de bronze e o olho fica perdido, se lhe deverão cortar as mãos".

No Brasil, o primeiro Código foi lançado em Salvador, na Bahia, em 1867 e nada mais era que a simples tradução para a língua portuguesa do Código de Ética da Associação Médica Americana. Em 1929, foi lançado o Código de Moral Médica, o primeiro realmente brasileiro. Várias modificações foram feitas em 1931, 1945, 1953, 1965, 1984 e 1988. Em 2009, foi promulgado o Código de Ética Médica Revisado, que ainda está em vigor.

O Código de Ética Médica atual é constituído por 25 princípios fundamentais do exercício da medicina, 10 normas diceológicas (direitos), 118 normas deontológicas (deveres) e 5 disposições gerais. Ele reforça a importância da autonomia e da relação médico-paciente e apresenta novos artigos relacionados com dilemas bioéticos, avanços tecnológicos, atividades docentes, de pesquisa e administrativas[15]. Sua íntegra pode ser vista nos sites www.cfm.org.br e http://www.portalmedico.org.br/novoportal/index5.asp.

Viajando pelo Código de Ética Médica[1,11]

Cada médico deve periodicamente fazer uma viagem pelo Código de Ética Médica. Isso lhe permitirá recordar que a medicina deve ser exercida a serviço da saúde do ser humano e da coletividade, sem qualquer tipo de discriminação, sendo o alvo de toda atenção à saúde daquele ser. Para atingir esse fim, emprega o melhor de sua capacidade profissional, agindo com absoluto zelo, aprimorando continuamente seus conhecimentos e usando o melhor do progresso científico em benefício do paciente. Deve ainda manter sigilo quanto às informações confidenciais de que tiver conhecimento no desempenho de suas funções. Seu trabalho não pode ser explorado por terceiros com objetivo de lucro, finalidade política ou religiosa, não podendo a medicina, em qualquer circunstância, ou sob qualquer forma ou pretexto, ser exercida como comércio[1].

Compromissos do médico com a saúde da comunidade e com o meio ambiente

Cada profissional da saúde deve empenhar-se para melhorar as condições de saúde e os padrões dos serviços médicos, assumindo sua parcela cidadã de responsabilidade em relação à saúde pública, à educação sanitária e à legislação referente à saúde, mesmo que não trabalhe diretamente e profissionalmente no sistema público de saúde. Não pode deixar de esclarecer para o paciente as determinantes sociais, ambientais ou profissionais de sua doença. Quando em função de direção, tem o dever de assegurar as condições mínimas para o desempenho ético-profissional da medicina.

Também dever do médico preocupar-se com o trabalho das pessoas na comunidade, buscando a melhor adequação do trabalho ao ser humano e a eliminação ou controle dos riscos inerentes ao trabalho. Deve denunciar às autoridades competentes quaisquer formas de poluição ou deterioração do meio ambiente, prejudiciais à saúde e à vida. Além disso, não pode o médico deixar de esclarecer o trabalhador sobre condições de trabalho que ponham em risco sua saúde, devendo também comunicar o fato aos responsáveis pelo trabalho, às autoridades e ao Conselho Regional de Medicina de seu Estado.

Responsabilidade profissional

O médico deve se preparar continuamente para ter perícia em seus atos e não ser imprudente executando atos indevidos e deixando de executar ações necessária para o tratamento do paciente, sendo, assim, negligente. Não pode delegar a outros profissionais atos ou atribuições exclusivos da profissão médica, devendo assumir a responsabilidade pelo procedimento médico que indicou ou participou, mesmo que outros médicos tenham concomitantemente assistido o paciente. Dessa responsabilidade o médico não pode se isentar, mesmo que o procedimento realizado tenha sido solicitado ou consentido pelo paciente ou por seu representante legal. Por outro lado, não pode assumir a responsabilidade por ato médico que não praticou ou do qual não tenha efetivamente participado nem se acumpliciar com os que exercem a medicina ilegalmente ou com profissionais ou instituições médicas que pratiquem atos ilícitos.

É antiético emitir receitas ou atestados de forma secreta, codificada ou ilegível, assim como assinar em branco folhas de receituários, laudos médicos, atestados ou quaisquer outros documentos médicos. O médico não pode deixar de cumprir a legislação do país, mormente aquela ligada às atividades médicas, não podendo deixar de colaborar com as autoridades sanitárias ou infringir a legislação pertinente. Não pode o médico praticar atos médicos desnecessários ou proibidos pela legislação ou deixar de cumprir as leis específicas nos casos de transplantes de órgãos ou tecidos, esterilização, fecundação artificial e abortamento.

Publicidade e pesquisa médica

Nunca é demais enfatizar que a atividade médica não pode ter conotações comerciais. Não se divulga um médico como um cantor ou artista de televisão; não se divulga um novo procedimento como uma nova cerveja ou um novo automóvel. A divulgação médica tem normas bastante claras, impedindo que a participação de médicos deixe de ter caráter exclusivo de esclarecimento e educação da coletividade para assumir conotação sensacionalista, promocional ou de conteúdo inverídico, que o médico faça consultas, diagnósticos ou prescrições, por intermédio de qualquer veículo de comunicação em massa, que participe de anúncios de empresas comerciais de qualquer natureza, valendo-se da profissão.

Na mesma linha, não pode o médico divulgar, fora do meio científico, processo de tratamento ou descoberta cujo valor ainda não esteja expressamente reconhecido por órgão competente, anunciar títulos científicos que não possa comprovar ou especialidade para a qual não esteja qualificado, apresentar como originais quaisquer ideias, descobertas e ilustrações que na realidade não o sejam e falsear dados estatísticos ou deturpar sua interpretação científica.

Alguns dos médicos denunciados por práticas relativas à divulgação tentam justificar seus atos alegando que estão realizando uma pesquisa médica. É bom que saibam que pesquisa médica requer protocolo aprovado pelas instituições reguladoras e fiscalizadoras da pesquisa no país (CEP e Conep), e, no caso de aprovação, é obrigatório o consentimento assinado pelo paciente após amplo esclarecimento quanto à natureza e as consequências da pesquisa. Como complemento, vale lembrar que é vedado ao médico usar experimentalmente qualquer tipo de terapêutica ainda não liberada para uso no país sem autorização dos órgãos competentes e sem o consentimento do paciente ou de seu responsável legal, devidamente informados da situação e das possíveis consequências.

Sabidamente, a medicina é uma profissão de meios, com o compromisso do máximo de zelo e o melhor da capacidade profissional de cada médico. No entanto, não é infrequente a promessa de resultados brilhantes, sem referência aos riscos e possíveis complicações do procedimento propagado. Nessas situações, quando aparecem resultados diferentes dos prometidos fica difícil para o médico que fez as promessas justificá-los, sobrevindo daí as denúncias. Com relação a esse fato, infelizmente cada vez mais frequente, vale a pena lembrar o desserviço que prestam à profissão os que agem assim, já que na esfera judiciária tais promessas levam alguns juízes a entender a medicina como profissão de resultados e não de meios. Por outro lado, quando as complicações aparecem, cabe ao médico provar que agiu com zelo e que é qualificado e atualizado para realizar o procedimento que executou.

Médicos, enfermeiros, fisioterapeutas, nutricionistas, psicólogos, enfim todos os que trabalham com crianças e neonatos devem buscar um trabalho ético, dentro das normas definidas em seus conselhos profissionais. Os Códigos de Ética são amplos, e a análise de cada um deles foge ao escopo deste capítulo[1,11].

ÉTICA E NOVOS PROCEDIMENTOS

Novos procedimentos, inclusive os medicamentosos, podem significar importantes evoluções ou podem não representar avanços relevantes e, ao contrário, carregar riscos e complicações inaceitáveis. Como pressuposto inicial, vale a pena deixar claro que não se pode desqualificar *a priori* os novos procedimentos ou argumentar que a discussão em torno de sua aplicação imediata significa oposição à "evolução científica". A medicina deve ser exercida tendo como objetivo o paciente. Nenhuma outra razão pode embasar uma pesquisa envolvendo seres humanos. Isso é válido para qualquer novo procedimento, seja uma técnica operatória, uma técnica laboratorial, o desenvolvimento de novos medicamentos e tantos outros procedimentos[1].

Termo de consentimento informado e esclarecido/assentimento[11,12]

O consentimento esclarecido representa um importante avanço de reforço no respeito à autonomia da pessoa e na relação do médico com seu paciente. Visto sob esse aspecto, não há o que discutir. A polêmica aparece quando se analisa a forma de obter e de registrar. Um consentimento obtido burocraticamente, com assinatura e testemunhas, torna-se mera figura cartorial, perde seu sentido maior e pode ser visto com desconfiança, piorando, ao invés de melhorar, a relação médico-paciente. Diferente disso é o consentimento (ou mesmo a recusa) que emerge de uma ampla e respeitosa análise entre as duas partes.

O assunto é complexo, principalmente nos tempos atuais, quando são denunciados "erros médicos" que, grande parte das vezes, não são erros ou não são médicos. Daí o perigoso aparecimento da assim chamada "medicina defensiva". Parece importante ter um documento em que o paciente informa ter sido esclarecido sobre os riscos do procedimento ao qual será submetido. Trata-se de visão apenas parcialmente verdadeira. O grande defensor do médico diante de um resultado inesperado (que não significa obrigatoriamente um erro) não é o documento, mas o próprio paciente e seus familiares. Ou seja, a grande defesa é a boa relação médico-paciente. Essa boa relação obviamente implica amplas conversas entre o operador e o operando, nas quais serão discutidos os diferentes tipos de riscos, que podem ir desde um simples hematoma na ferida operatória até uma sepse grave. É muito difícil relacionar todos os possíveis eventos inesperados em um documento, e, mesmo que se consiga, a lista será tão grande que assustará o paciente, trazendo-lhe uma insegurança que não é boa companheira em um procedimento operatório. Por outro lado, o aparecimento de um evento inesperado não colocado na lista poderá ser objeto de demanda, dentro do espírito burocrático que cercou o esclarecimento, gerando um documento cartorial. É com base nesse argumento que muitos profissionais têm trabalhado com um documento simplificado, documental ou apenas registrado no prontuário, no qual fica claro que o paciente está ciente do procedimento a ser realizado e prevenido quanto à existência de riscos, sem detalhes que busquem relacionar todos eles.

Vale dizer que o consentimento não pode ser emitido por menores. Nesse caso o documento é o assentimento, que sempre deve ser acompanhado do consentimento fornecido pelo responsável. Outro aspecto a ser levantado é que um consentimento esclarecido, mesmo que assinado e com testemunhas, não representa um argumento a justificar qualquer tipo de imperícia, imprudência ou negligência. O aparecimento de uma complicação, mesmo que citada como possível no documento de esclarecimento, será analisado com os dados existentes e, se houver culpa e nexo causal, a existência do documento servirá apenas para que não se alegue desconhecimento da possibilidade daquele resultado adverso, mas não justificará a culpa.

Vale também diferenciar o consentimento do termo de consentimento. O primeiro não é necessariamente documental, podendo ser apenas verbal, quando é aconselhável seu registro no prontuário. Já o termo de consentimento é obrigatoriamente documental, sendo obrigatório seu uso em situações como as pesquisas envolvendo seres humanos, as amputações de membros, a esterilização e outras condições específicas.

COMO COMUNICAR MÁS NOTÍCIAS

Não é fácil comunicar ao paciente ou a sua família notícias ligadas a um prognóstico "fechado". Da mesma forma que não sabe lidar com a perspectiva da morte, o médico não sabe lidar com a comunicação ligada a ela. Contar ou não contar? Mentir ou não mentir? Verdade, mentira ou omissão? São perguntas de difícil resposta.

As orientações de Hipócrates a seus discípulos se faziam no sentido de esconder a verdade. Isso perdurou por muito tempo. Nos fins do século XIX, o Código de Ética dos EUA era claro: "É, portanto, um dever sagrado... evitar todas as coisas que têm tendência a desencorajar o paciente e a deprimir seu espírito". Um século depois o mesmo Código preconizava: "O médico deve lidar honestamente com o paciente e seus colegas. O paciente tem direito de saber seu estado clínico, passado e presente, e de ficar livre de quaisquer crenças errôneas relativas à sua condição".

Geralmente, as más notícias não são transmitidas, pelo menos não em toda a sua extensão, com os objetivos de poupar o paciente de mais uma dor, de tirar-lhe os restos de esperanças e por acreditar que a revelação do prognóstico poderá afetar negativamente a evolução da doença e a colaboração do paciente com o tratamento. Outros motivos podem estar presentes, como entender que a comunicação implicaria admissão de fracasso terapêutico por parte do médico ou temer o tipo de reação emocional do paciente e/ou familiares. Em alguns casos acaba interferindo na não revelação a possibilidade de envolvimentos com os órgãos de ética e da justiça[11-13].

A comunicação de más notícias tem artigos bem claros e orientadores no Código de Ética Médica[14], sendo os mais importantes o art. 34, que veda ao *médico* "deixar de informar ao paciente o diagnóstico, o prognóstico, os riscos e os objetivos do tratamento, salvo quando a comunicação direta possa lhe provocar dano, devendo, nesse caso, fazer a comunicação a seu representante legal", e o art. 35, que veda ao médico "Exagerar a gravidade do diagnóstico ou do prognóstico, complicar a terapêutica ou exceder-se no número de visitas, consultas ou quaisquer outros procedimentos médicos".

CUIDADOS PALIATIVOS[15]

Já não cabe mais a afirmação de que não há nada a fazer pelo paciente. Sempre se pode ajudá-lo de alguma maneira, seja combatendo a dor ou buscando para ele o apoio espiritual. Quanto aos conceitos ligados aos cuidados paliativos, a Organização Mundial da Saúde (OMS) faz a seguinte definição:

> Cuidado paliativo é a abordagem que promove qualidade de vida de pacientes e seus familiares diante de doenças que ameaçam a continuidade da vida, por meio da prevenção e alívio do sofrimento. Requer a identificação precoce, avaliação e tratamento impecável da dor e outros problemas de natureza física, psicossocial e espiritual (OMS, 2002).

As características fundamentais que regem os cuidados paliativos estão apresentadas no Quadro 3.

QUADRO 3 Princípios dos cuidados paliativos

- Promove o alívio da dor e de outros sintomas estressantes
- Reafirma a vida e vê a morte como processo natural
- Não pretende antecipar nem postergar a morte
- Integra aspectos psicossociais e espirituais ao cuidado
- Oferece um sistema de suporte que auxilia o paciente a viver tão ativamente quanto possível, até sua morte
- Oferece um sistema de suporte que auxilia a família e entes queridos a sentirem-se amparados durante todo o processo da doença
- Deve ser iniciado o mais precocemente possível, junto a outras medidas de prolongamento da vida, como a quimioterapia e a radioterapia, e inclui todas as investigações necessárias para maior compreensão e manejo dos sintomas

Os cuidados paliativos são atividades multiprofissionais e demandam equipes treinadas e envolvidas com pacientes especiais. Na dependência da possibilidade do hospital, a equipe contará com médicos, enfermeiros, fisioterapeutas, terapeutas ocupacionais, fonoaudiólogos, assistentes sociais, psicólogos, farmacêuticos, nutricionistas, dentistas e assistentes espirituais, devendo oferecer diferentes tipos de cuidados (Quadro 4)[1,15].

QUADRO 4 Tipos de cuidados paliativos

- Psicológicos e espirituais
- Higiene e conforto
- Nutrição e hidratação
- Tratamento da dor
- Tratamento de feridas
- Controle de sintomas respiratórios
- Controle de sintomas digestivos
- Diagnóstico e tratamento das emergências
- Condutas na fadiga e anorexia/caquexia
- Conduta nos últimos dias de vida

É falsa a ideia de que o apoio por cuidados paliativos só pode ser feito em unidades de terapia intensiva. Na dependência dos tipos de cuidados a serem oferecidos e havendo condições estruturais e humanas, os pacientes podem ser atendidos em diferentes locais. Hospitais, *hospices*, ambulatórios e até o domicílio são locais que eventualmente podem ser utilizados.

> O termo "paciente terminal" tem sido usado cada vez menos em função da dificuldade em definir bem o que seja. Hoje, a tendência é falar em "pacientes fora de possibilidades de cura". Muitos desses pacientes caminham para um final de vida, essa, sim, uma fase terminal. Ainda nessa fase o paciente deve ser cuidado.

O grande nome da história dos cuidados paliativos é Cicely Saunders, enfermeira e assistente social do St. Lukes Hospital de Londres, que dedicou a vida ao estudo da dor e dos cuidados aos doentes sem prognóstico[1]. Ela formulou em palavras emocionadas e emocionantes uma mensagem que define bem a filosofia do cuidar e o espírito dos cuidados paliativos:

> Ao cuidar de você no momento final da vida,
> quero que você sinta que me importo pelo fato de você ser você,
> que me importo até o último momento de sua vida, e
> faremos tudo que estiver ao nosso alcance,
> não somente para ajudá-lo a morrer em paz,
> mas também para você viver até o dia de sua morte.

REFLEXÕES SOBRE A MORTE E O MORRER/UM POUCO DE TANATOLOGIA[1,11,13]

Eutanásia, distanásia e ortotanásia

Na cultura ocidental, há grande resistência em aceitar e até mesmo refletir sobre a morte. É óbvio que alguns princípios de tanatologia (estudo da morte) deveriam ser discutidos nos cursos médicos. Infelizmente, não são. A morte precisa ser encarada como fase da vida, como bem coloca o poeta e humanista hindu Rabindranat Tagore (1861-1941) em seu poema "Pássaros errantes":

> A morte pertence à vida,
> como pertence o nascimento.
> O caminhar tanto está em levantar o pé
> como em pousá-lo no chão

A resistência em aceitar o morrer apresenta a agravante de que, até mesmo inconscientemente, cada morte acaba sendo sentida como uma derrota na luta pela vida e pela saúde. No entanto, como diz um velho adágio: "A única coisa que, com certeza, se pode prever para futuro é a morte".

Essa resistência em aceitar a morte natural acaba levando o médico a adotar medidas fúteis de manutenção da vida, que nada trazem de positivo para o paciente, para seus familiares e para a comunidade. A insistência em aceitar a morte natural, mantendo a vida por cuidados inúteis, em luta perdida contra o fechamento do ciclo natural da vida, constitui a distanásia e, sob alguns aspectos, representa um desejo inconsciente de deificação de cada um.

No outro extremo, vem a ideia de uma "boa morte", sem sofrimento, a eutanásia. Nesse caso, por ação ou omissão deliberada, mesmo que bem-intencionada e piedosa, no sentido de apressar a morte tem sido objeto de amplas discussões e questionamentos. Eutanásia, em tese geral, e distanásia, são os dois lados da mesma moeda, mas tratados de forma diametralmente oposta. Enquanto a distanásia encontra apoio e estímulo, a eutanásia é considerada crime pela Constituição e vedada pelo Código de Ética Médica. O padre Léo Pessini, notável estudioso brasileiro sobre o assunto, nota "um silêncio bibliográfico em relação à distanásia e muita literatura sobre eutanásia" e considera um equívoco nomear qualquer interrupção de tratamento como sendo eutanásia.

Diferente desses dois extremos é a ortotanásia, que é o deixar morrer naturalmente, sem intervenções agressivas e inúteis, mas cercando o paciente de cuidados especiais que lhe permitam ter uma morte digna e sem sofrimento.

Infelizmente, existe confusão em alguns setores com relação à ortotanásia, confundindo-a com a eutanásia em seu sentido criminal e considerando atitude passível de processo a restrição de recursos artificiais, por mais inúteis que sejam. Pressionado por esse ponto de vista, o médico acaba por insistir em medidas fúteis, mesmo que elas não tragam benefícios para o paciente e seus familiares.

Mistanásia

Em *Morte e vida Severina,* João Cabral de Melo Neto consegue, por meio de versos, definir a morte intolerável, a morte que não se pode aceitar, seja ela pela violência do trânsito, do crime ou da guerra, seja por fome ou outros problemas socioeconômicos que acabam por constituir o que Márcio Fabri dos Anjos denominou mistanásia[10].

A mistanásia nos versos de João Cabral de Melo Neto:

E somos Severinos,
iguais em tudo na vida.
Morremos de morte igual, da mesma morte Severina,
que é a morte de que se morre
de velhice antes dos trinta, de emboscada antes dos vinte,
de fome um pouco por dia.

A cada 3,6 segundos morre uma pessoa de fome em nosso planeta. São 24 mil por dia, na maioria crianças desnutridas. Existem 820 milhões de famintos no mundo, apesar de se produzir uma quantidade de alimento que daria para suprir todas as necessidades. Jacques Diouf, diretor da Food and Agriculture Organization of the United Nations (FAO), declarou que o combate à fome no mundo foi um fracasso coletivo.

Não, esse tipo de morte, evitável, certamente não se pode aceitar. Cada cidadão, profissional da saúde ou não, deve levantar a voz, manifestar sua indignação e fazer o que lhe for possível para que tais mortes não ocorram.

REFERÊNCIAS BIBLIOGRÁFICAS

1. Jorge-Filho I. Bioética: fundamentos e reflexões. Rio de Janeiro: Atheneu; 2017.
2. Hoste WS. Revista Bioethicos – Centro Universitário São Camilo. 2009;3(1):41-51.
3. Segre M. A questão da ética e a saúde humana. São Paulo: Atheneu; 2006.
4. Jorge Filho I. O que é a bioética? A quem interessa? In: Jorge Filho I. Bioética: fundamentos e reflexões. Rio de Janeiro: Atheneu; 2017. Cap.1. p.3-6.
5. Pessini L. As origens da bioética: do credo bioético de Potter ao império bioético de Fritz Jahr. Revista Bioethikós. 2013;21(1):9-19.
6. Potter VR. Bioethics: a bridge to the future. Englewood Cliffs, NJ: Prentice-Hall; 1971.
7. Pereira Filho A. Dos princípios aos referenciais: reflexões. In: Jorge Filho I. Bioética: fundamentos e reflexões. Rio de Janeiro: Atheneu; 2017. Cap.2. p.7-14.
8. Umeda E. Reflexões sobre a vulnerabilidade em pediatria. In: Jorge Filho I. Bioética: fundamentos e reflexões. Rio de Janeiro: Atheneu; 2017. Cap.3. p.15-22.
9. Sanches MA. Bioética nos cuidados neonatais. In: Sanches MA, Gubert IC (org.). Bioética e vulnerabilidades. Curitiba: UFPR; 2012. p.143-61.
10. Anjos MF. A vulnerabilidade como parceira da autonomia. Revista Brasileira de Bioética. 2006;2(2):173-86.
11. Jorge Filho I. Bioética e cirurgia. In: Jorge-Filho I. Cirurgia geral: pré e pós-operatório. 2.ed. São Paulo-Rio de Janeiro-Belo Horizonte: Atheneu; 2012. Cap.88. p.879-86.
12. Jorge Filho I. O consentimento esclarecido em cirurgia. Rev Col Bras Cir. 2010;37(6).
13. Oliveira RA, Jorge Filho I. A bioética na cirurgia. Bioética clínica: como praticá-la? Rev Col Bras Cir. 2010;37(3). Available: http://www.scielo.br/rcbc.
14. Código de Ética Médica: Código de Processo Ético-Profissional, Conselhos de Medicina, Direitos dos Pacientes. São Paulo: Conselho Regional de Medicina do Estado de São Paulo; 2009.
15. Jorge Filho I. Cuidados paliativos. In: Jorge-Filho I. Cirurgia geral: pré e pós-operatório. 2.ed. São Paulo-Rio de Janeiro-Belo Horizonte: Atheneu; 2012. Cap.87. p.887-92.

9 Gestão de pacientes crônicos

José Colleti Junior
Maria Esther Jurfest Rivero Ceccon
Mágila de Matos Martins Pereira
Lúcia Cândida Soares de Paula
Patrícia Zamberlan

INTRODUÇÃO

A proporção de crianças com doenças crônicas e/ou incapacidade está aumentando: chega a 50% em alguns hospitais pediátricos. As consequências e necessidades específicas que serão trazidas por essa progressão ainda não foram adequadamente estimadas[1].

Políticas de atenção primária generalizadas, aliadas ao advento de instalações de cuidados terciários, promoveram uma impressionante redução da mortalidade pediátrica nos últimos 50 anos em todo o mundo. O melhor atendimento prestado aos sobreviventes levou a aumento significativo no número de pacientes pediátricos com necessidades médicas especiais. A Pesquisa Nacional de Crianças com Necessidades Especiais de Saúde de 2009-2010 estimou que 15,1% das crianças nos EUA (11,2 milhões de crianças) têm algum tipo de dependência médica e que 23% das famílias com crianças incluem pelo menos uma com necessidade especial de saúde[1]. É importante ressaltar que pacientes pediátricos com necessidades médicas especiais apresentam grande variação em termos de complexidade médica, limitações funcionais e necessidades de recursos.

Dentro do espectro de necessidades médicas especiais, o subgrupo de crianças com condições crônicas complexas (CCC) foi identificado com base na gravidade e cronicidade de suas condições clínicas e na intensa demanda por recursos de saúde. As CCC são definidas como

> ... qualquer condição médica que possa razoavelmente durar pelo menos 12 meses (a menos que a morte intervenha) e envolver vários sistemas orgânicos diferentes ou um sistema orgânico com gravidade suficiente para exigir cuidados pediátricos especializados e provavelmente algum período de hospitalização em um centro de atendimento terciário[2].

Entre 1997 e 2006, as internações pediátricas relacionadas aos pacientes com CCC aumentaram de 8,9 para 10,1% nos EUA. Essas internações representaram 25% dos dias de hospital pediátrico e 40,6% das despesas hospitalares pediátricas, foram responsáveis por 42% das mortes e demandaram 73-92% das diferentes formas de procedimentos de assistência tecnológica. Além disso, usando dados administrativos hospitalares, Wijlaars et al. mostraram que 77% das crianças que necessitam de quatro ou mais internações de emergência no Reino Unido tinham CCC (Figura 1)[3].

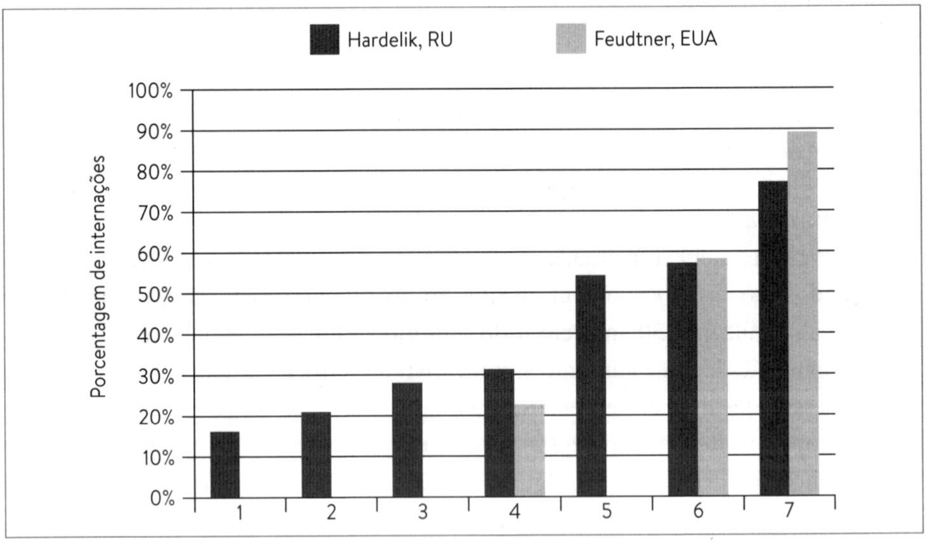

FIGURA 1 Proporção de crianças internadas em hospitais com condições crônicas (documentos usados no Reino Unido e nos EUA): (1) crianças com internações de emergência por lesões relacionadas a acidentes; (2) crianças com internações de emergência por lesões relacionadas a adversidades (uso de drogas/álcool, automutilação ou violência); (3) todas as crianças hospitalizadas; (4) crianças com uma primeira internação de emergência; (5) crianças com infecção sanguínea confirmada em laboratório; (6) crianças que morreram; (7) crianças com 4 ou mais internações de emergência em 1 ano.
Fonte: Wijlaars et al, 2016[3].

Apesar dos escassos dados sobre sua epidemiologia, é claro que os pacientes pediátricos com CCC também são uma população significativa em países em desenvolvimento. No Brasil, estima-se que 240 mil crianças com CCC sejam internadas anualmente em hospitais[4]. Estudo de Moura et al. relata uma taxa de incidência de internações para crianças e adolescentes com CCC de 331 por 100 mil habitantes[5].

CUSTOS

Há uma escassez de estudos no Brasil sobre custos de pacientes pediátricos com CCC. Pinto et al. reportaram que "o custo da assistência médica dos pacientes com CCC foi elevado quando comparado com os pacientes não crônicos e, proporcionalmente, aumentou em relação à duração da internação hospitalar como esperado"[4]. As doenças respiratórias e metabólicas são as CCC que geraram os maiores custos. A fibrose cística, uma doença progressiva que afeta muitos sistemas, representa o maior grupo de doenças metabólicas, o que poderia explicar a maior proporção dos custos, como já observado em outros países. Pacientes com fibrose cística e outras condições complexas, incluindo aqueles com dependência tecnológica, sobrevivem mais do que no passado e têm necessidades especiais de cuidados de saúde que exigem significativos recursos financeiros, hospitalares e comunitários.

RECURSOS TECNOLÓGICOS

Com o aumento da sobrevida dos pacientes pediátricos com CCC, diversos recursos tecnológicos foram desenvolvidos especificamente ou aproveitados para esses pacientes. Assim, têm-se ventiladores mecânicos caseiros cada vez mais modernos e eficazes, assim como concentradores de ar mais acessíveis em termos de custo.

As camas e colchões sofreram importante salto tecnológico, resultando em produtos que evitam escaras e melhoram a circulação local.

Os materiais também evoluíram sobremaneira. Hoje existem cânulas de traqueostomia e sondas de gastrostomia que reduziram drasticamente as lesões, infecções e outras complicações associadas ao seu uso.

Obviamente que os custos acompanharam esse desenvolvimento tecnológico, embora tenham facilitado a desospitalização.

RECURSOS HUMANOS

Com a política de desospitalização dos pacientes com CCC, uma nova geração de profissionais voltados aos cuidados desses pacientes vem sendo formada e se especializando. Além de médicos com formação específica para cuidados de pacientes com CCC, a equipe multidisciplinar é composta de pessoal de enfermagem, fisioterapia, terapia ocupacional, fonoaudiologia, fisiatria, odontologia etc.

Uma gama de profissões ligadas à assistência à saúde precisou se capacitar para o atendimento nas necessidades específicas desses pacientes.

NOVOS MODELOS DE COORDENAÇÃO E ASSISTÊNCIA: EQUIPE DE CUIDADOS COMPLEXOS

As evidências sobre a utilização da assistência médica emergem rapidamente, como resultado da melhoria da qualidade, padronização e longevidade dos dados administrativos da assistência médica[3].

Os principais hospitais têm desenvolvido novos modelos para atender às necessidades clínicas e sociais exclusivas dos pacientes[6]. Esses modelos diferem entre si em termos de escopo clínico e tamanho da população atendida, alguns projetados para gerenciar grandes populações de pacientes contando com uma ampla definição clínica da complexidade médica, outros focados nos usuários mais onerosos. Determinados programas excluem pacientes apoiados por outros programas de gerenciamento de cuidados interdisciplinares, por exemplo, transplante e câncer. Alguns incluem irmãos de pacientes com necessidades médicas complexas como forma de fornecer apoio adicional às famílias. Apesar das diferenças, esses programas compartilham o objetivo comum de melhorar o suporte às equipes de atendimento, pacientes e famílias no planejamento e fornecimento de cuidados, comunicação e gerenciamento de transição entre os provedores, configurações e acesso a serviços comunitários.

A maioria desses programas conta com uma equipe de cuidados complexos dedicada, que inclui médicos, enfermeiros, gerentes de casos, assistentes sociais e trabalhadores não licenciados que desempenham um papel ativo em aspectos não clínicos da coordenação do atendimento, incluindo contato com os recursos da comunidade, agendamento de consultas e transporte. Alguns programas incluem profissionais de saúde mental, farmacêuticos, nutricionistas e especialistas em cuidados paliativos. Uma diferença importante entre os programas é o relacionamento entre a equipe de cuidados complexos e o médico de cuidados primários ou o domicílio médico dos pacientes.

Os objetivos do cuidado à criança com CCC são:

- Compreender as necessidades de saúde da criança.
- Organizar as informações de saúde relevantes para cada caso.
- Criar planos de cuidados.

- Promover o protagonismo da família no cuidado.
- Garantir acesso seguro às diversas estações de cuidado ou níveis de atenção.
- Antecipar soluções para os problemas de saúde.
- Responder rápida e eficazmente às mudanças da condição de saúde do paciente.
- Garantir transições de cuidado seguras, eficientes e precoces[7].

DESOSPITALIZAÇÃO

Um dos movimentos mais importantes ocasionados pelo aumento dos pacientes pediátricos com CCC é a política de desospitalização. A criação de políticas públicas e da assistência complementar, além de empresas de cuidados intermediários, vem contribuindo para a desospitalização de pacientes que outrora eram moradores de unidades de terapia intensiva (UTI) pediátricas ou de unidades semi-intensivas.

Tanto do ponto de vista econômico como do assistencial, a desospitalização agrega benefícios para o paciente, os familiares e o sistema de saúde. Portanto, políticas públicas e de saúde complementar voltadas para a desospitalização desses pacientes contribuem sobremaneira para os fluxos de saúde. Apesar do progresso nos últimos anos, ainda estamos muito aquém das reais possibilidades de desospitalização desses pacientes, principalmente no setor público. A Portaria n. 3.654 do Ministério da Saúde, de 17 de dezembro de 2019, habilita equipes multiprofissionais de atenção domiciliar (EMAD) e equipes multiprofissionais de apoio (EMAP) e estabelece recursos do bloco de custeio das ações e serviços públicos de saúde – grupo de atenção de média e alta complexidade ambulatorial e hospitalar, a ser incorporado ao limite financeiro de média e alta complexidade (MAC) dos Estados e Municípios. Espera-se uma melhoria na assistência aos pacientes com CCC dependentes do Sistema Único de Saúde (SUS).

Os critérios utilizados para a alta hospitalar de crianças com CCC não são exclusivamente clínicos, mas também econômicos (para garantia de equipamentos), além da necessidade de garantir que a família seja treinada adequadamente. Isso não quer dizer que os critérios clínicos não sejam importantes.

É mais difícil dar alta para crianças internadas em terapia intensiva, já que nesse espaço elas estão em internação contínua, monitoradas 24 horas por dia por profissionais de saúde. O desejável é que, dentro do percurso hospitalar, à medida que o critério clínico permitir, a criança vá passando por unidades que exijam menos monitorização, por exemplo, mesmo que dependa de recursos tecnológicos, quando apresenta estabilidade clínica, que possa ser encaminhada a uma unidade intermediária. Da unidade intermediária a criança pode seguir para uma enfermaria de pediatria. À medida que o paciente vai sofrendo menos intervenções de profissionais de saúde, passa a se submeter a mais intervenções da família ou de seu cuidador.

A família se apropria durante esse percurso, ainda no hospital, dos cuidados que a criança vai ter, mesmo após a alta. Por exemplo, no caso de uma criança dependente de respirador ou em uso de traqueostomia, enquanto ainda no hospital, sua família deve se apropriar dos cuidados com aspiração, fazer as medicações, limpar e dar banho no paciente etc. É importante que se treine mais de um cuidador ou mais de um membro da família a fim de evitar sobrecarga em uma única pessoa.

A alta hospitalar também depende do que a equipe que acompanha a criança no domicílio tem capacidade de oferecer. Além de a criança apresentar estabilidade clínica, só se pode pensar em alta hospitalar quando se garante que o cuidado necessário para a criança poderá ser ofertado no domicílio. Algumas vezes a equipe de profissionais responsáveis pelo atendimento domiciliar precisa ser treinada junto com a família, embora atualmente seja mais fácil encontrar equipes bem treinadas.

A condição social acompanha a condição clínica da criança. É preciso avaliar o local onde a família mora, quantas pessoas dividem a casa, se o local é preparado para receber a criança com suas especificidades e necessidade de equipamentos, se é possível pensar em mais cuidadores, qual a situação de trabalho de cada um dos membros e sua disponibilidade de tempo, que tipo de suporte a comunidade pode oferecer nesse caso, como garantir insumos e equipamentos, quais os benefícios sociais garantidos para esse paciente etc. Todas essas questões clínicas e sociais devem ser levantadas durante a internação da criança a fim de que se elabore um projeto terapêutico[7].

CONCLUSÃO

Observa-se ao longo das últimas décadas uma mudança no perfil pediátrico hospitalar. Ocorre uma transição para a chamada "nova pediatria", que apresenta novos desafios para os profissionais de saúde. À medida que a prevalência de CCC aumenta globalmente, é importante planejar a utilização de recursos de saúde e o custo, bem como entender os obstáculos, a fim de gerenciar de forma eficiente o sistema de saúde para as crianças e adolescentes com CCC.

GESTÃO DE PACIENTES CRÔNICOS EM TERAPIA INTENSIVA NEONATAL

As UTI apresentam vários níveis de complexidade, e nelas são internados, principalmente os recém-nascidos (RN) de termo com problemas ao nascimento e os prematuros que necessitam de cuidados 24 horas por dia. Trata-se de um sistema ecológico que sofre modificações de acordo com o uso de antimicrobianos, rotinas e condutas dos profissionais.

Os RN doentes ou prematuros, principalmente aqueles com peso < 1.500 g, têm maior vulnerabilidade a infecções. A assistência a um paciente que necessita de uma UTI neonatal na maioria das vezes significa que se trata de um RN grave, que pelo menos necessita de terapia com oxigênio e/ou mesmo de intubação endotraqueal, aumento da utilização de oxigênio, o que ocasiona um custo elevado para o hospital.

Com o tempo, as equipes que atendem esses RN precisaram se especializar no atendimento, e mesmo as unidades neonatais foram classificadas em nível I, nível II e nível III, segundo a gravidade dos RN que ali se internam. O atendimento inadequado aos RN causa elevada taxa de permanência, aumento da taxa de crianças que apresentam infecção hospitalar com utilização de antibióticos de amplo espectro e mesmo de antifúngicos, muitas vezes causados pela inadequação entre a equipe e os pacientes, o que leva a um prognóstico ruim dos RN, muitos ficando com sequelas e prejuízo no desenvolvimento neuropsicomotor.

Houve redução da mortalidade infantil de 0-5 anos nos últimos 5 anos sendo a mais acentuada acima de 29 dias de vida, causada por melhora dos atendimentos dos centros de saúde, e dos cuidados à saúde em geral. As causas de mortalidade também têm mudado, pois, devido aos avanços dos conhecimentos fisiopatológicos das doenças e à tecnologia cada vez mais moderna, atualmente sobrevivem prematuros extremos (Figura 2).

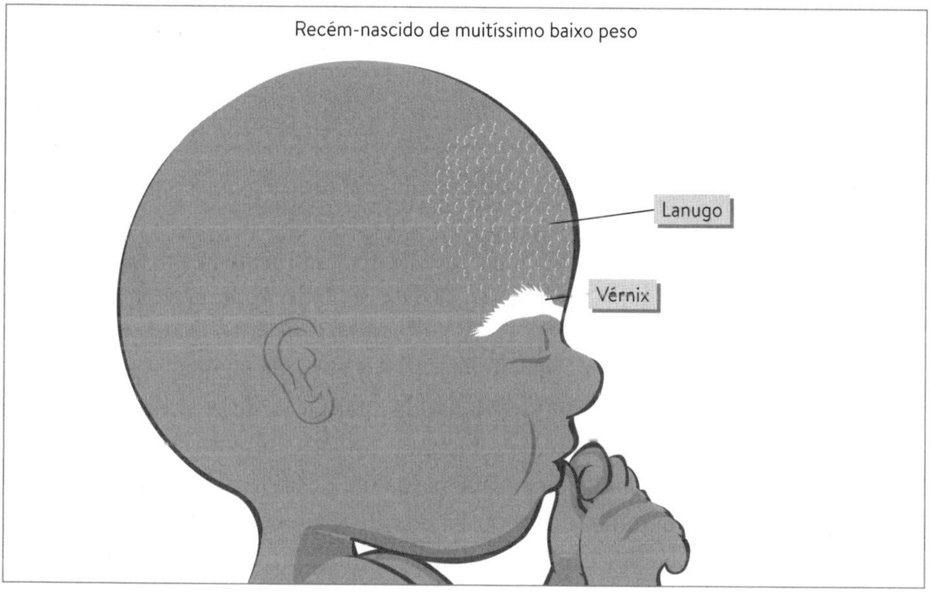

FIGURA 2 Recém-nascido prematuro extremo.

Esses RN e os nascidos com alguns tipos de malformações, como gastrosquise, que evoluem com intestino curto, e síndromes genéticas (ficamos com uma criança internada na UTI de nível terciário por 2 anos), são aqueles que permanecem cronicamente na UTI e demandam uma gestão difícil, pois a maioria apresenta dificuldade na desospitalização. O ambiente se torna tenso e ocorre o hospitalismo dos pais, que se apropriam da unidade.

Muitas crianças são colonizadas por bactérias/fungos e apresentam infecções de repetição. Dessa forma, a existência de uma equipe de desospitalização é de suma importância para a gestão desses pacientes.

A maioria dos pacientes não tem nenhum plano de saúde privado, dependendo do SUS. Nesse ponto, a assistente social e a psicóloga são profissionais essenciais para melhorar o desfecho das crianças com uma desospitalização efetiva – quando esta ocorre, é gratificante.

CONSIDERAÇÕES SOBRE A EQUIPE MULTIPROFISSIONAL EM FACE DA GESTÃO DE PACIENTES CRÔNICOS NAS UTI

Enfermeiro

A complexidade do trabalho do enfermeiro ao gerir uma UTI com pacientes em condições crônicas complexas contempla inúmeras questões, dentre elas a perspectiva familiar perante a nova realidade vivenciada, o cenário social da criança, as situações diversificadas e incertas, como a possibilidade da morte infantil, tão presente, e a importância do acolhimento familiar. Esse cenário exige preparo intenso dos profissionais e a necessidade de meios técnicos e psicológicos a fim de favorecer a condução dessa multiplicidade. Somente com mediante uma abordagem alicerçada, arrojada e abrangente do contexto família *versus* criança será possível a prestação do cuidado.

O cotidiano do enfermeiro no universo da terapia intensiva também engloba outros fatores que dificultam o gerenciamento da unidade. Pode-se citar o problema de dimensionamento de pessoal, que quase sempre é uma adversidade presente no dia a dia da UTI, confrontos de relacionamento por parte da família, especificamente da figura materna, que, após múltiplos dias de internação, desenvolve preferências assistenciais e se torna extremamente solicitante, impaciente, autoritária com os envolvidos no processo de cuidados e principalmente decisiva nas condutas a serem tomadas, o que dificulta muito o desenrolar das atividades corriqueiras.

A família é surpreendida com a hospitalização infantil, que abala emocionalmente seus integrantes e, consequentemente, torna-os incapazes de manter a dinâmica familiar. A maneira como a família conduz a hospitalização dependerá muito de suas particularidades, crenças, cultura, fatores socioeconômicos, experiências de doenças anteriores e da interpretação da nova vivência. Tudo isso proporcionará mecanismos adjutórios a fim de traçar estratégias de restabelecimento do funcionamento normal de suas vidas, evitando que se dificulte ainda mais o enfrentamento da situação.

Com toda a apreensão e as modificações presentes, a família tem o nervosismo, o choro e a inapetência como formas de alívio e escape para seus sentimentos. Por sua vez, a enfermagem, sendo a equipe de convívio integral, sente e se desgasta diante dos abalos exalados do âmbito familiar.

Quanto aos profissionais de saúde envolvidos na assistência desses pacientes, é de suma importância uma atenção particular, uma vez que a pratica diária assistencial, por si só, é considerada árdua, desgastante e demanda concentração, responsabilidade e tranquilidade para ser efetivada.

Um bom planejamento de carga de trabalho de enfermagem, associado ao treinamento da equipe e ao compartilhamento dos problemas durante as visitas multidisciplinares são essenciais para o sucesso na condução dos pacientes e suas famílias.

Fisioterapeuta

O aumento no número de pacientes em condições crônicas complexas requer um processo de cuidado contínuo que nem sempre leva à cura. Isso se traduz em um percurso longo, permeado por dificuldades, despertando um conjunto de sentimentos representados pela angústia e incerteza da equipe e dos familiares.

> A atuação e a interação de diferentes núcleos profissionais diminuem a probabilidade de resultados desejados e aumentam a segurança do paciente. A qualidade da assistência do paciente depende de uma equipe multiprofissional treinada e atualizada para diminuir os principais fatores de risco e os erros iatrogênicos nos cuidados dos pacientes pediátricos.

O fisioterapeuta é parte integrante da equipe multidisciplinar e exerce papel relevante e necessário na prevenção e tratamento das complicações respiratórias e na assistência aos pacientes em ventilação mecânica. Outro fator importante são os benefícios da mobilização precoce, que incluem a redução do tempo de permanência hospitalar, bem como a melhoria da força muscular e do estado funcional. Recente estudo de revisão sugere que os cuidados do desenvolvimento motor no ambiente de UTI neonatal podem ter um efeito significativo no desenvolvimento mental e motor de bebês prematuros, especialmente no primeiro ano de vida. Todos os profissionais de saúde e familiares devem compreender que o desenvolvimento motor é um processo que depende da associação de vários fatores e que a estimulação adequada é essencial para um bom prognóstico.

É importante que o fisioterapeuta estabeleça uma boa comunicação com a família, esclarecendo suas dúvidas, orientando-a e preparando-a para identificar as ações que podem ser adotadas futuramente em casa. Esse trabalho deve ser realizado durante a internação hospitalar e faz parte do preparo da alta. Só é possível planejar a alta quando se percebe que o cuidador está completamente apto para assumir o cuidado da criança. Cada vez mais as transições do paciente do hospital para casa são reconhecidas como oportunidades importantes para promover a segurança do paciente e prestar um atendimento de alta qualidade.

Nutricionista

No contexto da multidisciplinaridade na terapia nutricional (TN), o Ministério da Saúde e a Agência Nacional de Vigilância Sanitária (Anvisa) regulamentam a formação de uma equipe constituída por um profissional de cada área, habilitado e com treinamento específico para a prática dessa terapia; entre esses profissionais está o nutricionista.

O nutricionista é o profissional que estuda a ciência da nutrição humana. Na área hospitalar, sua atuação é muito diversificada, compreendendo atividades de planejamento, produção e distribuição de refeição, principalmente na assistência direta a pacientes em internação ou ambulatório, além do ensino e pesquisa.

Na UTI neonatal, o nutricionista deve coordenar as ações da TN, que seguramente podem fazer a diferença, reduzindo as taxas de morbimortalidade. Nessas unidades, de modo geral, o tempo de internação é prolongado e a nutrição, considerada de alta complexidade, uma vez que a TN deve suprir as necessidades de RN prematuros, asfixiados, portadores de afecções cirúrgicas e infecções congênitas ou adquiridas.

A avaliação nutricional antropométrica consiste na aferição de algumas medidas corporais do RN, como peso, comprimento, perímetro cefálico e perímetro torácico, visando avaliar o crescimento e o desenvolvimento durante a internação, bem como a monitorização da TN instituída. De posse desses dados, o nutricionista elabora o diagnóstico nutricional para que a conduta nutricional mais adequada seja instituída. Todos os dados são registrados em prontuário para o conhecimento da condição nutricional do paciente pelos demais profissionais, além de serem compartilhados a todo tempo com a família, especialmente mães e pais, para que conheçam não somente a evolução clínica da doença propriamente dita como também a evolução nutricional.

Por sua vez, o objetivo da TN é alcançar uma oferta nutricional adequada, tanto do ponto de vista quantitativo como do qualitativo, dada a enorme influência da nutrição nos desfechos clínicos, especialmente em longo prazo.

A assistência nutricional busca minimizar as intercorrências inerentes à nutrição e à condição clínica, que geram muita ansiedade nos familiares, como intolerância alimentar com dificuldade de progressão da dieta, necessidade de jejum prolongado, hiperglicemia, risco de desenvolver enterocolite necrosante e impossibilidade de mamar ao seio de imediato.

Após o diagnóstico nutricional, com base nas discussões com a equipe e na prescrição médica da dieta, o nutricionista realiza a prescrição dietética, que também deve ser registrada no prontuário do paciente e compartilhada com os pais. Da prescrição deve constar o tipo de dieta, a consistência, a quantidade (volume em casos de mamadeira), o fracionamento, a avia e forma de administração, nos casos de dieta por sondas ou estomias.

Outro aspecto importante a ser ressaltado na atuação do nutricionista na UTI neonatal são as orientações relacionadas ao aleitamento materno, imprescindíveis para a manutenção da oferta do leite durante o prolongado tempo de internação (desde a extração do colostro, no início, até a amamentação em livre demanda na alta hospitalar, se for o caso). É indispensável o papel do nutricionista ao coordenar o trabalho da extração, armazenamento e dispensação do leite materno, assegurando a biossegurança do paciente.

Assistente social e psicólogo

Estas profissionais são chamadas de "anjos" nas UTI, uma vez que são as que mais lidam com os problemas das crianças com internação crônica, tanto na internação quanto na alta. Durante a internação, devem participar da visita multidisciplinar e interagir com os pais e demais profissionais, além de ficar atentas a qualquer tipo de problema para o qual possam contribuir.

REFERÊNCIAS BIBLIOGRÁFICAS

1. Piva J, Fontela P. Children with complex chronic conditions: a multifaceted contemporary medical challenge not restricted to PICUs. Pediatr Crit Care. 2020;21(3):298-9.
2. Feinstein JA, Russell S, DeWitt PE, Feudtner C, Dai D, Bennett TD. Package for pediatric complex chronic condition classification. JAMA Pediatr. 2018;172(6):596.
3. Wijlaars LPMM, Gilbert R, Hardelid P. Chronic conditions in children and young people: learning from administrative data. Arch Dis Child. 2016;101(10):881-5.
4. Pinto M, Gomes R, Tanabe RF, Costa ACC da, Moreira MCN. Análise de custo da assistência de crianças e adolescentes com condições crônicas complexas. Ciênc Saúde Coletiva. 2019;24(11):4043-52.

5. Moura EC de, Moreira MCN, Menezes LA, Ferreira IA, Gomes R, Moura EC de, et al. Complex chronic conditions in children and adolescents: hospitalizations in Brazil, 2013. Ciênc Amp Saúde Coletiva. 2017;22(8):2727-34.
6. Karpook J, Werner M. Five keys to success: advancing care models for children with complex medical needs. White Paper. 2016. Available: https://www.chartis.com/resources/files/Advancing-Care-Models-for-Children-with-Complex-Medical-Needs-Final-indd-002.pdf.
7. Principais questões sobre cuidado às crianças com condições crônicas complexas de saúde. Available: https://portaldeboaspraticas.iff.fiocruz.br/atencao-crianca/principais-questoes-sobre-cuidado-as-criancas-com-condicoes-cronicas-complexas-de-saude/ (acesso 1 ago 2020).

10 Implantação de programa de cuidados paliativos pediátricos em hospital de alta complexidade: desafios e conquistas

Denise Lopes Madureira
Daniel Garros

"Como eu, esperavam; não a morte, que nós, seres incautos, fechamos-lhe sempre os olhos na esperança pálida de que, se não a virmos, ela não nos verá."

José Luis Peixoto[1]

INTRODUÇÃO

A amplitude de conhecimentos e avanços técnico-científicos vista nas últimas décadas acarretou uma transformação nas características dos pacientes internados nas unidades de terapia intensiva (UTI) e enfermarias pediátricas. Atualmente, uma grande quantidade de pacientes sobrevive a injúrias ocorridas no período neonatal, como prematuridade extrema, síndromes, malformações e lesões extensas do sistema nervoso central. Esse panorama de mudanças mobilizou grandes avanços em todas as áreas ligadas aos cuidados da saúde. Muitas das conquistas, no entanto, não são suficientes para promover a qualidade de vida na mesma proporção que são capazes de garantir seu prolongamento[2-4].

A filosofia da abordagem de cuidados paliativos (CP) propõe um diálogo entre as propostas de tratamento e os objetivos do paciente ou daqueles que por ele respondem em face de toda e qualquer doença capaz de ameaçar a continuidade da vida. Os principais objetivos da abordagem paliativista são o controle ou remoção da dor e o conforto emocional, social e espiritual, proporcionando melhor qualidade de vida. Essa abordagem pode, portanto, ser indicada em qualquer estágio, em associação com as propostas de natureza curativas, e em qualquer idade[2-4].

De acordo com a Organização Mundial da Saúde (OMS) (2002), a oferta de cuidados paliativos focados na pessoa, não na doença, planejada de forma conjunta desde o diagnóstico, surge como alternativa para melhorar a qualidade de vida dos pacientes e sua capacidade de lidar com a situação de maneira eficaz.

> Quando a prática da atenção paliativa voltada às necessidades do cuidado com o paciente é oferecida desde o diagnóstico de uma doença grave ou limitante, pode-se investir para melhorar sua qualidade de vida e sua capacidade de lidar com a situação de modo mais adaptativo.

O objetivo deste capítulo é trazer à tona os desafios enfrentados no estabelecimento de um modelo e uma equipe de cuidados paliativos pediátricos (CPP) dentro de um hospital pediátrico de alta complexidade na cidade de São Paulo em que a esmagadora maioria dos pacientes graves encontra-se internada na UTI, mas se aplica a outros centros similares. Paralelamente, alguns princípios básicos de CPP são discutidos.

CUIDADOS PALIATIVOS NA UTI PEDIÁTRICA

O principal objetivo da medicina intensiva é utilizar recursos terapêuticos de suporte avançado de vida em pacientes com doenças com alto potencial de letalidade. Felizmente, acima de 90% dos pacientes críticos pediátricos vêm a sobreviver, porém para cerca de 2,5-10% o desfecho não é o mesmo: grande parte desses pacientes morrem após uma decisão conjunta entre a família e a equipe clínica de interrupção ou retirada de suporte terapêutico[5]. Além disso, a frequência de doenças crônicas e debilitantes, que podem encurtar a vida do paciente pediátrico, vem aumentado, isto é, muitos sobrevivem mas ficam dependentes do uso de tecnologia (traqueostomia, tubos de nutrição gástrica, marca-passo, dispositivos de suporte ventricular etc.). Esse cenário leva a uma mudança na orientação médica, com a introdução idealmente de princípios de cuidados paliativos paralelamente aos cuidados restauradores da saúde. Em outros casos, nos quais se esgotam os recursos terapêuticos, o paciente passa por uma transição, da ênfase da meta de cura para a ênfase no conforto de forma holística e integral[5,6].

Entre as dificuldades inerentes a esse processo de transição, está a impossibilidade da medicina e prever o futuro e de oferecer um prognóstico preciso e confiável sobre o tempo que resta até a chegada da morte. No caso de esta ser inevitável, a maioria dos pacientes e familiares optará por pagar um preço alto para continuar a luta. E os profissionais de saúde do mesmo modo sofrerão se optarem por um caminho de obstinação terapêutica[6].

Todos vivemos diante de imensa barreira sociocultural que dificulta a discussão sobre o tema da finitude e da morte, especialmente em pediatria. Nos casos em que há risco de morte iminente, as equipes de saúde enfrentam enormes barreiras emocionais que dificultam as conversas abertas sobre prognósticos. Com muita frequência, os profissionais adotam posturas mais otimistas como estratégia para evitar assuntos complexos, usando como justificativa o argumento da falta de preparo dos pacientes e familiares e a falta de coragem dos profissionais de lhes "tirar a esperança", o que conduz a um processo de morte lenta e até mesmo desumana que se cognomina distanásia[3,7].

Porém, refletir sobre a morte permite que questionemos uma sociedade que coloca o foco na eficiência, eficácia e efetividade de todos os processos. Refletir sobre a morte nos tempos e contextos atuais também permite que questionemos uma sociedade em que as pessoas morrem sós, abandonadas, muitas vezes rodeadas apenas de tubos e máquinas. Questiona uma sociedade que despe os indivíduos de sua identidade e os transforma em algo (um número, uma doença, um "caso")[7].

PREVALÊNCIA E INCIDÊNCIA

Como em muitos centros terciários pediátricos, a grande demanda de pacientes que chega para a equipe de CPP do nosso hospital provém do departamento de neurologia pediátrica (32,6%). Essa particularidade está em acordo com o levantamento da estatística de países como EUA e Canadá. Um estudo retrospectivo canadense que avaliou 7 programas de cuidados paliativos pediátricos e um *hospice* (instituição dedicada ao cuidado de pacientes terminais) infantil demonstrou que a maioria das crianças incluídas nesses programas tinha como diagnóstico primário alterações neurológicas (39,1%), seguida por tumores malignos (22,1%). Um estudo em 6 hospitais pediátricos norte-americanos e canadenses com 515 crianças revelou que a condição clínica predominante era má-formação genética/congênita (40,8%), seguida de doenças neuromusculares (39,2%), câncer (19,8%), doenças respiratórias (12,8%) e gastrointestinais (10,7%)[4].

Nossa segunda maior demanda de pacientes provém da cardiologia pediátrica. Ressalta-se que nosso hospital é referência para correções cirúrgicas de alta complexidade e conta inclusive com ECMO (oxigenação por membrana extracorpórea).

Dentro dessa demanda específica, contamos com uma característica de crianças que, em sua grande maioria, permanece por longos períodos de acompanhamento. Estamos sempre atentos aos períodos de piora do quadro que provocam novas internações e possíveis agravamentos da condição primária. O paciente portador de cardiopatia é, por natureza, um paciente crônico complexo, com doença que pode diminuir sua expectativa de vida e que demanda frequentes visitas ao hospital, condições que o classificam como candidato para a aplicação de princípios de cuidados paliativos.

PRIMÓRDIOS DA IMPLEMENTAÇÃO DOS CUIDADOS PALIATIVOS PEDIÁTRICOS

Os primórdios da implementação do CPP no Hospital Infantil Sabará aconteceram em meados de 2015 e foram trazidos à tona pela equipe de enfermagem da instituição. Liderados pelas equipes de fisiatria e de intensivistas do hospital, os primeiros encontros tinham uma hora de duração e frequência quinzenal. Os profissionais de enfermagem, fisioterapia, fonoaudiologia e psicologia passaram a participar das reuniões. Nesses encontros eram abordadas questões referentes à criação de protocolos institucionais das diretrizes norteadoras de CPP, bem como se discutiam os planos de cuidados dos pacientes incluídos no programa.

Vale ressaltar que no grupo que se constituiu havia três profissionais com formação em Cuidados Paliativos (fisiatra, fonoaudióloga e a fisioterapeuta) e uma psicóloga que estava fazendo sua formação, o que pode ser considerado um número expressivo ao compararmos com dados apontados pela grande maioria das equipes atuantes em outros serviços.

Em meio às atribulações da rotina diária, lembrando que os profissionais que assumiram os cuidados paliativos mantiveram as demais funções dentro de suas áreas de atuação, as reuniões foram se espaçando até que se extinguiram por completo.

Com base na análise de Friedrichsdorf e Bruera[2], em sua descrição dos estágios vivenciados durante a fase de implementação de programas de CPP, a equipe parecia estar experimentando, naquele momento, o fenômeno descrito pelo autor como "palilalia", por meio do qual, apesar do reconhecimento expresso sobre a importância e a prioridade destacadas ao programa, na verdade não há alocação expressiva de pessoal, espaço e recursos financeiros. A julgar pelo discurso dos profissionais da instituição, existia grande eloquência sobre a utilidade dos CPP, mas na realidade acabariam por se referir apenas à minoria de seus pacientes – geralmente aqueles que enfrentavam terríveis problemas psicossociais, médicos e/ou de saúde mental. Com essa atitude, um programa de CPP tornou-se, simplesmente, financeira e administrativamente inviável.

Em 2017, nossa equipe voltou a ser desafiada para a retomada das reuniões interdisciplinares na intituição, desta vez com uma provocação ainda maior do que a anterior, uma vez que o grau de complexidade dos pacientes internados estava em franco crescimento. Com um novo formato tanto na liderança do grupo como na seleção dos membros da equipe e na proposta de atuação, o grupo tomou novo fôlego. Os encontros da equipe passaram a ocorrer com regularidade e se estabeleceu uma nova rotina de trabalho.

Nesse momento de maior presença e participação da equipe, surgiram novos e grandes desafios. Com base nessa retrospectiva, podemos hoje perceber que o que possivelmente acontecia naquele momento poderia ser atribuído ao fenômeno conhecido como "palifobia"[2]. O fenômeno é explicado como um reconhecimento da existência do problema acompanhado do "medo" das consequências e possíveis soluções implicadas na situação-problema. Todos sabemos do sentimento de medo que surge perante o novo e desconhecido e da diversidade de reações que esse sentimento pode provocar. Existe uma grande chance de sentimentos negativos serem desenvolvidos em uma equipe de CPP. Médicos, enfermeiros e outros profissionais de saúde podem sentir que sua competência profissional está sendo questionada ou mesmo ameaçada pela presença dessa equipe. De fato, eles poderiam ter medo de encaminhar pacientes ao serviço de CPP devido a preocupações críticas no controle de sintomas, comunicação ou estratégias gerais de tratamento mantido por muitos anos. Os gestores dos hospitais poderiam ter medo de serem vistos como pessoas sem compaixão e sem visão aos cuidados holísticos, entre todas as prioridades concorrentes em um cenário instável de cuidados de saúde pediátricos e em meio a escassos recursos financeiros[2].

O PODER DA PALAVRA: EQUIPE DE CPP OU EQUIPE DE SUPORTE E CPP

Parece haver consenso no tocante ao temor que a palavra "paliativo" provoca ao ser ouvida. Em medicina, "paliativo" é sinônimo de algo que melhora ou alivia momentaneamente, não sendo capaz de curar ou resolver a questão. A origem latina de "paliativo", que significa cobrir, amparar e abrigar, é ignorada pela maior parte das pessoas, e a visão de morte iminente é o que impera[8].

Ao se falar em cuidados paliativos, surge a imediata associação com a terminalidade, tanto para os familiares como para as equipes médicas. Os cuidados terminais e cuidados de fim de vida são apenas uma parte integrante do trabalho do CPP, porém esse trabalho não se esgota aí. Os cuidados paliativos, em sua mais moderna definição, como referido anteriormente, engloba também aquele grupo de pacientes com doenças crônicas e complexas (que podem abreviar a vida), mas ainda com possibilidade de cura e que necessitam de medidas para melhora da qualidade de vida em sua trajetória[3].

A mudança do nome do grupo fez diferença, como já foi demonstrado em outros centros (Toronto, no Canadá; Texas, nos EUA)[9]. A comunicação entre a equipe de CPP e as demais equipes do hospital e entre os familiares dos pacientes se tornou muito mais tranquila e a aceitação, mais abrangente quando passamos a nos denominar Equipe de Suporte e Cuidados Paliativos. Parece que a escuta da palavra "suporte" antes dos "cuidados paliativos" provoca a fixação da primeira e, na grande maioria das famílias, traz associação com a ideia de apoio, vindo ao encontro daquilo de que elas mais precisam em um momento de tamanha dor e angústia.

Acredita-se que essa aceitação também tenha sido fruto do amadurecimento e fortalecimento da equipe. De acordo com Friedrichsdorf e Bruera[2], os CPP conseguem ser realmente reconhecidos quando passa a ocorrer o encaminhamento ativo dos pacientes pelos demais profissionais da instituição, bem como quando os próprios profissionais passam a incentivar os colegas no encaminhamento. E esse encaminhamento se torna mais precoce, não somente quando a criança está à beira da morte.

DIFERENTES MODELOS

O modelo estabelecido no Hospital Sabará segue o conceito de uma equipe específica de CPP, de funcionamento multidisciplinar. Existem na literatura mundial três modelos gerais ou básicos de CPP, que podem ser estabelecidos de acordo com os recursos de pessoal e financeiro das instituições:

- Modelo primário.
- Modelo secundário.
- Modelo terciário.

Modelo de cuidado paliativo primário

Neste modelo, as competências essenciais em cuidados paliativos assumem que qualquer generalista (pediatra) ou subespecialista (oncologista, intensivista pediátrico ou neonatal) tem em seu treinamento o suficiente conhecimento e o arsenal disponível para aplicar princípios básicos de cuidados paliativos e lidar com a maioria das situações usuais de cuidados de final de vida, por exemplo, para coordenar reuniões de decisão sobre terminalidade. Assim como os especialistas em UTI precisam saber muito sobre cardiologia, neurologia, pneumologia e diversas outras áreas de especialidade, também precisam se sentir confortáveis com o manejo dos sintomas e a tomada de decisão sobre pacientes com necessidades complexas e pacientes que se encaminham para fases de final de vida.

Modelo de cuidado paliativo secundário

Dentro de qualquer equipe de UTI haverá profissionais com interesse especial em determinada área de cuidados intensivos, como um médico cuja pesquisa se concentra em ressuscitação, ventilação mecânica ou sepses. Esse profissional com maior conhecimento na área de cuidado paliativo pode representar um apoio importante para os colegas quando surgirem questões clínicas ou dilemas importantes sobre situações de obstinação terapêutica, decisões sobre retirada de suporte ou não, preparo das famílias para resoluções difíceis etc. O profissional em questão pode ser também da enfermagem, como existem aqueles(as) que são fonte de conhecimento em terapia de substituição renal, cuidados com a pele ou com uma boa base em bioética, por exemplo. Esse membro da equipe pode ter uma especialização formal (porém sem titulação) ou informal (participa de conferências específicas, leituras etc.). Enfim, um autodidata em CP que pode ser uma referência para os colegas.

Modelo de cuidados paliativos terciários

Os CP terciários ou consultivos referem-se ao conjunto de habilidades fornecido por uma equipe subespecializada com treinamento reconhecido que geralmente consulta os pacientes em todo o hospital. Esse tipo é o que mais se aproxima do serviço estabelecido no Hospital Sabará, que descrevemos neste capítulo. Esses profissionais passam uma parte significativa do tempo, ou às vezes todo o seu tempo, gerenciando sintomas, apoio psicossocial e ajuda na determinação de metas terapêuticas para pacientes com doenças complexas que podem ou não estar perto do fim da vida. Têm habilidades de resolução de conflitos e preparo para lidar com situações complexas. Muitos desses consultores acompanharão os pacientes em toda a sua trajetória, desde a UTI, na enfermaria e até no lar se necessário. Eles geralmente têm familiaridade com instituições ou casas para pacientes terminais (*hospice*), que podem estar disponíveis para os pacientes, e, quando apropriado, do ponto de vista clínico e regulatório, usar esses serviços. Os médicos da equipe de consultoria buscam sua elegibilidade junto ao conselho na especialidade ou obtêm certificação avançada na área[10].

No modelo consultivo ou terciário, o hospital usa seus recursos para contratar especialistas adicionais e talvez até mesmo cria um departamento de CPP independente. Essa equipe externa é trazida para áreas como oncologia, UTI etc. a fim de auxiliar no cuidado de pacientes que são identificados como tendo necessidades de CP. O paciente, sua família ou os profissionais de saúde devem primeiro identificar a necessidade de CP e, em seguida, solicitar uma consulta e acompanhamento com essa equipe externa, como se faz em qualquer subespecialidade.

Forma mista, integrativa

Uma forma especial mista entre o CP do tipo primário e o consultivo é o modelo integrado de CP. Nele, os cuidados envolvendo princípios de CP são centrados na família e no paciente, e são uma parte padrão do tratamento automaticamente disponível, contando com o apoio esporádico de uma equipe de CPP quando esta existe no hospital. A equipe da UTI, por exemplo, é treinada em cuidados críticos holísticos, e as tarefas do CPP são incorporadas aos protocolos da unidade. Como parte das operações diárias normais, os membros da equipe iniciam simultaneamente o CP e os cuidados críticos, avaliam as necessidades dos pacientes regularmente e elaboram planos para atender a essas necessidades à medida que surgem. É a melhor alternativa, a nosso ver, para países em desenvolvimento. Esse modelo integra o "estar presente" com o "fazer", capacita a equipe a desenvolver uma sintonia para identificar os problemas das crianças e de seus pais e aborda desafios no próprio ambiente da saúde que lhes é familiar, o que lhes permite lidar com incertezas clínicas, morais e éticas. Os participantes são profissionais de diversas especialidades, que recebem treino informal ou formal em CP, mas exercem suas profissões básicas primariamente e não são remunerados como paliativistas[11].

SELEÇÃO DE PACIENTES PARA ENTRADA NOS CUIDADOS PALIATIVOS PEDIÁTRICOS

A fim de facilitar a eleição dos pacientes para a equipe de CPP, o Quadro 1 traz um modelo de documento que deve ser incluído no prontuário eletrônico da instituição.

QUADRO 1 Motivo do acionamento da equipe de cuidados paliativos pediátricos
1. Fase de fim de vida (perspectiva de sobrevida de duas semanas ou menos)
2. Paciente com quadro de disfunção de múltiplos órgãos e sistemas
3. Suporte para a tomada de decisões complexas e de determinação de objetivos de cuidados
4. Condições associadas a alto grau de sofrimento para o paciente, familiares, cuidadores e equipe
5. Suporte para alívio de sintomas como dor, dispneia, náuseas, vômitos, fadiga, entre outros
6. Paciente previamente hígido com doença aguda grave, longa permanência na UTI (período de internação superior a 15 dias) e sem evidência de melhora clínica
7. Paciente após entrada em ECMO (24 horas depois)
8. Paciente com doença crônica complexa com 2 ou mais internações nos últimos 6 meses ou internação maior que 1 mês. Câncer: preferencialmente desde o diagnóstico e necessariamente se em estágio avançado, progressivo ou de mau prognóstico ou se indicação de TMO
9. Cardiopatias congênitas ou adquiridas complexas: se avaliação de mau prognóstico pelo cardiologista, se indicação de cirurgia paliativa ou se ausência de novas propostas curativas
10. Na indicação de transplante de órgãos sólidos ou medula óssea
11. Paciente com doença crônica limitante à vida, principalmente em fase de declínio com perda da funcionalidade (escore Lansky ou FSS), perda de qualidade de vida e internações de repetição (2 ou mais internações nos últimos 6 meses). Por exemplo: pacientes com fibrose cística, anemia falciforme, Aids, imunodeficiências congênitas graves, síndromes genéticas, doenças metabólicas, erros inatos do metabolismo, formas graves de osteogênese *imperfecta*

(continua)

QUADRO 1 Motivo do acionamento da equipe de cuidados paliativos pediátricos (*continuação*)
12. Insuficiência renal crônica em estágios 4 e 5
13. Encefalopatias crônicas não progressivas com 2 ou mais internações nos últimos 6 meses ou internação prolongada superior a 1 mês
14. Pacientes com antecedentes de complicações neonatais (prematuridade extrema, asfixia neonatal, broncodisplasia, síndromes genéticas, entre outros), que nunca tiveram alta hospitalar e que vieram transferidos direto da maternidade, ou que tiveram alta hospitalar e reinternaram em quadro grave

ECMO: oxigenação por membrana extracorpórea; TMO: transplante de medula óssea; UTI: unidade de terapia intensiva. Critérios adaptados pela Dra. Cintia T Cruz (pediatra paliativista do grupo de CPP do Hospital Infantil Sabará).

O documento anexado ao prontuário da instituição fica disponível para todos os membros da equipe de cuidados do hospital e tem a função de permitir uma triagem inicial. Tão logo a equipe de CPP tome conhecimento do preenchimento do documento, tem início o fluxograma apresentado na Figura 1.

O fluxograma prevê que logo após a identificação do paciente por qualquer membro da equipe de cuidadores do hospital, incluindo os residentes, o próximo passo é a discussão do caso com o médico titular. Essa tarefa poderá ser realizada tanto pela equipe de CPP quanto pelo médico intensivista e constitui uma etapa fundamental para que sejam alinhados os objetivos de cuidado de cada equipe. Estes poderão sofrer mudanças a qualquer momento a depender da evolução do quadro do paciente. Trata-se de um tecer bastante delicado e primordial para a condução dos passos futuros.

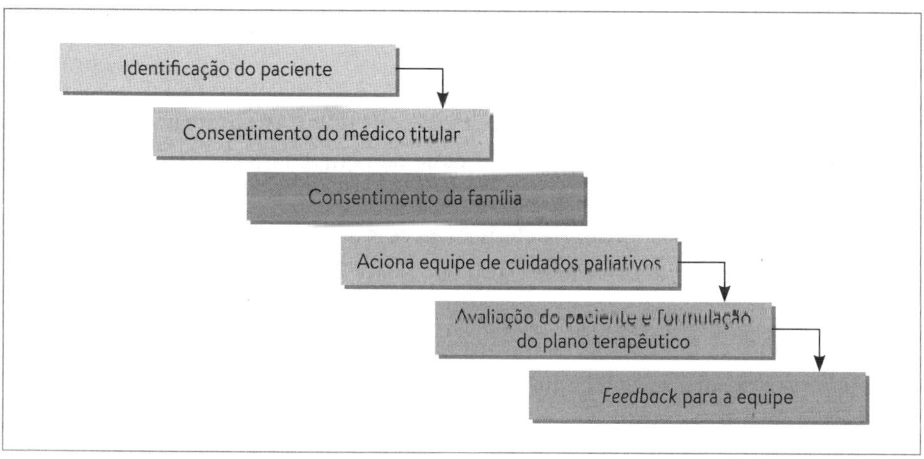

FIGURA 1 Fluxograma descritivo sobre o processo de atendimento ao paciente em cuidado paliativo.

A comunicação posterior com a família dentro do nosso serviço é realizada preferencialmente com o intensivista, que, via de regra, é o elo entre o paciente e familiares com as demais equipes, além de ser aquele que possui o maior conhecimento geral sobre o caso e que mantém um vínculo já estabelecido. Pode-se dizer que se trata de um momento bastante delicado para o intensivista, ao trazer para os familiares a alternativa de uma nova equipe a entrar no caso, a de CPP.

Como destacado por Paes, "Sabe-se que a habilidade de comunicação de notícias nos encontros iniciais desse processo pode produzir duas grandes reações: se adequada, a família e o paciente 'nunca a esquecerão', se inadequada, eles 'nunca a perdoarão'"[7].

A boa comunicação constitui um recurso muito valioso dentro dos preceitos de CP e envolve habilidades de comunicação interpessoal, comunicação verbal e comunicação não verbal[7].

Apesar da existência de muitas ferramentas e protocolos que visam facilitar o processo de comunicação de más notícias, o mais importante a lembrar é que nenhuma das técnicas disponíveis é capaz de contemplar todas as situações. As variáveis incluem desde idade, gênero, contexto socioeconômico-cultural, a natureza e o estágio da doença até aspectos da dinâmica familiar, o que exige do profissional grande flexibilidade na escolha da técnica adequada para cada situação e considerando momentos distintos e mudanças decorrentes do curso da doença.

O próximo passo a ser dado mediante o consentimento do paciente e familiares é a apresentação da equipe de CPP. Dentro da rotina de atendimento, esse momento pode ser realizado por qualquer membro do *core* da equipe composta por médica paliativista, psicóloga e fonoaudióloga, coordenadora da equipe. Cabem nesse contexto as mesmas considerações já mencionadas sobre a prática da boa comunicação:

> Diversos especialistas em CPP recomendam a participação de profissionais de diversas áreas na assistência às crianças com doenças crônicas. Devido a seu conhecimento específico, cada integrante da equipe fará abordagem específica, contribuindo para reduzir o sofrimento da criança e de seus familiares. Mas para que essa abordagem seja efetiva é necessária a comunicação clara entre os membros da equipe e a criança/família[4].

Em outubro de 2010, durante o Congresso Brasileiro de Terapia Intensiva, ocorreu o II Fórum do Grupo de Estudos do Fim da Vida do Cone Sul. Com base nas recomendações pertinentes aos CP a serem prestados aos pacientes criticamente enfermos, etapas dos cuidados foram delineadas, incluindo a necessária revisão constante. bem como a flexibilização inerente ao processo (Quadro 2).

QUADRO 2 **Sugestões de ações a serem adotadas na implantação de cuidados paliativos em ambientes críticos**[12]

Sugestões para ações paliativas integradas
▪ Providenciar o treinamento de habilidades em comunicação
▪ Diferenciar conferências planejadas (informação e verificação do entendimento sobre diagnóstico, prognóstico, tratamento; avaliação de potenciais conflitos/satisfação/confiança) de boletins médicos (informação sobre a evolução clínica diária do paciente)
▪ Verificar e promover a documentação de diretivas antecipadas
▪ Verificar o desejo dos envolvidos quanto à participação nas decisões
▪ Providenciar reuniões multidisciplinares
▪ Agendar reuniões para reavaliação de casos-problema
▪ Desenvolver protocolos para a abordagem de conflitos
▪ Estabelecer protocolos de controle de qualidade e de adesão às ações paliativas
Em todas as fases: privilegiar
▪ A tomada individualizada de decisão
▪ O controle dos sintomas (dor, desconforto, dispneia, boca seca, respiração ruidosa etc.)
Em todas as fases: propiciar apoio psíquico e espiritual
▪ Respeitar a existência ou não de crenças
▪ Permitir cerimônias de despedida (adequadas ao ambiente)
▪ Proporcionar apoio psicológico para: paciente/família/equipe
Fase II: morte esperada em dias, semanas ou meses
Associada a condição fisiopatológica debilitante, com dependência tecnológica e/ou terapêutica crônica
▪ Estimular medidas de comunicação empática
▪ Estimular atitudes de solidariedade
▪ Facilitar a presença dos familiares
▪ Avaliar o melhor local para fornecer os cuidados paliativos
▪ Possibilitar a alta da UTI
▪ Estabelecer as prioridades entre os cuidados paliativos e/ou curativos
▪ Priorizar o conforto do paciente
▪ Evitar intervenções fúteis
▪ Adequar estratégias de sedoanalgesia, suporte ventilatório e nutrição
▪ Readequar as monitorações e os cuidados multiprofissionais
Fase III: morte esperada em horas ou dias
▪ Intensificar medidas de comunicação empática
▪ Intensificar atitudes de solidariedade
▪ Facilitar a presença dos familiares de maneira permanente
▪ Privilegiar o conforto do paciente

(continua)

QUADRO 2 Sugestões de ações a serem adotadas na implantação de cuidados paliativos em ambientes críticos[12] *(continuação)*
Fase III: morte esperada em horas ou dias
▪ Retirar terapia fútil (nutrição, drogas vasoativas, métodos dialíticos etc.)
▪ Adequar estratégias de sedoanalgesia, suporte ventilatório, etc.
▪ Readequar as monitorizações e os cuidados multiprofissionais

(Modelo de fluxograma para a prestação de cuidados paliativos na unidade de terapia intensiva)[12]

ESPIRITUALIDADE E CUIDADOS PALIATIVOS PEDIÁTRICOS

Diante do desafio de cuidar do paciente de maneira integrada e completa, o profissional da saúde deve expandir a compreensão do humano para além de sua dimensão biológica. A dimensão da espiritualidade do paciente e de seus familiares deve fazer parte integrante dos cuidados. Em nossa rotina de trabalho buscamos, assim que ingressamos com a proposta de CP, conhecer a condição espiritual de cada um dos membros familiares implicados nos cuidados do paciente e o devido valor destinado a essa crença.

> Estudos com pacientes internados demonstram que 77% gostariam que seus valores espirituais fossem considerados pelos seus médicos e 48%, que seus médicos rezassem com eles. Contraditoriamente, a maior parte dos pacientes disse que seus médicos jamais abordaram o tema. Parece que o envolvimento religioso positivo e espiritual está associado a uma vida mais longa e saudável e a um sistema imunológico mais eficaz[13].

Ainda que exista uma discrepância entre os cuidados com as questões religiosas e espirituais quando comparados com os cuidados com o corpo, o momento desafiador que as famílias enfrentam diante de uma doença ameaçadora à vida de uma criança traz à luz a crença em uma força superior. Nesse momento de tamanha dor e sofrimento, a equipe precisa desenvolver a arte da aceitação, em primeiro lugar mediante o conhecimento de suas próprias questões sobre o tema da espiritualidade e da finitude da vida a fim de poder respeitar as diferentes crenças e rituais e de não impor seus próprios conceitos e credos. As questões espirituais e religiosas devem estar presentes desde o início e acompanhar de perto as propostas de cuidados desenvolvidas junto ao paciente e seus familiares ao longo do tempo.

Corroborando essa ideia, Kovács argumenta o seguinte:

Os programas de cuidados paliativos abrem nova discussão sobre ética, sobre os cuidados no fim da vida, em meio à diversidade de valores e credos religiosos; questionando uma medicina autoritária e propõem a escuta do paciente e seus familiares. Torna-se prioridade destes programas procurar desenvolver a comunicação entre pacientes, seus familiares e a equipe[14].

O papel do capelão ou conselheiro espiritual do hospital é fundamental nesse momento, e seu desempenho deve ser independente de cor religiosa. Esse profissional deve facilitar os rituais de acordo com as crenças da família.

CONSIDERAÇÕES FINAIS

Em julho de 2010, a revista *The Economist* publicou artigo sobre a qualidade de morte, graduando os cuidados no fim da vida ao redor do mundo. O Brasil ficou posicionado em 38º lugar, enquanto o Reino Unido se destacou na liderança da classificação. Foram avaliados no estudo a importância dos programas de CP na qualidade da morte; a capacitação dos profissionais da saúde no controle de sintomas, incluindo seu preparo para lidar com a morte enquanto não priorização de tratamentos curativos inócuos e o prolongamento da vida a todo custo[15].

Esses dados retratam que o processo de morte em nossa atual sociedade é atravessado com muita dor e sofrimento, com cuidados insuficientes ou mesmo inexistentes. Parece haver um desencontro entre os esforços para prolongar a vida e eliminar sintomas e a promoção de qualidade de vida das pessoas. Os trabalhos pioneiros de Kübler-Ross e Saunders trouxeram luz a questões até então negligenciadas, como a humanização do processo de adoecimento, sofrimento e morte. Com a expansão do movimento de CP, surge a busca pelo não prolongamento desnecessário do processo de morrer e começam a ser criados espaços capazes de favorecer a morte como um processo natural. Os melhores cuidados pressupõem que se deva conhecer o momento do parar. O objetivo final dos CP é a melhora da qualidade de vida do paciente, e também o alcance da morte com dignidade.

CONCLUSÃO

A implementação de um programa de CP dentro de uma UTI pediátrica constitui uma tarefa bastante desafiadora. É preciso acreditar, acima de tudo, no valor da abordagem e na necessidade de que ela seja desenvolvida em consonância com as demais propostas terapêuticas vigentes, desde que voltadas para a melhora da qualidade de vida da criança. O embasamento técnico-científico constitui o alicerce para a formação e o fortalecimento da equipe na criação de sua especificidade no tratamento.

Muitas são as resistências e barreiras a serem ultrapassadas no caminho, mas muitas poderão ser as conquistas ao adquirirmos confiança e conseguirmos conscientizar a equipe de que o papel da equipe de CPP é sempre o de agregar e nunca o de diminuir, quer seja no tocante à participação das equipes ou mesmo nos esforços para garantir a melhor qualidade de vida do paciente e de seus familiares.

REFERÊNCIAS BIBLIOGRÁFICAS

1. Peixoto JL. Morreste-me. Porto Alegre: Dublinense; 2015.
2. Friedrichsdorf S, Bruera E. Delivering pediatric palliative care: from denial, palliphobia, pallilalia to palliactive. Children. 2018:5:120.
3. Rubio AVD, Souza JL. Cuidado paliativo pediátrico e perinatal. São Paulo: Atheneu; 2018.
4. Valadares MTM, Mota JACM, Oliveira BM. Cuidados paliativos em pediatria: uma revisão. Rev Bioét. 2013;21(3)486-93.
5. Lee KJ, Kelly Tieves K, Scanlon MC. Alterations in End-of-Life Support in the Pediatric Intensive Care Unit. Pediatrics. 2010:126(4)e859-e864.
6. Truog RD, Campbell ML, Curtis JR, Haas CE, Luce JM, Rubenfeld GD, et al. Recommendations for end-of-life care in the intensive care unit: a consensus statement by the American College of Critical Care Medicine. Crit Care Med. 2008;36(3).
7. Silva MJP. Comunicação de más notícias. O Mundo da Saúde. 2012;36(1):49-53.
8. Origem da palavra [site]. Available: https://origemdapalavra.com.br/ (acesso 21 ago 2020).
9. Dalal S, Palla S, Hui D, Nguyen L, Chacko R, Zhijun L, et al. Association between a name change from palliative to supportive care and the timing of patient referrals at a comprehensive cancer center. The Oncologist. 2011;16:105-11.
10. Morrison WE, Gauvin F, Johnson E Hwang Jr J. Integrating palliative care into the ICU: from core competency to consultative expertise. Pediatric Critical Care Medicine. 2018;19(8S): S86-S91.
11. Grunauer M, Mikesell C. A review of the integrated model of care: an opportunity to respond to extensive palliative care needs in pediatric intensive care units in under-resourced settings. Frontiers in Pediatrics. 2018;6(3). Available: https://doi.org/10.3389/fped.2018.00003 (acesso 20 ago 2020).
12. Moritz RD, Deicas A, Capalbo M, Forte DN, Kretzer LP, Lago P, et al. II Fórum do Grupo de Estudos do Fim da Vida do Cone Sul: definições, recomendações e ações integradas para cuidados paliativos na unidade de terapia intensiva de adultos e pediátrica. Rev Bras Ter Intensiva. 2011;23(1):24-9.
13. Academia Nacional de Cuidados Paliativos. Manual de cuidados paliativos. Rio de Janeiro: Diagraphic; 2009. p.309-19.
14. Kovács MJ. Comunicação nos programas de cuidados paliativos: uma abordagem multidisciplinar. Mundo Saúde (impr.). 2003 Jan/Mar;27(1):71-80.
15. Kovács MJ. A caminho da morte com dignidade no século XXI. Rev Bioét. 2014;22(1):94-104.
16. World Health Organization. Integrating palliative care and symptom relief into paediatrics: a WHO guide for health care planners, implementers and managers. Geneva: World Health Organization; 2018.

11 Pesquisa clínica em UTI pediátrica e neonatal

Cristian Tedesco Tonial
Pedro Celiny Ramos Garcia
Jefferson Pedro Piva

INTRODUÇÃO

Em momento algum da história experimentou-se avanço tão grande na área da saúde como o obtido nos últimos 150 anos. Foram eliminadas doenças (p. ex., varíola), descobertas outras com seus tratamentos (p. ex., aids), implementadas terapias de substituição (p. ex., transplantes, oxigenação por membrana extracorpórea – ECMO), entre outros avanços que culminaram por reduzir a mortalidade e aumentar substancialmente a expectativa de vida. Esses avanços se devem a um conjunto de fatores relacionados ao desenvolvimento industrial e à melhoria nas condições de vida, grande parcela deles calcada no aumento do conhecimento médico.

A partir da segunda metade do século XX, a medicina mundial incorporou a metodologia científica como base para entender doenças, definir tratamentos e eficácia de intervenções. Deve-se ressaltar que o aprendizado e a incorporação da metodologia científica na área médica foram progressivos, sendo aprimorados ao longo do tempo. Descobriu-se nesse caminho que um descuido na avaliação de segurança de novas drogas pode ter consequências trágicas (p. ex., uso de talidomida no tratamento da hiperêmese gravídica). Identificou-se também a necessidade de respeitar a autonomia de pacientes voluntários de pesquisa, assim como minimizar riscos de populações vulneráveis em pesquisas (p. ex., estudo da década de 1970 que avaliou a rota de transmissão fecal oral na hepatite B envolvendo crianças institucionalizadas com síndrome de Down).

Juntamente com a definição precisa da questão de pesquisa e o desenho apropriado do estudo para respondê-la, consolidou-se a necessidade de respeitar os princípios éticos na condução de pesquisas, com a criação dos comitês locais e nacionais de ética em pesquisa[1]. A partir dessa nova perspectiva de pesquisa houve consequências metodológicas (p. ex., na definição dos desfechos e do número de participantes), éticas (p. ex., minimizar riscos com a exclusão de algumas intervenções) e econômicas (p. ex., aumento nos custos), assim como um natural vício de seleção (e patrocínio) nos objetos de pesquisa (p. ex., privilegiando áreas que teriam melhor retorno financeiro).

Segundo a perspectiva da metodologia científica que norteia a realização da pesquisa atualmente em pediatria, o objetivo deste capítulo é justificar a importância da pesquisa clínica na unidade de terapia intensiva (UTI) pediátrica e neonatal, além de descrever brevemente o processo de implementação de uma equipe de pesquisa e o funcionamento das redes de pesquisa.

IMPORTÂNCIA DA PESQUISA EM UTI PEDIÁTRICA E NEONATAL

Entre os anos de 1975-2004, foram lançadas 1.556 novas drogas, e apenas dez (0,6%) destas tinham como objetivo o tratamento de doenças tropicais, que são muito prevalentes em países pobres. Esse desequilíbrio também é identificado quando se compara o número de estudos envolvendo as populações infantil/adolescente e adulta[2]. Há mais de meio século o Dr. Shirkey assinava um editorial no *Pediatrics* denominando a população infantil "órfãos terapêuticos" em função das escassas pesquisas envolvendo uso de drogas em pediatria[3]. Reforçando esse conceito, deve-se ressaltar que em aproximadamente 80% das drogas listadas no *Physician's Desk Reference* (PDR) há uma ressalva do laboratório detentor da patente relatando que "a droga não havia sido suficientemente testada em pediatria, pois os estudos adequados para avaliar eficácia e segurança em pediatria não haviam sido realizados"[4]. Portanto, não é de surpreender que o uso de medicamentos na condição de *off-label* tenha tanta popularidade na pediatria e, especialmente em UTI pediátricas, onde mais de 50% das medicações usadas estão nessa condição por não terem sido testadas pela indústria em pediatria durante as etapas de avaliação do medicamento. Ressalte-se que algumas dessas drogas representam a única alternativa terapêutica, apesar de não haver sido suficientemente testada em pediatria nos aspectos de segurança e eficácia[4-6].

No relatório de 2011 do principal financiador de pesquisa norte-americano, o National Institute of Health (NIH), foi descrito que, de um total de 3,2 bilhões de dólares disponíveis, os estudos pediátricos receberam menos de 10% desse valor[5]. Uma das razões para esse desequilíbrio pode estar localizada em alguns estudos dos anos 1980 e 1990 em que se constatou que as pesquisas pediátricas teriam menor qualidade e rigor metodológico do que aquelas envolvendo adultos. Porém, quando refeita essa comparação no século atual, envolvendo pesquisas pediátricas e de adultos na mesma área de interesse (p. ex., medicamentos), foi constatado que os estudos eram equivalentes em poder, qualidade, impacto assistencial e possíveis vícios metodológicos[6]. Ou seja, o desequilíbrio de financiamento de estudos pediátricos teria hoje outros possíveis componentes, dentre os quais se destacam:

A. Formação de pesquisadores: a lacuna na formação de pesquisadores vem sendo recuperada no Brasil de forma lenta e progressiva por meio dos programas de pós-graduação (mestrado e doutorado) e dos próprios programas de residência. Nesse aspecto, o Brasil consolida-se como um sólido polo de pesquisa, respondendo por 2,5-3% de todas as pesquisas mundiais e por mais de 50% de todas as pesquisas da América Latina. Entretanto, a pediatria sofreu um atraso nesse processo, concentrando a aquisição de novas habilidades e conhecimentos em várias áreas de interesse em detrimento de maior aprimoramento na área de pesquisa. De qualquer forma, observamos hoje, especialmente na medicina intensiva pediátrica, que há uma sólida e crescente produção de pesquisa em nosso meio.

B. Identificação da pesquisa como área estratégica: o Brasil ainda não vislumbra a pesquisa como uma área estratégica e fonte de crescimento econômico, entendendo (erroneamente) se tratar de uma atividade eminentemente acadêmica e concentrada especialmente em universidades públicas! Para se ter uma ideia desse erro grotesco de avaliação, basta comparar os desempenhos de Brasil e Índia no registro anual de patentes; apesar de ambos se equivalerem na quantidade de publicações (ao redor de 3% da produção mundial), o Brasil registra menos de 5% das patentes comerciais realizadas anualmente pela Índia. Esse desvio se consolida no ambiente da saúde, gerando um ciclo vicioso, no qual as pesquisas são realizadas prioritariamente no restrito universo do setor público (universidades), que historicamente dispõe de recursos limitados, enquanto a inciativa privada desconhece e se omite na produção de conhecimentos.

C. Definir áreas prioritárias de pesquisa e locais com vocação específica: um achado comum nos diversos centros de pesquisa brasileiros é uma produçao com temas diversos e que, consequentemente, mantém-se na superficialidade, sem um aprofundamento maior com maior potencial inovador. Nesse sentido e na tentativa de otimizar recursos, deve-se elencar um rol de prioridades de pesquisa, assim como identificar centros que concentrem seus estudos em aspectos mais específicos.

D. Financiamento – rentabilidade *versus* prioridade assistencial: não há dúvidas de que no mundo capitalista o retorno do custeio deve ser um item primordial na gestão de recursos para pesquisas. Entretanto, esse retorno de custeio pode ser medido e obtido de diversas formas, como redução de internações ou do tempo de internação, melhora na qualidade de vida, prevenção de morbidades, entre outras. No Brasil, não faltam temas pediátricos e em terapia intensiva pediátrica que requerem melhores respostas, e que teriam enorme impacto social, tais como sepse, malária, trauma, leishmaniose, acidentes, entre outros.
E. Inclusão prioritária de crianças em pesquisas: dois aspectos bioéticos têm sido muito discutidos em pesquisa: o livre exercício da autonomia do voluntário (para tanto deve ser devidamente esclarecido, sem estar sujeito a pressões ou constrangimento de qualquer ordem) e a redução do risco (possível dano) ocasionado pela pesquisa (p. ex., excessivas coletas de sangue, exposição desnecessária a radiação, requerer biopsia tecidual para documentar a intervenção etc.). Como crianças e adolescentes não podem exercer sua autonomia, seus interesses têm sido frequentemente "protegidos" de forma paternalista pelas comissões de ética. Nesse aspecto, o grande desafio é identificar o que seria o "risco mínimo aceitável" da pesquisa. Muitas vezes, o protocolo de estudo proposto, por ser complexo e amplo, pode representar um real risco de dano. Entretanto, antes de recusar ou abortar o estudo (desde que haja um real benefício), seria recomendável avaliar as intervenções de forma independente, identificando aquelas absolutamente necessárias e indicadas, aquelas que poderiam ser contornadas e outras que deveriam ser retiradas do estudo[2]. O que tem sido documentado é que famílias de pacientes pediátricos internados em UTI e emergência referem o interesse de que seus filhos e dependentes sejam incluídos em pesquisas visando contribuir para que outras crianças se beneficiem desse conhecimento. Expressam sua confiança nos pesquisadores, sentem-se gratificados e entendem ser um gesto de altruísmo e solidariedade[7].
F. Comissões de ética em pesquisa atuantes e vigilantes: na medida que haja o entendimento da absoluta necessidade de maior inclusão de crianças em estudos clínicos, as comissões de ética em pesquisa devem ter um envolvimento maior na monitorização e vigilância constante dos resultados parciais, conforme proposto pela declaração de Helsinque[1]. Dessa forma, aumenta-se a segurança sem restringir ou alijar crianças de participação em pesquisas, como denunciado por Shirkey há 50 anos[3].

Na Figura 1, estão resumidos os principais motivos para o desequilíbrio de investimentos em estudos em pediatria.

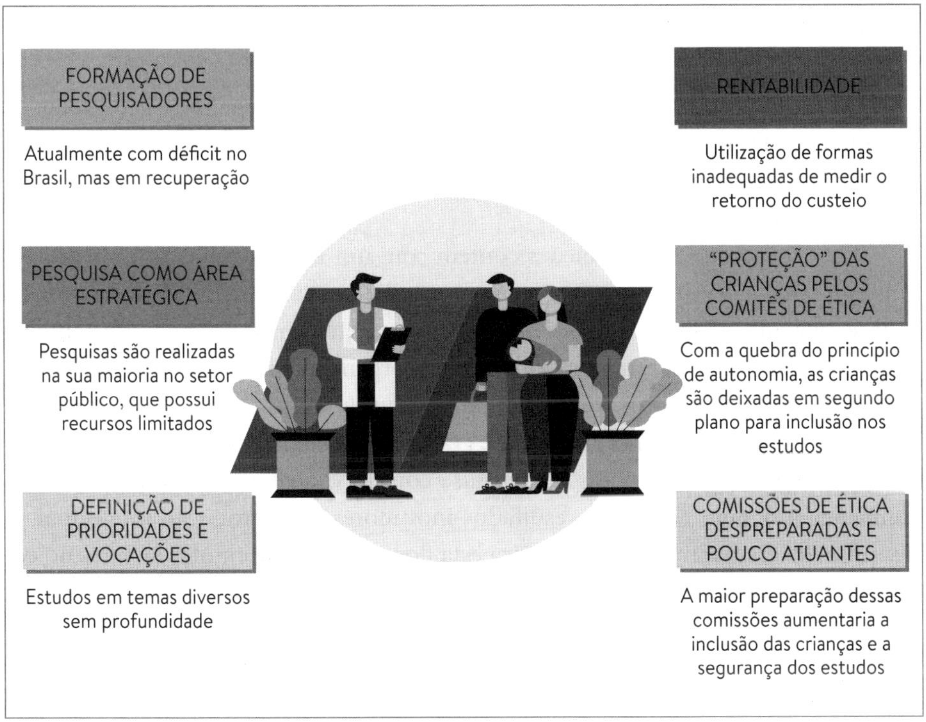

FIGURA 1 Principais causas de desequilíbrio de financiamento de estudos pediátricos.

COMO ESTRUTURAR UMA EQUIPE DE PESQUISA

A necessidade de investigar para melhorar os resultados de pacientes criticamente enfermos nas UTI pediátricas é amplamente reconhecida. Em nenhum outro lugar do hospital, existe ambiente mais propício para a realização de pesquisas clínicas. Nessas unidades, uma equipe de atendimento multiprofissional dedicada e bem treinada está imediatamente disponível. Uma variedade de exames laboratoriais, de imagem e intervenções é rotineiramente empregada para tomada de decisão clínica. Eles podem, muitas vezes, servir para a realização de pesquisas.

Apesar dessa abundância de recursos, na prática a pesquisa na UTI pediátrica não floresceu como seria de esperar. Ocorre que a alta intensidade do atendimento diário pode deixar menos tempo para a busca acadêmica. Os intensivistas pediátricos envolvidos em pesquisas clínicas têm dificuldade para equilibrar de forma adequada as responsabilidades potencialmente conflitantes associadas a ser um clínico *versus* um pesquisador. Além disso, a vocação que nos levou a ser um intensivista pode preferir a ação à investigação[8].

ORGANIZANDO UMA EQUIPE DE PESQUISA

A estruturação inicial da pesquisa em UTI pediátrica depende basicamente de um ambiente favorável de trabalho, uma equipe motivada, um banco de dados, uma proposta unificadora e uma rede de apoio institucional que dê suporte e vença algumas barreiras.

É oportuno que as instituições contem com um modelo de estruturas de pesquisa que possa ser utilizado pela equipe e auxilie na maior visibilidade da pesquisa desenvolvida. Muitas instituições de ensino mantêm investimento constante na atualização de sua infraestrutura de pesquisa, organizada na forma de grupos, núcleos, laboratórios, centros e institutos de pesquisa. Essas estruturas viabilizam a integração de pesquisadores e alunos de graduação ou pós-graduação, promovendo o desenvolvimento de projetos de pesquisa com foco na geração ou no avanço do conhecimento, bem como em resultados inovadores e na produção intelectual. A pesquisa de terapia intensiva pediátrica está florescendo, mas muitas lacunas no conhecimento permanecem. É necessário fechá-las urgentemente.

GRUPOS DE PESQUISA

A menor unidade das estruturas de pesquisa é o grupo de pesquisa. É a célula que temos trabalhado na UTI pediátrica e que representa nossa busca por experiências compartilhadas e o compromisso com uma produção científica regular e de qualidade. Os grupos de pesquisa podem estar cadastrados no Diretório dos Grupos de Pesquisa do CNPq, e neles interagem professores e pesquisadores do serviço, alunos de graduação da medicina e áreas da saúde, estagiários, residentes, plantonistas, alunos de pós-graduação e pesquisadores externos, organizados em torno de linhas de pesquisa e de uma liderança sênior. A iniciação científica constitui uma das possibilidades de atuação dos estudantes de graduação em projetos de pesquisadores com *expertise* nas diferentes áreas do conhecimento, buscando o envolvimento direto desses alunos com a atividade de pesquisa. Nessa perspectiva, a iniciação científica objetiva, além da formação, a capacitação e a qualificação de recursos humanos voltados para a pesquisa científica[9].

BANCO DE DADOS

Inicialmente as UTI pediátricas registravam seus pacientes em um livro de admissão e de alta. Esse caderno, organizado pela enfermagem, geralmente era composto do número do paciente, data da admissão, diagnóstico na admissão, data da alta, diagnóstico na alta e desfecho (morte ou sobrevida). Posteriormente, passou-se para uma folha de alta, mais detalhada, ainda na era "pré-computação". Finalmente, com o surgimento do computador pessoal, o registro passou a ser realizado no equipamento disponível na unidade. Essas primeiras ferramentas foram o embrião de muitas pesquisas em UTI pediátrica. Além de servir como ferramenta de gestão e de controle de mortalidade, obrigatório no Brasil, esses dados servem para a busca inicial de pacientes com potenciais interesses de pesquisa.

Nas últimas duas décadas, os avanços tecnológicos e da informática foram amplamente utilizados para modernizar a medicina e auxiliar as equipes médicas na prática diária. Os prontuários médicos eletrônicos passaram a ter uso generalizado. Isso propiciou também uma forma de melhorar a eficiência da pesquisa clínica e a análise de dados[10].

Banco de dados para a pesquisa

Para estruturar nossa pesquisa organiza-se um objetivo comum. Um grupo de alunos bolsistas da graduação em pós-graduação coleta dados gerais importante para a informação dos pacientes e para as linhas de pesquisa do grupo. Os dados dos bancos de dados clínicos são transferidos para uma planilha que registra os dados pertinentes e confirma nos prontuários dos pacientes os dados incompletos. Esse banco de dados gera um relatório mensal, trimestral e anual com todos os dados gerais, além da mortalidade observada e esperada no período, conforme orienta a legislação brasileira de UTI. Essa atividade concentra o trabalho, principalmente, dos alunos da graduação.

Médicos residentes colaboram com os dados mais sofisticados, como cálculo do risco de mortalidade; enfermeiras reforçam os dados antropométricos; nutricionistas, a avaliação e classificação nutricional. Cada pós-graduando e/ou pesquisador organiza seus dados quantitativos com base no banco geral e cria planilhas específicas para sua pesquisa. Essa planilhas podem ser preenchidas com o apoio dos alunos bolsistas e pesquisadores[11]. Cada dado utilizado deve fazer parte de um projeto de pesquisa específico, sendo necessária autorização do comitê de ética institucional para sua coleta e interpretação.

CONTROLE DE TAREFAS, ANDAMENTO DA PESQUISA E RESULTADOS

Durante todo o período da pesquisa, os dados são discutidos com o orientador. Isso permite que eventuais falhas nos processos de coleta sejam corrigidas em tempo hábil durante o período da pesquisa e não somente em seu final, economizando tempo considerável. Todas as tarefas dos componentes do grupo são anotadas e cobradas por meio de um aplicativo de gerenciamento de trabalho em grupo (p. ex., o Basecamp®) e discutidos na reunião semanal do grupo de pesquisa. A reunião semanal integra as discussões sobre os problemas comuns de pesquisa do grupo e pode ser utilizada para esclarecer dúvidas de todos sobre os projetos, promovendo uma real integração. Discussões pontuais sobre cada pesquisa são realizadas em sessões individuais com os orientados ou na presença de outros membros ativos envolvidos no projeto específico.

COMPROMISSO COM A DIVULGAÇÃO DOS TRABALHOS E PUBLICAÇÕES

Os trabalhos são divulgados mediante inscrição e apresentação em congressos. As apresentações em congressos também premiam os pesquisadores, principalmente alunos, que estão apenas coletando dados e permitem um acréscimo a sua produção científica.

Fazendo parte do cronograma dos projetos de pesquisa, as publicações são discutidas por todo o grupo e gerenciadas por um pesquisador experiente e pelo pesquisador sênior. Um ponto-chave do desenvolvimento do grupo é a importância dada à produção científica gerada pela publicação. Ela não fica apenas sob responsabilidade do pesquisador, mas sim de todo o grupo, até ser concluída[12,13].

Por último, quando o grupo de pesquisa já tem experiência e maturidade para desenvolver com rigoroso critério suas pesquisas, incentivamos a participação em redes de pesquisas nacionais e internacionais. A Figura 2 apresenta uma proposta de formação de grupo de pesquisa em UTI pediátrica com suas respectivas etapas.

REDES DE PESQUISA

A pesquisa clínica em pediatria, em especial nas crianças criticamente doentes, encontra uma série de desafios para seu desenvolvimento. As crianças internadas apresentam características clínicas peculiares, diagnósticos diversos e uma ampla variação de faixa etária. Isso dificulta a obtenção de um número de pacientes suficiente para alguns tipos de estudo. Além disso, o modo como o cuidado de saúde é disponibilizado pode diferir muito entre os locais e serviços públicos ou privados dentro de um mesmo país (organização dos hospitais em relação ao número de leitos, acesso à tecnologia, processos de gestão, controle de marcadores de desempenho). Esses aspectos contribuíram para que, nos últimos anos, inúmeras iniciativas tenham surgido para a criação e o aperfeiçoamento das redes de pesquisa em UTI

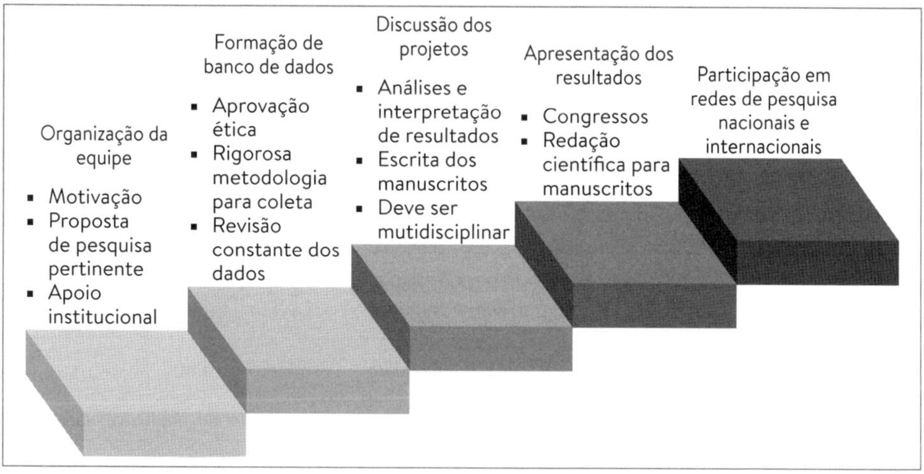

FIGURA 2 Proposta de etapas para a formação de um grupo de pesquisa de unidade de terapia intensiva pediátrica.

pediátrica e neonatal no mundo e em especial no Brasil[14]. A Tabela 1 apresenta uma lista com exemplos de redes de pesquisas em UTI pediátrica e neonatal no Brasil e no mundo.

TABELA 1 Exemplos de redes de pesquisa em UTI pediátricas e neonatais pelo mundo

Nome	Foco principal	Tipo de UTI/local	*Site*
Australian and New Zealand Intensive Care Society Paediatric Study Group (Anzics-PSG)	Pesquisa clínica	10 UTIP (+ 20 UTIP que enviam dados)/ Austrália e Nova Zelândia	https://www.anzics.com.au/paediatric-studygroup/
Australian and New Zealand Intensive Care Paediatric Registry (Anzpic-R)	Registro	10 UTIP (+ 20 UTIP que enviam dados)/ Austrália e Nova Zelândia	https://www.anzics.com.au/australian-andnew-zealand-paediatric-intensive-care-registryanzpicr/
Brazilian Research Network in Pediatric Intensive Care (BRnet-PIC)*	Pesquisa clínica	50 UTIP/Brasil	http://www.brnetpic.org
Canadian Critical Care Trials Group (CCTG)	Pesquisa clínica	Variável e orientado para o investigador	https://www.ccctg.ca/CCCTG/Pediatric-Interest-Group.aspx
Collaborative Pediatric Critical Care Research Network (CPCCRN)	Pesquisa clínica	7 UTIP/EUA	https://www.cpccrn.org/
Italian Pediatric Intensive Care Units Network (Tipnet)	Registro	18 UTIP/Itália	http://tipnet.cineca.it/index.php

(continua)

TABELA 1 Exemplos de redes de pesquisa em UTI pediátricas e neonatais pelo mundo *(continuação)*

Nome	Foco principal	Tipo de UTI/local	Site
LARed Network (LA-Red)	Registro e pesquisa clínica	35 UTIP/8 países da América Latina	https://www.la-red.net
Neonatal Research Network (NICHD)	Registro e pesquisa clínica	16 UTIN/EUA	https://neonatal.rti.org/
Paediatric Intensive Care Audit Network (Picanet)	Registro	35 UTIP/Irlanda e Reino Unido	https://www.picanet.org.uk/
Pediatric Intensive Care Evaluation (Pice)	Registro	7 UTIP/Holanda	https://pice.nl/
Paediatric Critical Care Research Group (PCCRG)	Pesquisa clínica	7 UTIP/Austrália	https://child-health-research.centre.uq.edu.au/paediatric-critical-care-research-group
Pediatric Acute Lung Injury and Sepsis Investigators (Palisi)	Pesquisa clínica	+ 90 UTIP/EUA e Canadá	https://www.palisi.org/
Rede Brasileira de Pesquisas Neonatais (RBPN)*	Registro e pesquisa clínica	20 UTIN/Brasil	http://www.redeneonatal.fiocruz.br
Sociedad Argentina de Terapia Intensiva Quality (Satiq)	Registro e pesquisa clínica	49 UTIP/Argentina	https://www.facebook.com/groups/satiq/ http://www.hardineros.com.ar/satiq/
Vermont Oxford Network	Registro, educação e pesquisa clínica	1.300 hospitais no mundo/Inglaterra	https://public.vtoxford.org/
Virtual Paediatric Intensive Care Unit Performance System (VPS)	Registro	+ 100 UTIP/EUA	http://vpicu.net

UTIN: unidade de terapia intensiva neonatal; UTIP: unidade de terapia intensiva pediátrica.
* Redes brasileiras.
Fonte: adaptado de González-Dambrauskas et al.[14] e atualizado em agosto de 2020.

Esses grupos são normalmente criados para registro e desenvolvimento de pesquisas clínicas em UTI. Possuem diferentes formas de organização e manutenção por meio de fundos de pesquisa ou parcerias institucionais, sendo sua maioria em países desenvolvidos[14]. No Brasil, duas redes vêm se destacando no estudo dos pacientes críticos pediátricos:

A. Rede Brasileira de Pesquisas Neonatais (RBPN): criada em 1999 por um grupo de pesquisadores nacionais, essa rede visa à realização de estudos relacionados à avaliação tecnológica e de qualidade do atendimento de pacientes internados em UTI neonatais. Ela é responsável por grande parte da pesquisa científica desenvolvida na área de neonatologia no Brasil desde a década de 1990. Inicialmente revisava os dados de mortalidade e morbidade dentro de suas próprias unidades. Posteriormente, entendeu a importância da criação de um banco de dados permanente, que está ativo até os dias atuais e auxilia na realização de pesquisas científicas e no planejamento e desenvolvimento dos serviços neonatais no país.

B. Brazilian Research Network in Pediatric Intensive Care (BRnet-PIC): criada em 2018 com o objetivo de ser uma rede de colaboração entre pesquisadores de UTI pediátrica, essa nova rede já se destaca pela participação em estudos nacionais e internacionais. Tendo seu foco em estudos multicêntricos, os marcos de sua gestão são a tentativa permanente de agregar pesquisadores de todo Brasil e a transparência na avaliação de projetos de pesquisa. Funcionando de forma virtual, com reuniões quinzenais, a rede preza pela independência, não estando vinculada a instituições públicas ou privadas.

O modelo de desenvolvimento de pesquisas em rede com liderança do pesquisador vale a pena. Os custo-benefício desses estudos costuma ser melhor que o dos desenvolvidos pela indústria (menor custo e maior retorno por meio dos desfechos apresentados, visando muitas vezes à diminuição de gastos em saúde). Além disso, têm maior penetração no meio acadêmico, demonstrado pelo maior número de citações em artigos científicos[14,15]. A realização de um ensaio clínico randomizado (ECR) na UTI pediátrica ou neonatal é um enorme desafio devido à grande heterogeneidade dos pacientes, complexidade de construção de um termo de consentimento adequado, escassez de verbas de pesquisa e baixa frequência de desfechos duros como mortalidade[16]. Tamanhas dificuldades afetam diretamente a quantidade de ECR e a qualidade dos estudos. Acredita-se que, nesses casos, as redes de pesquisa sejam a melhor ferramenta para desenvolver estudos com alto rigor metodológico, que sejam aceitos em revistas de alto impacto e modifiquem as decisões clínicas[16,17].

CONCLUSÃO

A pesquisa pode ser demorada, difícil e cara. Os desafios para a realização de pesquisas de alta qualidade em crianças gravemente doentes são significativos, mas essas barreiras podem ser superadas. A melhora no atendimento clínico, juntamente com a pesquisa básica e aplicada, permite o amadurecimento da medicina intensiva pediátrica como uma subespecialidade multiprofissional.

O desenvolvimento de um sistema de aprendizagem de saúde na UTI pediátrica integra a pesquisa clínica, promove uma cultura de aprendizagem baseada em evidências e proporciona melhoria contínua do atendimento. Estudos retrospectivos com banco de dados também são uma maneira excelente de os investigadores planejarem suas pesquisas.

Essa atividade pode ser um estudo inicial para jovens professores e estagiários que estão começando suas carreiras de pesquisa, situação em que o espírito inovador dos intensivistas pode suscitar boas propostas.

A participação em redes de pesquisa pode proporcionar ganho científico relevante para o grupo. Investigações iterativas, colaborativas e multi-institucionais também podem identificar as melhores práticas e oportunidades para melhorar os resultados da pesquisa em UTI pediátrica.

REFERÊNCIAS BIBLIOGRÁFICAS

1. World Medical Association General Assembly. World Medical Association Declaration of Helsinki: ethical principles for medical research involving human subjects. J Int Bioethique. 2004;15:124-9.
2. Truog RD. Ethical assessment of pediatric research protocols. Intensive Care Med. 2008;34:198-202.
3. Shirkey H. Therapeutic orphans. J Pediatr. 1968;72:119-20.
4. Christensen ML, Chesney RW. Has the "therapeutic orphan" finally been adopted? J Pediatr Pharmacol Ther. 2003;8:175-6.
5. Conroy S, Choonara I, Impicciatore P, Mohn A, Arnell H, Rane A, et al. Survey of unlicensed and off label drug use in paediatric wards in European countries. European Network for Drug Investigation in Children. BMJ. 2000;320:79-82.
6. Maid G, Guerchicoff M, Falconi M, de Arenaza DP. Written consent to use the drug in children: the problem of off-label drugs. Curr Pharm Des. 2008;14:776-81.
7. DeMauro SB, Cairnie J, D'Ilario J, Kirpalani H, Schmidt B. Honesty, trust, and respect during consent discussions in neonatal clinical trials. Pediatrics. 2014;134:e1-3.
8. Zimmerman JJ, Anand KJS, Meert KL, Willson DF, Newth CJL, Harrison R, et al. Research as a standard of care in the PICU. Pediatr Crit Care Med. 2016;17:e13-21.
9. Peters MJ, Argent A, Festa M, Leteurtre S, Piva J, Thompson A, et al. The intensive care medicine clinical research agenda in paediatrics. Intensive Care Med. 2017;43:1210-24.
10. Carroll CL. Database research in the PICU: time to go big!. Pediatr Crit Care Med. 2018;19:75-6.
11. Matics TJ, Pinto NP, Sanchez-Pinto LN. Association of organ dysfunction scores and functional outcomes following pediatric critical illness. Pediatr Crit Care Med. 2019;20:722-7.
12. Collet J-P, Skippen PW, Mosavianpour MK, Pitfield A, Chakraborty B, Hunte G, et al. Engaging pediatric intensive care unit (PICU) clinical staff to lead practice improvement: the PICU participatory action research project (PICU-PAR). Implement Sci. 2014;9:6.
13. Veness M. Strategies to successfully publish your first manuscript. J Med Imaging Radiat Oncol. 2010;54:395-400.

14. González-Dambrauskas S, Jaramillo-Bustamante JC, Díaz F. No one is better than all together: the role of networks in pediatric intensive care. Rev Bras Ter Intensiva. 2019;31:277-81.
15. Marshall JC, Kwong W, Kommaraju K, Burns KEA. Determinants of citation impact in large clinical trials in critical care: the role of investigator-led clinical trials groups. Crit Care Med. 2016;44:663-70.
16. Choong K, Duffett M, Cook DJ, Randolph AG. The impact of clinical trials conducted by research networks in pediatric critical care. Pediatr Crit Care Med. 2016;17:837-44.
17. Duffett M, Choong K, Foster J, Meade M, Menon K, Parker M, et al. High-quality randomized controlled trials in pediatric critical care: a survey of barriers and facilitators. Pediatr Crit Care Med. 2017;18:405-13.

12 Prontuário eletrônico: aliado ou vilão?

Klaiton Luís Ferretti Simão

INTRODUÇÃO

Aliado. Convém já iniciar minha contribuição esclarecendo de forma objetiva a convicção que move este analista de sistemas há mais de duas décadas sobre a importância do prontuário eletrônico do paciente (PEP) desde o varejo – o atendimento a um paciente – até o atacado – a necessidade de dados para nortear a gestão da saúde populacional, haja vista que tudo nasce de dados estruturados, organizados, íntegros e acessíveis tempestivamente a quem de direito, no caso os profissionais da assistência e os gestores de saúde.

> Adicionalmente, é sempre importante lembrar que o PEP é apenas uma parte, um ponto de partida, para o que realmente faz a diferença: o suporte informatizado à atividade assistencial.

Mas não poderia me furtar a reconhecer as dificuldades que a migração do *modus operandi* em papel para o eletrônico impõe aos profissionais da linha de frente da assistência[1]. O próprio título do capítulo, sugerido por um médico, evidencia o antigo e legítimo desconforto que existe em relação a esse recurso. O objetivo aqui é tentar aprofundar esse entendimento, buscando as razões pelas quais o PEP ainda é uma meta distante em grande parte das instituições, e em outras uma novidade que deixa nos veteranos saudade dos tempos analógicos.

Inicialmente, alguns dados estatísticos que ajudam a entender o atual estágio de adoção do PEP no Brasil.

Segundo a publicação *TIC Saúde 2019* do CETIC.BR (Centro Regional de Estudos para o Desenvolvimento da Sociedade da Informação), do NIC.BR (Núcleo de Informação e Coordenação do Ponto BR) e do CGI.BR (Comitê Gestor da Internet no Brasil), o país avançou de 73% em 2018 para 82% em 2019 na existência de sistema eletrônico para registro da informação do paciente. Mas isso significa que o PEP é uma realidade em 82% dos 82.897 estabelecimentos de saúde do Brasil apurados em 2019? Certamente que não, pois é necessário definir o conceito de prontuário eletrônico do paciente.

Outros dados da mesma publicação dão mais pistas acerca da parcialidade, ou incompletude, dessa adoção: em 2019, 92% dos estabelecimentos privados em saúde do Brasil afirmaram ter disponíveis eletronicamente dados cadastrais dos pacientes, e 85% dos públicos também fizeram essa afirmação. No entanto, quando o dado é referente à prescrição de medicamentos, esse percentual cai para 49% nas instituições privadas, e 58% nas públicas. Quando se fala de imagens radiológicas, então, o resultado é ainda mais frustrante: 27% no privado e 21% no público. O que esses números nos sugerem? Em primeiro lugar, que o PEP tem estágios diferentes de adoção, indo de 1 a 99% entre os 82% que afirmam fazer uso de recursos eletrônicos, mas indicam sobretudo que o PEP ainda é um instrumento de gestão, voltado às necessidades de controle do administrador, sendo em menor medida um recurso de suporte à atividade assistencial. Esse fato encontra suas origens nos primórdios da informatização do ambiente hospitalar, quando, ao contrário de outras indústrias, a automação não se iniciou a partir da atividade-fim (a assistência e o cuidado), mas sim com objetivos de controlar os processos e a produção, além de faturar e otimizar recursos ou insumos. Isso se reflete na atual estrutura de usabilidade dos sistemas disponíveis no mercado, que possuem em sua espinha dorsal o conceito de "formulário de entrada de dados", algo incompatível com o modelo mental e a prática do cuidado, por essência e definição. O dilema ainda não foi transposto pelos desenvolvedores de *softwares*, mesmo após estarmos todos falando com nossos dispositivos móveis já há alguns anos para comprar serviços e produtos, obter informação sobre assuntos diversos, realizar operações financeiras etc. e utilizando os recursos digitais disponíveis de modo mais próximo ao que seria um diálogo homem-máquina do que preenchendo formulários estruturados para entrada de dados.

Além das limitações impostas pelo modelo engessado de dados estruturados, o legado invariavelmente puxa para baixo o ritmo e a velocidade da evolução tecnológica das soluções: os atuais sistemas nada mais são do que redesenhos em linguagem de programação atual dos códigos antigos, das décadas de 1980 e 1990; os sistemas não foram repensados, foram reescritos, o que trouxe indubitavelmente algumas vantagens técnicas e operacionais, mas o padrão de interface com o usuário continua essencialmente o mesmo de 30 anos atrás. Sem dúvida, é um grande desafio criar um modelo novo de utilização sem renunciar aos dados estruturados, uma vez que sem eles não se pode obter informação estatística. Ou seja, não se pode prescindir dos dados estruturados se se quiser continuar, ou melhor, evoluir na prática da gestão de saúde populacional, que demanda na sua base dados, que se transformarão em informação, que gerarão conhecimento e inteligência para as melhores decisões.

É nesse ponto que entram os conceitos que atualmente compõem o cardápio da chamada "transformação digital", um termo muito utilizado e pouco compreendido, que poderia ser traduzido como uma nova e melhor forma de fazer algo, suportada por soluções tecnológicas. A inteligência artificial já é uma realidade em inúmeras aplicações do nosso cotidiano, sem que ao menos nos tenhamos dado conta disso; fazemos uso desse conceito diariamente, enquanto achamos que ainda é algo distante e restrito aos supercomputadores da IBM ou da Alphabet-Google. Esse é um recurso que hoje seria capaz de transformar as inserções por voz, imagens, texto e áudio em dados estruturados para um sistema de gestão hospitalar, por exemplo. Mas não temos apenas más notícias: o PEP hoje não é mais prerrogativa de grandes instituições, com grandes orçamentos.

> É um movimento que não deve diminuir de intensidade – ao contrário, quem ainda não implantou está implantando ou pretende implantar em breve.

MAS, UMA VEZ IMPLANTADO O PEP, O QUE VEM DEPOIS?

Abro aqui um parêntese para falar sobre a HIMSS, HealthCare Information and Management Systems Society, e seu padrão de adoção de modelos de registro eletrônico em Saúde, o EMRAM – *electronic medical record adoption model.* Este instrumento, novidade no cenário nacional, apesar de já ser largamente utilizado em outros países, proporciona um padrão e uma orientação no que tange à adoção de tecnologias da informação e comunicação (TIC) no ambiente hospitalar, notadamente em relação ao registro médico eletrônico. O EMRAM estabelece 8 estágios de maturidade em relação a essa prática, desde a ausência absoluta de suporte informatizado à atividade assistencial até o estágio em que todo o processo de cuidado é devidamente orientado e amparado por recursos tecnológicos de suporte à decisão clínica (Quadro 1).

QUADRO 1 Estágios do EMRAM

Estágio 0	Os três sistemas clínico-departamentais (LIS – laboratório, RIS – radiologia e PHIS – farmácia) não instalados ou não integrados e sem nenhuma disponibilização *on-line* de informações
Estágio 1	Sistemas para laboratório, radiologia e farmácia instalados e integrados; ou resultados de exames disponibilizados *on-line* a partir de prestadores de serviços externos

(continua)

QUADRO 1	Estágios do EMRAM (*continuação*)
Estágio 2	Repositório de dados clínicos (CDR) instalado e centralizado. Pode ter um vocabulário médico controlado (CMV), um sistema de apoio à decisão clínica para checagem básica de interações e capacidade de intercâmbio de informação clínico-assistencial
Estágio 3	Documentação de enfermagem no PEP, inclusive com a checagem de enfermagem registrada no sistema. Sistema de apoio à decisão clínica (CDSS) para verificação de erros durante a prescrição e solicitação de exames. PACS disponível fora da radiologia
Estágio 4	Sistema de prescrição e solicitação de exames e procedimentos (CPOE) instalado em pelo menos uma área assistencial. Sistema de apoio à decisão clínica baseado em protocolos clínicos
Estágio 5	PACS com as principais modalidades diagnósticas, com possibilidade de eliminação do filme (*filmless*)
Estágio 6	Circuito fechado da administração de medicamentos, inclusive com checagem à beira-leito. Interação da documentação médica com sistemas de apoio à decisão clínica (modelos estruturados e alertas de variância e conformidade)
Estágio 7	PEP completo em pleno uso por todos os setores do hospital. Integração para compartilhar informações clínicas. *Data warehousing* alimentando relatórios com resultados clínico-assistenciais, qualidade e *business intelligence* (BI). Dados clínicos disponíveis entre todos os setores: emergência, internação, UTI, ambulatório e centro cirúrgico

EMRAM: *electronic medical record adoption model*; PACS: sistema de armazenamento e comunicação de imagens (do inglês *picture archiving and communication system*); PEP: prontuário eletrônico do paciente.
Fonte: adaptado de HIMMS analytics.org/EMRAM[2].

E é nesse ponto que se pode fazer uma relação entre o tema central – o que fazer depois de implantado o PEP – e a experiência que a adoção de padrões internacionais nos traz: na edição da HIMSS dos EUA foi divulgado em um dos painéis da HIMSS Europa que muitas organizações estancam seu processo em busca dos níveis mais altos de automação quando ainda estão no estágio 2, aquele que precede a adoção da checagem informatizada da enfermagem e da prescrição eletrônica. E as três principais explicações para esse fenômeno que ocorre em alguns hospitais do mundo são bastante conhecidas por aqui também:

1. Foi constatada uma carga adicional de trabalho aos profissionais da assistência após o advento da informatização, impactando no tempo de atendimento e gerando desgaste em equipes médicas, de enfermagem e outras.
2. Não foi observado o retorno sobre o investimento (ROI) esperado: o projeto não se pagou, vultosos investimentos foram realizados e a contrapartida em redução de custos e/ou aumento de receita não se concretizou.

3. Não foi comprovado nenhum incremento na melhoria dos processos assistenciais e administrativos. Não há evidências de ganho efetivo e mensurável na qualidade da assistência, nem na eficiência operacional de modo geral.

Há de se convir que são motivos muito consistentes para avaliar qualquer projeto como um fracasso; mas é necessário desfazer alguns equívocos nessa leitura.

A percepção de que a informatização trouxe uma carga adicional de trabalho, "engessando" o processo e aumentando o tempo de atendimento, é na verdade a constatação de que, antes do processo informatizado, simplesmente não eram feitos os registros de forma íntegra, padronizada e completa. Fazer bem-feito requer de fato mais tempo, seja no segmento hospitalar, na indústria de transformação, no universo das artes e entretenimento ou em quaisquer outras áreas do conhecimento humano. Portanto, a questão aqui não é entre o sistema e o papel, mas entre registrar ou não os dados assistenciais adequadamente[3].

Entretanto, o equívoco principal reside em não haver nenhum alinhamento prévio quanto ao escopo e à abrangência do projeto em toda a sua amplitude.

> Um projeto de adoção de suporte informatizado à atividade assistencial não é algo que tenha um horizonte de 1 ano, nem mesmo de 3 ou 5 anos. Também não significa apenas fazer médicos e enfermeiros passarem a operar o sistema de gestão hospitalar. Na verdade, uma decisão dessa envergadura é o início de um processo que só tem data para começar, não para terminar. É, antes, o início do ciclo contínuo da adoção de novas formas de fazer e de pensar o cuidado ao paciente, em uma perspectiva de longo prazo, com aferições pontuais dos resultados esperados, sejam eles financeiros ou assistenciais.

Conforme afirmado em outras oportunidades, é aí que entra em cena o CIO (*chief information officer*), pois cabe à área de tecnologia da informação (TI) o papel de levar certas questões à organização, dentro de um contexto estratégico, cujas respostas irão nortear o alcance do plano diretor de TI, por sua vez alinhado ao planejamento estratégico da organização. Uma das questões-chave parece ser: "A organização entende como relevante para o seu negócio, em longo prazo, o uso de tecnologia da informação como suporte à assistência?". Esse é o momento do SLA (*service level agreement,* ou acordo de nível de serviço) estratégico, no qual será definida a abrangência do plano diretor: queremos utilizar um sistema para "agilizar" alguns processos e cumprir determinadas obrigações fiscais, ou queremos utilizar TIC como suporte estratégico ao negócio? Ressalte-se que não há nada de errado com a primeira opção, não é necessariamente uma escolha retrógrada; pode não haver chegado o momento ainda para a organização, é possível que existam outras prioridades, como governança, posicionamento no mercado, resultados financeiros etc. Mas, se a resposta for a segunda opção, alguns dos desdobramentos que ocorrerão em seguida não terão resultados visíveis em curto prazo e são muito mais abrangentes do que fazer as prescrições médicas e as checagens da enfermagem no sistema.

Iniciar um projeto de adoção de registro médico eletrônico e interrompê-lo nos estágios iniciais do EMRAM, por exemplo, é de fato um desperdício de dinheiro, de tempo e de energia por parte de praticamente todas as áreas da instituição. Algumas instituições afirmam que já possuem o prontuário eletrônico do paciente quando chegam ao estágio 4 do EMRAM, mas mesmo a essa altura a percepção é a de que o projeto não valeu a pena. E por que isso ocorre? Talvez porque o ponto crucial do projeto – a intenção estratégica de investir em uma nova forma de pensar e de agir, estendendo o uso de recursos de *software* aos profissionais da assistência como suporte à decisão, coisa que só acontece a partir do estágio 6 – não esteja sendo percebido pela organização como o objetivo final do projeto. A instituição ouviu promessas de que o PEP iria melhorar os indicadores e reduzir os custos, e agora ela quer, com toda a razão, medir a entrega. Ocorre que ela, a instituição, não foi devidamente esclarecida sobre o fato de que o PEP implantado não é um estado de excelência, é tão somente o início de um novo ciclo do projeto, em que os dados a partir de agora são gerados de forma uniforme, constante e estruturada, podendo a partir daí gerar informação, conhecimento e inteligência, tão necessários ao exercício da atividade-fim, em um novo cenário que inevitavelmente resultará em redução de custos e incremento dos indicadores de qualidade assistencial. É fato comprovado que a adoção de TIC gera redução de custos, aumento de receita e ganhos na qualidade em todas as indústrias; por que na saúde seria diferente? Certamente não é, mas prevalece ainda certa miopia ao se vislumbrar o processo como um todo, em seu começo, meio e fim, cabendo ao CIO a (por vezes, desconfortável) tarefa de esclarecer a organização quanto às reais dimensões do caminho que se deve trilhar em busca do objetivo maior que é ou incremento da qualidade da assistência ao paciente, acompanhado de ganho na eficiência operacional.

REFERÊNCIAS BIBLIOGRÁFICAS

1. Colleti J Jr, Brunow de Carvalho W. Challenges in electronic medical record implementation in the PICU. Pediatr Crit Care Med. 2018;19(6):596.
2. TIC Saúde 2019. Available: https://cetic.br/pt/pesquisas/ (acesso 30 nov 2020).
3. Colleti Junior J, Andrade AB, Carvalho WB. Evaluation of the use of electronic medical record systems in Brazilian intensive care units. Rev Bras Ter Intensiva. 2018;30(3):338-46.
4. EMRAM: a strategic roadmap for effective EMR adoption and maturity. Available: https://www.himssanalytics.org/sites/himssanalytics/files/full_pdf/HIMSS%20Analytics%20EMRAM%20Information%20-%20North%20America.pdf (acesso 30 nov 2020).

13 Comunicação efetiva na UTI pediátrica e neonatal

Eduardo Juan Troster
Grace Patricia Close Deckers
Tadeu Silveira Martins Renattini

INTRODUÇÃO

Saúde pode ser definida como um estado de completo bem-estar físico, mental e social e não apenas como ausência de afecções clínicas[1]. Dessa forma, a assistência à saúde tem passado por uma série de transformações, tentando abarcar os aspectos não físicos dentro da prática e dos cuidados dos clientes.

Os cuidados em saúde têm se tornado cada vez mais complexos ao longo dos últimos anos, seja pela maior quantidade de tecnologias incorporadas à prática cotidiana, seja pelo aumento do número e diversidade de colaboradores envolvidos na assistência ao paciente.

> Nesse contexto, a assistência segura e de alta qualidade está intimamente ligada à maneira como a informação gerada durante a internação chega aos mais variados colaboradores e clientes, sendo necessários meios que garantam a confiabilidade e clareza da mensagem ao receptor final.

Comunicação pode ser definida como qualquer interação entre duas ou mais pessoas[2]. Já comunicação efetiva é toda comunicação que se apresenta de forma completa, clara, concisa e oportuna[3].

Com base nessas definições, a comunicação efetiva exerce papel fundamental no ambiente de cuidados intensivos pediátricos e neonatais, onde ocorrem inúmeras interações entre diferentes atores (médicos de diversas especialidades, equipe interdisciplinar, pais/cuidadores e o próprio paciente) em situações de emergência. Nesse cenário, uma falha na comunicação pode significar um evento adverso ao estado de saúde física e/ou emocional do paciente.

Portanto, uma comunicação efetiva é essencial para que se atinjam os níveis de qualidade, segurança e satisfação que se almeja oferecer, tanto para os clientes quanto para os colaboradores.

EQUIPES DE SAÚDE

As falhas na comunicação têm sido apontadas como responsáveis por 70% de todos os eventos sentinelas nas instituições de saúde e por uma mortalidade de 75%[3].

Assim, com o aumento da complexidade nos cuidados da saúde, mais atenção tem sido dada à formação de equipes de saúde para que estas se enxerguem como times, buscando fazer as pessoas que formam esses grupos terem clareza sobre seus papéis dentro das instituições e dentro dos processos na linha de cuidado, o que as ajudaria a adotar e/ou desenvolver uma postura ativa e igualitária em relação a seus colegas. A comunicação se apresenta como um dos pilares na construção esse modelo.

Não existe nenhuma definição única de equipe de saúde, porém a mais aceita é:

"Dois ou mais indivíduos, que apresentam papéis e responsabilidades diferentes, trabalhando juntos ou interagindo, dentro de uma instituição, para alcançar um objetivo ou tarefa institucional dentro de um sistema organizacional ligado a um sistema ou ambiente mais amplos"[3].

Portanto, conduzir todos os envolvidos nos cuidados ao diálogo sobre os desafios e as preocupações com a segurança do paciente, de forma efetiva, resulta em uma cultura que, ao avaliar as circunstâncias que envolvem os possíveis danos aos clientes, mitiga os riscos, uma vez elucidado que o objetivo da instituição é detectar as falhas para melhorar processos e não para punir pessoas.

Entre as principais barreiras para uma comunicação efetiva dentro das equipes de saúde estão as trocas de turnos, a pressão dentro do grupo, estilos de comunicação diferentes, a fadiga, o compartilhamento de informação de forma inadequada, a falta de clareza nos papéis dentro da equipe e a intensidade e carga de trabalho[3]. Para superar essas barreiras, surgiram algumas propostas de conversas estruturadas nas interfaces mais críticas nos serviços de saúde, entre elas a SBAR e a STEPPS. A base dessas ferramentas são *briefings*, *debriefings* e *checklists*, com o objetivo de criar consciência situacional e de levantar possíveis riscos dos processos e procedimentos aos quais os pacientes serão submetidos, além de encontrar estratégias que possam reduzir esses riscos.

SAÚDE CENTRADA NO PACIENTE

A comunicação em saúde pode ser caracterizada como um processo relacional, embasado em fatores culturais, em que informações e sua compreensão são compartilhadas entre pelo menos duas pessoas, considerando que na assistência pediátrica esse processo é caracterizado por uma interação na tríade médico-acompanhante-paciente.

Alguns comportamentos dos médicos têm sido destacados como desejáveis à interação:

- Habilidades clínicas de diagnóstico e aptidões técnicas.
- Capacidade de interação psicossocial.
- Qualidade das explicações, informações detalhadas e uso de linguagem acessível.
- Promoção de suporte social e acolhimento a demandas emocionais.
- Centralização no paciente e no cuidador[4].

Toda comunicação tem duas partes: a primeira é o conteúdo, o fato, a informação que queremos transmitir; a segunda, o que estamos sentindo quando nos comunicamos com a pessoa. É importante lembrar que muitos de nós, quando pensamos em comunicação, a pensamos como um problema ou conflito, e é essencial entender que o conflito surge quando não temos as mesmas ideias, a mesma percepção ou a mesma emoção; portanto, o conflito faz parte da convivência humana, do nosso cotidiano, mas fica mais fácil solucioná-lo quando entendemos o ponto de vista do outro, e somos complementares no verbal e no não verbal. Quando somos complementares na ação e na fala, tranquilizamos o outro, mesmo que pensemos diferente dele, o que nos facilita relacionar e comunicar afetivamente[5].

Uma das formas de comunicar-se com os pais na UTI pediátrica e neonatal é utilizando uma sequência de etapas que podem ser memorizadas com a sigla SOBPIE:

S – Situação: qual é a situação do paciente: estado terminal do paciente gravemente doente ou uma qualidade de vida muito limitada.

O – Opiniões e opções: com os desejos, os valores e as crenças dos pacientes, seus familiares e os profissionais de saúde e as alternativas de conduta de ações. Quais são as opções de ações que temos: suspender ou não introduzir o suporte de vida.

B – Básicas: interações humanas básicas.

P – Pais: conhecer as histórias, as necessidades e o sentido da vida deles.

I – Informação: necessidade de obter informação dos pais e de fornecer a eles uma informação balanceada.

E – Emoções: no compartilhamento da decisão deve-se levar em conta emoções e suporte social, sabendo trabalhar com incertezas, adaptação e resiliência[6].

Uma preocupação na comunicação refere-se à dificuldade de compreensão dos pacientes e seus familiares. A habilidade de entender a saúde está dentro do conceito de *health literacy* (HL), que pode ser traduzido como letramento em saúde. As dificuldades podem ocorrer nos seguintes cenários:

- Emissor (considerando profissionais de saúde): usar linguagem técnica, fala acelerada, superestimar o que a pessoa entende de saúde.
- Receptor (considerando paciente): falta de atenção ou interesse no assunto, barulho interno – emoções e pensamentos que vêm à tona –, baixo entendimento em saúde, expectativas quanto à consulta.
- Diferenças entre emissor e receptor: diferenças culturais, barreiras emocionais, transferência e contratransferência.
- Contexto e canal: barulho externo.

Uma barreira importante está no fato de muitas pessoas terem vergonha de falar com profissionais da saúde. Essa é a maior barreira em HL[7].

O médico erudito em estatística acaba confundindo os pais com muitas informações quando deveria conversar mais, ouvir, tentar não julgar para respeitar as emoções, valores e crenças dos familiares. Quando as evidências científicas estão na *grey zone*, devemos evitar tanto o paternalismo médico como a autonomia pura dos pais[8].

COMUNICAÇÃO NÃO VIOLENTA

Nos temas anteriormente abordados neste capítulo, discorreu-se sobre como a efetividade da comunicação verbal e não verbal pode impactar na qualidade da prestação do serviço de saúde. Foram citadas estratégias como a SBAR e a SOBPIE, que podem auxiliar a planejar, estruturar e conduzir uma conversa para que ela se torne mais efetiva.

A seguir, será visto como a comunicação não violenta (CNV) pode apoiar e complementar essas estratégias.

A CNV é um processo criado por Marshall Rosenberg pelo qual se busca estabelecer uma interação em que as necessidades das partes sejam identificadas e consideradas a partir de um desejo de entendimento e conexão. Ela convida a tomar consciência de como a intenção e a forma de expressar e escutar são importantes na construção de um diálogo em que desejemos ser autênticos e ao mesmo tempo compassivos. A CNV propõe um modelo de comunicação formado por quatro componentes. O Quadro 1 apresenta exemplos de diálogos sem e com a abordagem da proposta dos quatro componentes descritos a seguir:

1. Observação: o fato objetivo, sem interpretações, que pode ser observado por todos.
2. Sentimento: o sentimento que surge na situação observada. Dependendo de como expressamos nossos sentimentos (às vezes parecem ser sentimentos, mas na realidade são julgamentos), eles podem ser interpretados como crítica ou acusação. Exemplo disso é o que na CNV se consideram "falsos sentimentos": (sinto-me) manipulado, criticado, ignorado etc. Os sentimentos podem ser usados de forma destrutiva se insinuarmos que os comportamentos dos outros são a causa de nossos sentimentos. Como será visto a seguir, a causa de nossos sentimentos são nossas necessidades e não o comportamento dos outros.
3. Necessidades: os valores, desejos que sustentam e enriquecem nossas vidas. As necessidades são universalmente compartilhadas pelos seres humanos. Como exemplos temos a necessidade de nutrição, pertencimento, aceitação, confiança, liberdade, segurança etc. Tudo o que fazemos é para atender às nossas necessidades[9]. Quando nossas necessidades estão atendidas, temos sentimentos agradáveis como alegria e alívio, e quando não estão atendidas vivenciamos sentimentos desconfortáveis como frustração e medo. Por exemplo, um médico pode ficar aborrecido ao ser chamado a atender uma emergência, porque está muito cansado. O mesmo médico, em outras circunstâncias, pode ficar satisfeito com um chamado de emergência, porque isso lhe proporcionaria uma renda extra para comprar um pacote turístico. A causa do aborrecimento do médico na primeira situação foi ele não poder atender à sua necessidade de descanso. Já na segunda situação, a satisfação surgiu graças à possibilidade de atender à sua necessidade de lazer. O chamado de emergência foi apenas o estímulo que fez despertar o que estava vivo nele naqueles dois momentos. Nossos sentimentos e necessidades revelam o que está vivo em nós. O que os outros fazem pode ser o estímulo, mas não são a causa de nossos sentimentos. Isso fundamenta a proposta da CNV de nos responsabilizarmos pelos nossos sentimentos e pela escolha de estratégias que atendam às nossas necessidades. Normalmente, para atendermos às nossas necessidades podemos recorrer a inúmeras estratégias. Por exemplo, se queremos nos divertir (necessidade de diversão), podemos ler um livro, ir ao cinema etc. Uma das causas frequentes de conflito é o fato de nos apegarmos a uma estratégia que não atende às necessidades de todos os envolvidos. Nosso condicionamento normalmente nos leva a querer convencer o outro de que seu comportamento (estratégia) está errado. Por isso, ao nos expressarmos, é importante observar a diferença entre estratégia e necessidade. A estratégia é a resposta a perguntas do tipo quem, quando, onde, como, o quê. Exemplo de estratégia: "Quero ir ao cinema, com meu parceiro, às 22 horas". Já a

necessidade responde à pergunta por quê? Exemplo: “Porque estou precisando me divertir”. Quando enxergamos a humanidade mútua no nível da necessidade, saímos do paradigma do certo e errado e podemos encontrar estratégias que solucionem o conflito.

4. Pedido: ações que ajudam a atender às necessidades. A CNV propõe que os pedidos sejam concretos, específicos, factíveis e em linguagem de ação positiva. Esse componente é o que possibilita explorar ações que podem, nas palavras de Marshall Rosenberg, “tornar a nossa vida mais maravilhosa”. O pedido passa a ser uma exigência se não estivermos abertos a receber uma negativa como resposta. Também deixa de ser percebido como um pedido se a pessoa o atender motivada por culpa, vergonha, dever, obrigação, medo de punição ou pela promessa de uma recompensa. Uma negativa do receptor do pedido significa que ele está querendo cuidar de necessidades dele. Ao investigarmos o que o está motivando a dizer não, podemos tentar encontrar, em conjunto, uma estratégia que atenda às necessidades de todos.

QUADRO 1 Comparação entre diálogos sem e com a abordagem da CNV

Diálogo sem a abordagem da CNV	Diálogo com a abordagem da CNV
Observação com interpretação: “Você nunca vem às reuniões da equipe.” (“Nunca” é uma generalização, que, neste caso, denota uma interpretação)	Observação: “Nas últimas três reuniões da equipe você não esteve presente.” (Fato observável, sem interpretação)
Julgamento ou sentimento falso: “‘**Sinto’ que é inútil*** (julgo que é inútil) expressar o impacto de sua ausência” OU “**Sinto-me sabotado***, porque vivo falando que todos têm que comparecer e você é o único que não vem.” (Você me sabota e é responsável por eu me “sentir” sabotado)	Sentimento: “Fico frustrado.” (Autorresponsabilização – minha frustração decorre de minha expectativa, que, por sua vez, está fundamentada nas necessidades expostas a seguir)
Estratégia: “Preciso que você compareça as reuniões da equipe.” (Trata-se de uma estratégia – diz o que desejo que você faça, não diz que necessidades seriam atendidas)	Necessidade: “A presença de todos permite que a formulação e a atribuição de responsabilidades sejam feitas de modo consensual. Para mim, isso é importante porque possibilita que haja maior adesão aos acordos e que trabalhemos de forma colaborativa, sinérgica e harmoniosa.” (Necessidades explícitas e implícitas de comprometimento, colaboração, parceria, apoio, eficiência, harmonia)

(continua)

QUADRO 1 Comparação entre diálogos sem e com a abordagem da CNV *(continuação)*

Diálogo sem a abordagem da CNV	Diálogo com a abordagem da CNV
Pedido ou exigência: "Por favor, dê um jeito de comparecer às reuniões." (Abstrato) "Por favor, prometa que não haverá mais imprevistos no horário de nossa reunião." (Pedido de ação negativa - diz o que não fazer) "É a última vez que 'peço' para você comparecer às reuniões." (Exigência com mensagem implícita de punição)	Pedido: "Você estaria disposto a participar da próxima reunião de forma virtual, caso perceba a inviabilidade de fazê-lo presencialmente?" (Concreto, específico, factível e de ação positiva) OU "Você estaria disposto a que tentemos encontrar uma solução que cuide de nossas necessidades?" (Pedido para compor uma solução)

(*) Apenas as expressões em negrito representam o julgamento e o falso sentimento. O que segue a elas tem o intuito didático de ilustrar a motivação da pessoa ao se expressar dessa maneira
CNV: comunicação não violenta.

Os quatro componentes não configuram um "roteiro" engessado que nos leva por um caminho linear e de mão única. A essência da CNV está na conscientização desses quatro componentes e não nas palavras que são trocadas.

Embora o processo dos quatro componentes possa parecer simples, pode ser desafiador integrá-lo ao nosso modo de pensar e agir, por causa do enraizamento do paradigma dualista (bom/mau, certo/errado) em nosso condicionamento cultural e porque isso requer uma constante conexão com a energia de vida que está presente em nós e nos outros. Em outras palavras, não estamos acostumados a entrar em contato com nossos sentimentos e necessidades para expressá-los e para ir checando se nossas ações e o impacto delas estão alinhados com nossa intenção. Essa checagem nos possibilita substituir o automatismo de nossas reações pela escolha consciente de nossas ações.

Vimos como os quatro componentes da CNV podem nos ajudar a expressar o que está vivo em nós de forma autêntica e com uma chance de evitarmos reações de defesa, contra-ataque ou submissão. Agora vejamos como eles nos auxiliam a receber de maneira empática o que os outros expressam, mesmo quando o fazem de uma forma que julgamos violenta, dado que toda violência é uma expressão trágica de necessidades não atendidas[10].

Quando uma pessoa está nos dizendo algo, podemos tentar adivinhar o que está vivo nela, fazendo perguntas que demonstrem nosso interesse em compreender a essência do que ela está expressando. Imaginemos que alguém nos diga a frase do Quadro 1 que exemplifica um falso sentimento: "'Sinto' que é inútil expressar o impacto de sua ausência". Podemos tentar adivinhar o que é importante para essa pessoa, checando: "Vejo que você está intranquilo (sentimento) porque gostaria que sua mensagem fosse considerada (necessidade de consideração), para evitar a recorrência desse impacto. É isso?".

Nossas perguntas não precisam corresponder ao que a pessoa realmente está vivenciando. O importante é que ela perceba nosso genuíno desejo de compreendê-la. Ao formular adivinhações que terminam sempre com um ponto de interrogação (afirmações podem ser interpretadas como diagnósticos), estamos checando nosso entendimento e possibilitando que a pessoa continue se expressando, seja para tentar nos dar mais clareza sobre o que ela quis transmitir (clareza que ela mesma pode estar construindo ao fazer uma autochecagem para responder à nossa pergunta), seja para ampliar ou aprofundar o conteúdo que está compartilhando.

Essas tentativas de adivinhações também são muito valiosas quando se deseja oferecer uma escuta empática. Um ponto de atenção para uma interação em que alguém está compartilhando algo conosco é o nosso desejo de querer consolar ("Não fique assim, isso passa"), de relatar uma experiência própria ("Comigo aconteceu algo parecido..."), ou aconselhar ("Acho que você deveria...") etc. Isso pode fazer com que a pessoa não se sinta escutada, pois o foco passa a ser o que nós achamos que seria bom para a pessoa ouvir ou para o que nós queremos falar. Na escuta empática, o foco está na pessoa e no que ela está compartilhando. Significa encontrar a pessoa onde ela está e criar um espaço seguro em que ela se sinta acompanhada. Para a CNV, a empatia ocorre quando oferecemos nossa presença e quando tentamos checar nossa compreensão do que está vivo nela naquele momento. Por exemplo, suponhamos que uma mãe esteja nos contando como foi dolorido para ela perder duas filhas devido à doença "x". Ela detalha os cuidados que dispensou às filhas e como elas sofreram ao longo do tratamento. Diz que não poderia tolerar que algo semelhante acontecesse com o filho que está doente. Apesar da dor que vivenciou com a perda das filhas no passado, o que está vivo nessa mãe, no presente, é a preocupação em relação ao diagnóstico e prognóstico do filho. Poderíamos perguntar a ela: "A senhora está aflita (sentimento) porque gostaria de saber (necessidade de clareza) o que seu filho tem, se o tratamento vai ser doloroso e se vai se curar, é isso?".

Quando utilizamos a CNV em nossas interações – conosco, com outra pessoa ou com um grupo –, nos colocamos em nosso estado compassivo natural. Trata-se, portanto, de uma abordagem que se aplica em todos os níveis de comunicação e em diversas situações: relacionamentos intrapessoal e interpessoal; organizações e instituições; mediação de conflitos de toda natureza etc.

A CNV nos propõe um caminho para responder a duas perguntas: "Como podemos expressar o que está vivo em nós?" e "Como podemos tornar a vida mais maravilhosa?". A resposta a essas perguntas extrapola o escopo de qualquer técnica ou linguagem. Talvez a seguinte frase de Carl G. Jung consiga ilustrar o que é a proposta da CNV: "Conheça todas as teorias, domine todas as técnicas, mas ao tocar uma alma humana seja apenas outra alma humana".

CONCLUSÃO

A informação, alinhada com o conhecimento técnico-científico, é a base para uma medicina segura e de qualidade nos dias de hoje. Seja para separarmos os papéis desempenhados dentro da equipe, observar a segurança de cenários dentro do hospital, garantir continuidade do cuidado de maneira correta ou fazer o paciente e/ou seus responsáveis se verem como sujeitos ativos em seus cuidados, partilhando das decisões e inteirando-se do contexto que estão inseridos.

Assim, torna-se imperativo que as instituições criem ferramentas para que seus colaboradores mantenham o fluxo de dados gerados durante a internação o mais fidedigno possível, evitando erros que possam prejudicar o cliente e onerar o sistema de saúde.

A maneira mais custo-efetiva de alcançar esse objetivo é fazer equipe e paciente se sentirem acolhidos e com liberdade para apontar preocupações ou possíveis melhorias nos processos dentro da instituição. E uma comunicação efetiva e não violenta se apresenta como um caminho promissor nessa empreitada.

REFERÊNCIAS BIBLIOGRÁFICAS

1. World Health Organization Constitution. Available: https://www.who.int/about/who-we-are/constitution (acesso 3 mar 2021).
2. Pinto GLA. Administração de conflitos, gestão de mudanças e negociação. In: André AM. Gestão estratégica de clínicas e hospitais. 2.ed. São Paulo: Atheneu; 2014. p.273-90.
3. Lawson LE, Ehrenfeld JM, Walsh D. Patient safety. In: Skochelak SE, Hawkins RE, Lawson LE, Starr SR, Borkan JM, Gonzalo JD. Health systems science. AMA Education Consortium. St. Louis, Missouri: Elsevier; 2016. p.51-67
4. Marina Kohlsdorf M, Costa Junior AL. Comunicação triádica em pediatria: revisão de literatura. Trends in Psychology [Temas em Psicologia]. 2016;24(2);609-29.
5. Silva MJP. O papel da comunicação na humanização da atenção à Saúde. Rev Bioética. 2002.
6. Janvier A, Barrington K, Farlow B. Communication with parents concerning withholding or withdrawing of life-sustaining interventions in neonatology. Seminars in Perinatology. 2014;(8):38-46.
7. Health Literacy – Letramento em Saúde. In: Malveira R. Sexto sinal vital da saúde. 2010 [e-book].
8. Lantos JD. Ethical problems in decision making in the neonatal ICU. New England J Med. 2018;379:19.
9. Rosenberg MB. A linguagem da paz em um mundo de conflitos. São Paulo: Palas Athena; 2019.
10. Rosenberg MB. Comunicação não violenta: técnicas para aprimorar relacionamentos pessoais e profissionais. 4.ed. São Paulo: Ágora; 2006.

Seção II

Qualidade e segurança para o paciente

14 Indicadores de qualidade

Felipe Caino
Marivaldo Freitas Costa

INTRODUÇÃO

O processo de avaliação ou de gestão é nevrálgico para garantir a melhoria da qualidade dos sistemas e serviços de saúde. Com o advento das certificações de qualidade, a gestão de processos tem recebido atenção e exigido dos seus gestores uma evolução conceitual de segurança do paciente, bem como a mensuração e análise desses indicadores de saúde pautados em ferramentas de qualidade. Uma célebre frase foi citada ainda no século passado, mas nunca perdeu sua essência: "o que não é medido não é gerenciado"[1]. Entretanto, medição sem gestão é inútil, não gerando transformação.

> Os indicadores de qualidade são métricas que funcionam como uma referência para monitorar e avaliar a eficiência dos processos. Eles compõem as ferramentas de um sistema de gestão de qualidade. Dessa maneira, trata-se de parâmetros que dentro de um contexto permitem mensurar de maneira precisa e objetiva aquilo que se deseja.

Indicadores são frutos de medições. E, como o nome sugere, servem para indicar e identificar o resultado alcançado. Trata-se de ferramenta que garante ao cliente paciente/família que as melhores práticas foram aplicadas para que se alcance o melhor resultado terapêutico; é o instrumento determinante utilizado por operadoras e empregadores para o pagamento pelos melhores cuidados validados pela ciência e praticados por uma habilidade segura. É um modelo científico que evidencia o progresso e a melhoria contínua vinculados à gestão desses dados.

PARA QUE SERVEM OS INDICADORES DE QUALIDADE?

Os indicadores de qualidade apresentam por finalidade reduzir a subjetividade. Eles permitem uma visualização realista e abrangente dos resultados oriundos do que está sendo realizado na unidade. Sendo assim, é possível identificar padrões, problemas e qualidades da unidade.

Com essas informações em mãos, a gestão poderá tomar decisões a fim de melhorar o nível de qualidade da unidade e saber onde intervir. Isto é, pode-se investir os recursos com maior eficiência, obtendo melhores resultados sem, necessariamente, aumentar os gastos ou até mesmo reduzindo-os.

Cabe ressaltar que os indicadores de qualidade devem ser definidos de acordo com as particularidades da área em questão (UTI pediátrica ou neonatal). O ponto de referência para definir qualquer métrica é o planejamento estratégico do hospital, no qual constam seus objetivos, valores, metas e outras informações.

> Nesse âmbito, os indicadores servem para auxiliar no alcance do que foi estabelecido no planejamento com a melhor *performance* possível.

IMPORTÂNCIA DOS INDICADORES DE QUALIDADE

Os indicadores de qualidade são particularmente importantes em sua contribuição para o relacionamento com o paciente e a valorização da qualidade da unidade hospitalar avaliada. Pretende-se que a qualidade corresponda às expectativas do cliente ou as supere.

Além disso, os indicadores também contribuem para:

- Ter maior controle dos processos e seus resultados.
- Auxiliar nas tomadas de decisões.
- Contribuir com informações para avaliar a *performance* dos colaboradores.
- Identificar problemas e apontar suas resoluções.
- Alimentar a constante melhoria da equipe e dos protocolos da unidade.
- Direcionar e gerir melhor os investimentos.

O National Quality Forum traz algumas prerrogativas que devem ser consideradas para a implantação ou criação de indicadores de qualidade[2].

1. Medidas impulsionam a melhoria: equipes que gerenciam suas medidas de desempenho atuam eficazmente na busca do sucesso nos resultados dos pacientes.

2. Medidas informam: a gestão de indicadores favorece a avaliação dos clientes dando-lhes a oportunidade de advogar por uma boa assistência em saúde.
3. Medidas de *performance* influenciam pagamentos: é o que chamamos de pagamento por *performance* (*pay for performance*), o que fortalece a mitigação de eventos adversos.

Existem muitos indicadores de segurança do paciente, como os propostos pelas Comissões de Acreditação Hospitalar e pautados pela Agência Nacional de Vigilância Sanitária (Anvisa), devendo-se considerar que todos os indicadores idealizam a ausência ou mitigação de eventos[2]. Existe, entretanto, a possibilidade da criação de indicadores de desempenho pautados em boas práticas locais. O desempenho de um processo é intrínseco ao seu desenvolvimento em relação a tempo, custos, qualidade e gestão. Gerenciar o resultado dos indicadores é o fator desencadeante e contribuinte para a transformação dos serviços e produtos. Vale ressaltar que, no ambiente da UTI pediátrica/neonatal, os processos são desempenhados por atores que possuem metas e visão nem sempre homogêneas, o que pode gerar conflitos internos, tornando a avaliação muito complexa.

Há 20 anos, já se descrevia um cenário caótico do serviço de saúde, com má alocação de recursos, ineficiência, custos crescentes e desigualdade nas condições de acesso dos usuários. Tal cenário suscita a busca de um planejamento eficaz com soluções de menor custo para a obtenção de melhores resultados. Ou seja, a gestão deve ser efetiva!

Donabedian[3] apresenta sete atributos, por ele chamados de pilares da qualidade: eficácia, efetividade, eficiência, otimização, aceitabilidade, legitimidade e equidade. Desses atributos, três apresentam interesse especial para a rotina de trabalho nos laboratórios de controle de qualidade em saúde: eficácia, efetividade e eficiência. Um tripé que valida a gestão da qualidade como ferramenta essencial que, *a priori*, deveria permear os modelos de gerenciamento que buscam resultados sustentáveis transformadores.

Indicadores precisam garantir a objetividade na informação, a simplicidade na busca de dados, a validade na busca do objeto a ser transformado, sensibilidade para identificar as fragilidades, coragem para promover as mudanças e ser de baixo custo[4].

É fundamental que o gestor saiba o significado dos dados produzidos para que todo o trabalho não seja improdutivo.

Dados são informações que podem ser produzidas, compartilhadas ou coletadas e armazenadas. Estão associados a questões de segurança, privacidade e qualidade. Podem ser gerados de diversas fontes, que precisam ser críveis para que possam gerar segurança e mudança reais. O gestor vai perceber que não é simples focar os problemas relevantes, tornando imprescindível a ajuda de facilitadores de coleta e ferramentas de tratamento de dados, que permitam obter informações para evidenciar esses problemas ou a atual situação no cenário envolvido. Sem análise, os dados são apenas marcadores, números sem vida que se amontoam em alguma pasta.

Informação é a análise do dado gerando um significado. Aqui temos o nascedouro de um indicador de processo. É a etapa da extração de informações que irão direcionar as decisões após detectar os desvios; é a explicação dos fenômenos, diagnóstico de causas e novas descobertas que apontarão para o alcance do resultado esperado. Exige mente investigativa, criteriosa, curiosa, ambiciosa e perspicaz.

Conhecimento é a informação interpretada, entendida e aplicada para um fim, gerando transformação com a correção do desvio que o deixa aquém do ideal ou, em uma visão prospectiva, a ação que previne futuros desvios ainda não ocorridos. É a elaboração de um indicador de resultado. Indicador não muda cenário, não resolve problema, não é mágico. A mudança transformadora depende exclusivamente do gestor. Os indicadores são ferramentas, "instrumentais cirúrgicos" extremamente sensíveis, acurados para dissecar os mais tênues vieses. Mas, assim como os instrumentais precisam estar nas mãos de um habilidoso cirurgião, os indicadores precisam ser geridos com conhecimento e maestria. Aquém disso, são meros números "enferrujados", inaptos e ociosos (Figuras 1 e 2).

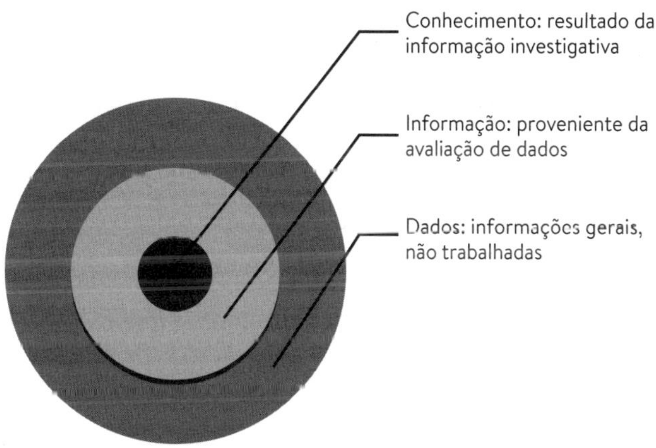

FIGURA 1 Definição geral de dados, informação e conhecimento.

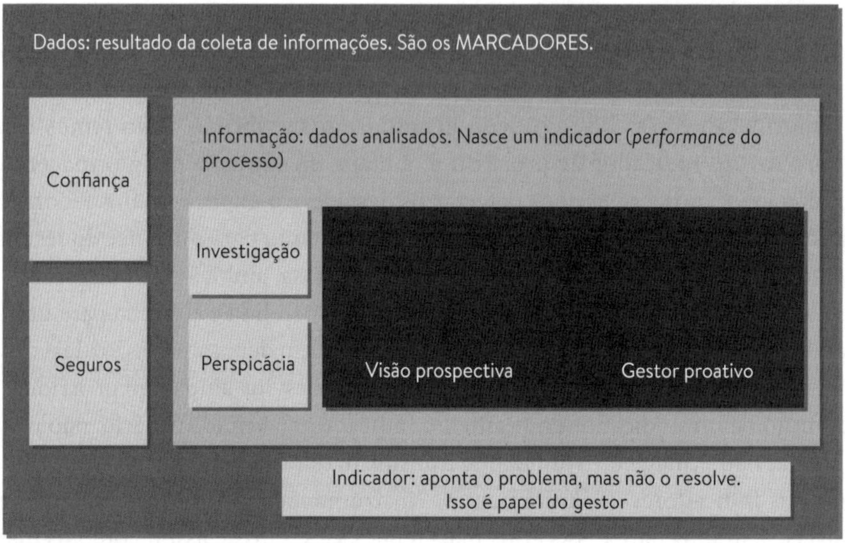

FIGURA 2 Prerrogativas de dados, informação e conhecimento.

ESCOLHENDO O QUE MEDIR

O primeiro passo é identificar a necessidade da criação de um indicador. Qual o objetivo restrito e qual o objetivo amplo? Qual é o problema que precisa ser resolvido ou qual a situação que precisa ser gerenciada? O indicador retratará a melhor medida, garantindo o melhor retorno para a transformação esperada? Quais etapas dos processos são fundamentais e devem ser gerenciadas (os indicadores de processos demonstram se as etapas de uma assistência segura foram seguidas)? Aqui temos a visão de como o produto final esperado está sendo gerado. Observe: você não pode mudar o resultado, mas pode mudar o processo, e a mudança do processo mudará o resultado esperado.

TIPOS DE INDICADORES

O centro de terapia intensiva é uma área pioneira na coleta sistemática de dados que informam sobre a qualidade da assistência prestada aos pacientes. Por meio desses dados, busca-se medir e corrigir eventuais desvios em relação ao melhor cuidado que pode ser prestado ao paciente gravemente enfermo.

Os principais indicadores de qualidade advêm de regulamentações nacionais ou da literatura científica internacional. Além de aspectos técnico-assistenciais, alguns indicadores buscam abranger a experiência do paciente como parâmetro de qualidade. Dentro deste último grupo, monitora-se a quantidade de queixas e elogios, o farol de experiência do paciente. As metas referentes aos indicadores de qualidade são baseadas em série histórica (buscando aprimoramento constante), além de comparação com as melhores instituições em nível mundial.

> Marcadores: são os dados coletados em sua maioria, são números que em determinado momento servem apenas para traçar um perfil ou servir denominador para o ajuste da informação.

Na Figura 3, tem-se um exemplo de base de dados referente ao número de pacientes pediátricos que foram inseridos no protocolo de sepse pediátrica. Se esses dados não forem avaliados para a extração de mais informações, será classificado como um marcador do protocolo. Não gera transformação; são números. Se no mês de dezembro há 50 ou 30 pacientes, isso não gera transformação, não existe ação sobre isso. Entretanto, se o gestor investigar os dados extraindo mais informações, captando o que os números estão dizendo, pode-se gerar um indicador que mensura o desempenho do processo.

Exemplo de análise do dado encontrado no mês de dezembro: identificam-se 44 protocolos abertos no pronto-socorro pediátrico. Cinco casos foram excluídos após avaliação médica por não apresentar critérios de quadro clínico de sepse; 35 pacientes receberam alta do pronto-socorro (sem retorno a essa instituição) e 4 pacientes foram encaminhados à UTI pelo desconforto respiratório, tendo sido contemplados pelo protocolo de pneumonia comunitária. Ambos foram acompanhados por equipe multidisciplinar, com desfecho favorável, não sendo identificadas fragilidades no processo.

Observação 1: os dados poderiam ter sido considerados apenas para levantamento do número de pacientes inseridos no protocolo. Seriam utilizados para uso no perfil epidemiológico e como denominador para os demais indicadores, como o indicador de tempo de administração de antibiótico. Entretanto, observou-se aqui que os dados falam do desempenho do processo pronto-socorro pediátrico e sua *performance* no atendimento primário de pacientes que terão sua continuidade no tratamento na UTI. Os dados (vistos como números) revelam informações sobre a linha de cuidado mensurando o desempenho de dois processos que estão interligados e sendo gerenciados por profissionais diferentes.

Indicador de desempenho ou de processo: são informações que demonstram como o processo tem desenvolvido as atividades esperadas dentro de determinado contexto para alcançar uma meta ou objetivo estipulado (Figura 4).

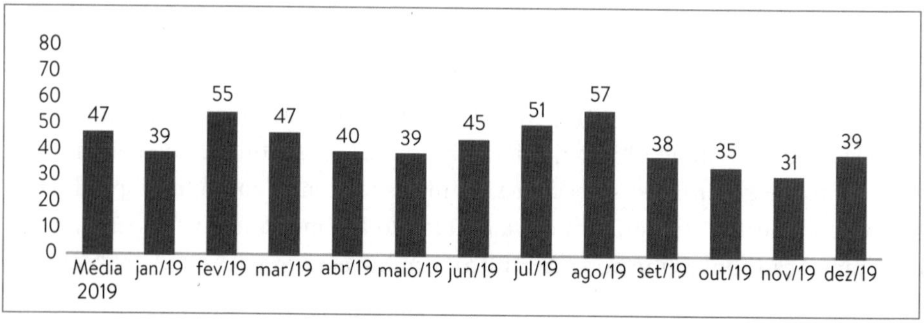

FIGURA 3 Número de pacientes incluídos no protocolo de sepse pediátrica.

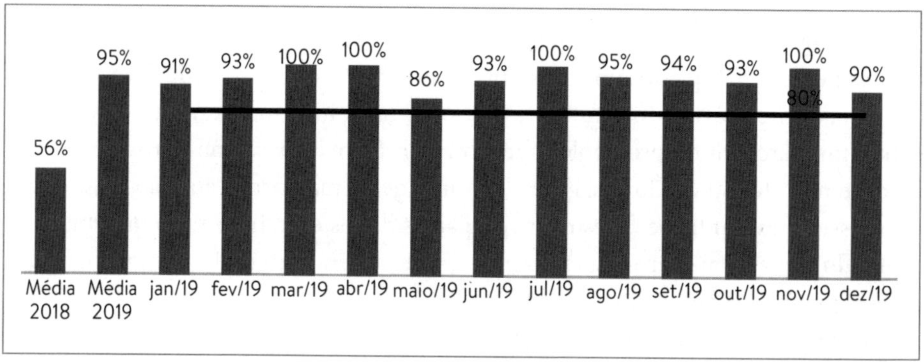

FIGURA 4 Taxa de pacientes em uso de cateter de alto fluxo que não evoluíram para ventilação mecânica.

Análise crítica referente ao mês de dezembro: dois pacientes fizeram uso tardio do cateter de alto fluxo pela longa permanência na emergência pediátrica. Após admissão na UTI, foi imediatamente instalado o dispositivo, porém houve evolução para ventilação mecânica.

Observação 2: os dados dizem que 10% da população-alvo para o uso do cateter de alto fluxo ficou fora do esperado. Observe-se que isso não foi descrito na análise, porque o gráfico já apresenta esse dado. A investigação deve buscar o que contribuiu para o uso tardio do cateter. É essa análise investigativa que vai desenhar o esboço de planos de ação para a melhoria e o alcance do resultado esperado.

Observação 3: a meta para o ano foi de 80%. Pode-se perceber que no ano anterior o resultado alcançado foi de 56%. A equipe decidiu melhorar o resultado e estabeleceu uma meta mais ousada, porém alcançável. Em dezembro, o resultado foi de 90%, ou seja, acima da meta. Isso não dispensa a análise dos dados para que o resultado se mantenha sustentável.

Indicador de resultado: evidencia o produto almejado. Como exemplo, o produto esperado de uma terapia intensiva pediátrica/neonatal é a estabilização hemodinâmica dos pacientes para que seja possível a alta hospitalar. Todas as equipes trabalham em sua interdisciplinaridade para o alcance desse resultado esperado. Qual indicador pode evidenciar esse resultado? Veja-se o exemplo mostrado na Figura 5.

É muito importante entender que os indicadores norteiam o alcance dos resultados. Em um momento pode ser apenas um número que servirá como base do denominador de algum indicador; em outro momento esse marcador poderá ser avaliado como indicador estratégico. A seguir, vários exemplos de indicadores e sua classificação.

Marcadores:

- Número de pacientes/dia em UTI pediátrica/neonatal.
- Número de pacientes/dia em uso de cateter venoso central.
- Número de pacientes/dia com risco para lesão de pele.

Esses marcadores serão utilizados como denominadores em algum momento. Não temos ação sobre eles.

Indicadores de desempenho:

- Taxa de ocupação em UTI pediátrica/neonatal.
- Taxa de infecção de corrente sanguínea associada a cateter venoso central.
- Taxa de efetividade na prevenção de lesão de pele.
- Taxa de reinternação em tempo < 24 horas pós-alta.

Esses indicadores retratam o desempenho do processo na assistência ao paciente.

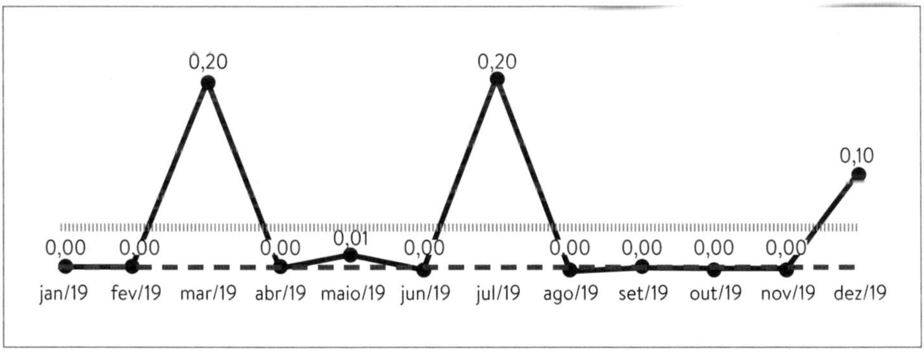

FIGURA 5 Taxa de letalidade.

INDICADORES DE RESULTADOS

Resultado da unidade de terapia intensiva:

- Taxa de letalidade.

Resultado esperado no protocolo de pneumonia adquirida na comunidade:

- Alta em até 5 dias de tratamento.

Resumidamente, observando os critérios definidos no início deste capítulo, o gestor deve ter uma visão clara do produto a ser alcançado. Será esse entendimento que o norteará na construção dos mais diversos indicadores. E todos eles designarão as sendas para o sucesso.

Os indicadores a seguir são exemplos dessa preocupação em monitorar os diversos aspectos assistenciais usualmente mais utilizados para melhor estratificação de indicadores nas UTI pediátrica e neonatal.

Taxa de adesão ao protocolo de sepse

Este indicador demonstra a proporção de pacientes que recebem todas as medidas indicadas para o tratamento dessa condição. O objetivo é que o valor seja o mais próximo possível de 100%. A taxa de adesão ao protocolo de sepse é calculada com base m uma divisão com os seguintes componentes:

- Numerador: número de saídas de pacientes com suspeita de sepse e que receberam todos os itens do conjunto de medidas indicadas, tais como coleta de exames, uso de antibiótico precoce e correção de hipotensão (pressão baixa) quando indicado.
- Denominador: número de saídas de pacientes com suspeita de sepse.

Densidade de infecções relacionadas à assistência à saúde

- Densidade de infecção associada a cateter venoso central, densidade de infecção de trato urinário associado a cateter vesical, densidade de pneumonia associada à ventilação mecânica. Esse conjunto de indicadores revela a magnitude das infecções associadas ao uso de dispositivos frequentemente utilizados em nosso meio: cateteres venosos (CVC), vesicais/urinário e ventiladores mecânicos. Esses indicadores são considerados estratégicos para cada instituição, sendo monitorados sistematicamente. Espera-se que esse número seja o mais baixo possível. O indicador é calculado com base em uma fórmula com os seguintes componentes:

- Numerador: número total de infecções associadas a dispositivos em determinado período.
- Denominador: número total de dispositivos/dia (um dispositivo/dia é a soma de pacientes em uso de dispositivos a cada dia em determinado período).

Mortalidade hospitalar padronizada (comparada ao esperado para a gravidade dos pacientes)

Existem vários índices prognósticos que estão em constante adaptação, sendo os mais utilizados em pediatria o *Pediatric Risk of Mortality* (PRISM) e o *Pediatric Index of Mortality* (PIM). Na neonatologia o mais utilizado é o *Score for Neonatal Acute Physiology* (SNAP). São importantes para associar à informação da taxa de Mortalidade Hospitalar Padronizada (TMHP), que foi desenvolvida no Reino Unido na década de 1990 e vem sendo usada por vários países, como EUA, Canadá, Austrália e Holanda, para monitorar a qualidade do cuidado oferecido.

A utilização de sistemas de escores prognósticos, que reflitam a gravidade dos pacientes cuidados em UTI de forma adequada e padronizada, é extremamente útil e de grande importância na orientação de condutas médicas e planos terapêuticos[5], seja para a alocação correta de recursos técnico e humanos, para melhorar a qualidade da assistência ao paciente e para a identificação de fragilidade do serviço diante de situações específicas, ou para comparação entre unidades distintas e sua futura adequação.

Uso de recursos padronizados

Pode ser estimado pelo tempo em que um paciente com determinada gravidade permanece internado em UTI antes de ter um desfecho favorável (alta vivo). O indicador de uso de recursos padronizados consiste em comparar o uso de recursos observado em relação ao que seria esperado, dada a gravidade clínica dos pacientes atendidos.

REFERÊNCIAS BIBLIOGRÁFICAS

1. Kaplan R, Norton DP. A estratégia em ação. Rio de Janeiro: Campus; 1997.
2. Gama ZAS, Saturno-Hernández PJ, Ribeiro DNC, Freitas MR, Medeiros PJ, Batista AM, et al. Desenvolvimento e validação de indicadores de boas práticas de segurança do paciente: Projeto ISEP-Brasil. Cad Saúde Pública. 2016;32(9):e00026215.
3. Donabedian A. The seven pillars of quality. Arch Pathol Lab Med. 1990;114:1115-1119.
4. Soller SAL, Regis GI Fo. Uso de indicadores da qualidade para avaliação de prestadores de serviços públicos de odontologia: um estudo de caso. Rev Adm Pública. 2011;45(3):591-610. The National Quality Forum. Safe Practices for Better Healthcare – 2010 update: a consensus report. Washington, DC: The National Quality Forum; 2010.
5. Bendle NT, Farris PW, Pfeifer PP, Reibstein DJ. Grandes métricas do marketing: os principais indicadores que todo gestor deve conhecer. 3ª ed. Rio de Janeiro: Actual; 2017.
6. Ferreira GSA, Salgado Junior W, Costa AL. Construção e análise de indicadores de desempenho do acesso à atenção especializada do SUS. Saúde Debate [Rio de Janeiro]. 2019;43(123):1003-14.
7. Lima CRM, Lima CRM. A avaliação do custo-eficácia das intervenções em organizações de saúde. Rev Adm Empres. 1998;38(2):62-73.
8. Silva EN, Silva MT, Pereira MG. Estudos de avaliação econômica em saúde: definição e aplicabilidade aos sistemas e serviços de saúde. Epidemiol Serv Saúde [Brasília]. 2016;21(1):205-7.
9. Bao ACP, Amestoy SC, Moura GMSS, Trindade LL. Quality indicators: tools for the management of best practices in Health. Rev Bras Enferm [Brasília]. 2019;72(2):360-6.
10. Amaral F. Introdução à ciência de dados: mineração de dados e big data. Rio de Janeiro: Alta Books; 2016.
11. Francischini ASN, Francischini Paulino G. Indicadores de desempenho: dos objetivos à ação. Métodos para elaborar KPIs e obter resultados. Rio de Janeiro: Alta Books; 2017.
12. Pollack MM, Ruttimann UE, Getson PR. Pediatric risk of mortality (PRISM) score. Crit Care Med. 1988 Nov;16(11):1110-6.
13. Yeh TS, Pollack MM, Ruttimann UE, Holbrook PR, Fields AI. Validation of a physiologic stability index for use in critically ill infants and children. Pediatr Res. 1984;18(5):445-51.
14. Pollack MM, Patel KM, Ruttimann UE. Prism III: an updated pediatric risk of mortality score. Crit Care Med. 1996 May;24(5):743-52.
15. Pollack MM, Holubkov R, Funai T, Dean JM, Berger JT, Wessel DL, et al. The pediatric risk of mortality score: update 2015. Pediatr Crit Care Med. 2016;17(1):2-9.
16. Shann F, Pearson G, Slater A, Wilkinson K. Paediatric index of mortality (PIM): a mortality prediction model for children in intensive care. Intensive Care Med. 1997;23(2):201-7.
17. Slater A, Shann F, Pearson G, Paediatric Index of Mortality (PIM) Study Group. PIM2: a revised version of the Paediatric Index of Mortality. Intensive Care Med. 2003;29(2):278-85.
18. Straney L, Clements A, Parslow RC, PearsonG, Shann F , Alexander J, et al. Paediatric index of mortality 3: an updated model for predicting mortality in pediatric intensive care. Pediatr Crit Care Med. 2013;14(7):673-81.
19. Poses RM, Bekes C, Copare FJ, Scott WE. The answer to "what are my chances, doctor?" depends on whom is asked: prognostic disagreement and inaccuracy for critically ill patients. Crit Care Med. 1989;17(8):827-33.

15 Acreditação hospitalar aplicada à UTI neonatal

Rogério Pontes Andrade
Fernando Mallet Soares Paragó

INTRODUÇÃO

A preocupação com a qualidade do cuidado em saúde constitui atualmente tema de relevância crescente entre pesquisadores no âmbito nacional e mundial. Entretanto, é uma condição que tem sido observada há muitas décadas e até mesmo alguns séculos. Várias figuras históricas foram relevantes para o desenvolvimento de um modelo de aprimoramento e avaliação da qualidade hospitalar[1].

A enfermeira britânica Florence Nightingale, também conhecida como a "dama da lamparina", no século XIX, revolucionou a enfermagem ao incentivar mudanças dos cuidados durante a Guerra da Crimeia. Utilizando-se da estatística e do acompanhamento dos resultados de seus pacientes, chefiou enfermarias em um hospital de campanha, reduzindo significativamente o número de infecções e mortes por meio da execução de cuidados como, definição de processos rígidos, segregação de áreas, higiene e alimentação dos soldados feridos, entre outros.

No início do século XX, o cirurgião americano Ernest Amory Codman, com base em estudo sobre a falta de conhecimento e habilidades técnicas para um correto julgamento cirúrgico, deficiência de cuidados e equipamentos e ausência de avaliação dos resultados de suas cirurgias, estruturou o que passou a ser o alicerce dos padrões de acreditação hospitalar, definindo requisitos básicos para o funcionamento de unidades de centro cirúrgico nos EUA.

Avedis Donabedian, médico e professor libanês radicado nos EUA, publicou em 1985 o estudo *Epidemiologia da qualidade* abordando a qualidade do cuidado e indicadores assistenciais. A partir de seus estudos surgiram as preocupações com a segurança e a qualidade da assistência prestada ao paciente e com a sistematização de ações para garanti-las.

PRINCIPAIS MODELOS DE CERTIFICAÇÃO DE SERVIÇOS DE SAÚDE

A necessidade de estabelecer padrões mínimos de qualidade para o trabalho dos hospitais teve impulso a partir da década de 1910, quando o Colégio Americano de Cirurgiões, constatando que os hospitais dos EUA ostentavam grande desorganização dos prontuários médicos, resolveram que só iriam operar em hospitais que se organizassem para tanto. A evolução dessa iniciativa culminou com a criação, em 1924, do Programa de Padronização Hospitalar (PPH), que definia requisitos mínimos para a garantia da qualidade da assistência em três frentes:

- A primeira relacionava-se à criação e organização do corpo clínico e ao exercício da profissão médica em si.
- A segunda orientava o preenchimento de prontuário com informações relevantes do histórico, exames e as condições de alta do paciente.
- A terceira referia-se aos recursos para diagnóstico e tratamento[2].

Outras iniciativas surgiram até a criação, em 1951, da Joint Commission on Accreditation of Hospitals, formada pelo Colégio Americano de Cirurgiões, a Associação Americana de Hospitais, o Colégio de Médicos Clínicos e a Associação Médica Americana, com a finalidade de submeter todos os hospitais americanos e canadenses a uma apreciação para verificar seu desempenho[3]. Desde então, diversos manuais de acreditação para hospitais têm sido difundidos mundialmente, por organizações que congregam entidades representativas do segmento de saúde reunidas para estabelecer padrões de qualidade que possam servir de guia para a organização dos hospitais, e como referência para avaliações independentes.

Em 1958, foi fundado no Canadá um consórcio de diferentes associações profissionais que deu origem à organização sem fins lucrativos Accreditation Canada (antigo Canadian Council on Health Services Accreditation - CCHSA), criada com o objetivo de estabelecer normas por consenso[4]. A Accreditation Canada desenvolveu o programa Qmentum, introduzido nas organizações médicas canadenses em 2008, que permite aos gestores usar oito dimensões para *benchmarking*:

1. Foco populacional.
2. Acessibilidade.
3. Segurança.
4. Força de trabalho.
5. Serviços voltados ao cliente.
6. Continuidade dos serviços.

7. Efetividade.
8. Eficiência.

Estas dimensões proporcionam autoavaliação e auditoria externa para identificar pontos fortes e oportunidades de melhoria nas organizações de saúde, por unidade e por área do programa[5].

No Brasil, a Organização Nacional de Acreditação (ONA), fundada em 1999, é a entidade responsável pelo desenvolvimento e gestão dos padrões brasileiros de qualidade e segurança em saúde, consolidados no "Manual das Organizações Prestadoras de Serviços de Saúde", que prevê três níveis de certificações, crescentes em grau de complexidade de modo a estimular a melhoria contínua da gestão e dos processos de trabalho nas organizações de saúde. Os níveis são correlacionados de maneira que, para alcançar um nível de qualidade superior, os anteriores obrigatoriamente devem ter sido satisfeitos. O cumprimento dos padrões de qualidade agrega diversas vantagens, e dentre elas se destacam a transparência na gestão e a melhoria dos resultados dos serviços de saúde[6].

Desde sua concepção, a Acreditação no Brasil sempre teve caráter educativo e de promoção da melhoria contínua da qualidade e da segurança da assistência aos pacientes nas organizações de saúde. No processo de acreditação é necessário que a organização se submeta a avaliações periódicas, realizadas por uma Instituição Acreditadora Credenciada (IAC).

Cada modelo de certificação, como Joint Commission International (JCI), Accreditation Canada – Qmentum e ONA, possui diferenças em relação à abordagem do processo, custos e representatividade. Em comum a todos estes está o fato de que não há possibilidade de certificação específica do setor de terapia intensiva, mas apenas da organização de saúde como um todo. No Brasil, em 2017, a Associação de Medicina Intensiva Brasileira (AMIB), em parceria com o Instituto Qualisa de Gestão (IQG), criou a Certificação por Distinção em Serviços de Terapia Intensiva, que tem como objetivo garantir a constância dos cuidados de excelência aos pacientes em terapia intensiva. A certificação considera revisões de boas práticas internacionais e a cultura de trabalho e realidade local, permitindo a comparação com serviços semelhantes e a monitorização evolutiva da qualidade.

DECISÃO PELA ACREDITAÇÃO

Tendo ponderado sobre os diferentes modelos de acreditação e certificação mencionados anteriormente, serão abordados neste tópico os aspectos relativos ao processo decisório, destacando-se o papel da alta direção, que deve estar comprometida com o desenvolvimento e a implementação dos processos de gestão da qualidade e com sua melhoria contínua, de maneira explícita e constante, no modo de administrar o negócio, proporcionando todas as condições necessárias para o desenvolvimento de uma nova cultura. Para tanto, é fortemente recomendada a composição de um Núcleo de Qualidade e Segurança do Paciente, em conformidade com a legislação brasileira, composto por pessoal, *softwares* e processos dedicados exclusivamente ao desenvolvimento do Sistema de Gestão da Qualidade (SGQ).

> A acreditação tem se confirmado como ferramenta decisiva para a melhoria da qualidade dos cuidados de saúde e promoção da excelência. A conquista do certificado, mais do que servir como instrumento de diferenciação perante o mercado, deve ser considerada uma consequência da evolução da gestão da organização de saúde, o que só pode ser conquistado com o envolvimento efetivo de toda a equipe médica, assistencial, administrativa e de apoio, englobando tanto os clientes internos quanto fornecedores e até mesmo os clientes externos, capacitando-os e compartilhando as responsabilidades inerentes ao processo. É necessário lembrar que os modelos de acreditação pressupõem que todas as áreas do hospital devem cumprir os padrões de seus respectivos manuais.

DIAGNÓSTICO SITUACIONAL

Uma vez decidido o modelo de acreditação que mais se adéqua à realidade e às necessidades da organização de saúde, uma das primeiras medidas que devem ser adotadas é a realização de um diagnóstico, que pode ser realizado com equipe interna ou externa, com a finalidade de determinar em que grau os requisitos do manual de acreditação estão sendo cumpridos.

Caso seja decidido que o diagnóstico será realizado por equipe interna, deve-se ter em mente que a auditoria interna não visa punir faltas, erros ou falhas, mas tem por finalidade gerar informações úteis e válidas para que a administração da organização analise criticamente a implementação do SGQ. Trata-se de um instrumento de aprimoramento, uma vez que proporciona medidas preventivas e corretivas. É imprescindível a adequada formação dos colaboradores que desempenharão essa importante atividade.

O planejamento da auditoria deve ser minucioso e tem início pela escolha do auditor líder. Em seguida devem ser definidos os objetivos, o escopo e os critérios de auditoria, ou seja, os padrões e/ou requisitos para os processos que serão auditados, que devem relacionar minimamente os requisitos:

- Das legislações aplicáveis à área, como, no caso das Unidades de Terapia Intensiva (UTI), a Resolução Anvisa n. 7, de 24 de fevereiro de 2010, e a Resolução

RDC n. 36, de 25 de julho de 2013, que institui ações para a segurança do paciente em serviços de saúde.

- Do manual de acreditação do modelo escolhido pela organização (JCI, Qmentum, ONA ou Certificação por Distinção em Serviços de Terapia Intensiva).

Para melhor execução da auditoria interna, os requisitos elencados devem ser organizados em uma lista de verificação ou *checklist,* conforme mostra o Quadro 1.

QUADRO 1 Exemplo de lista de verificação

Lista de verificação				
Setor auditado:		Data da auditoria:		
Auditores:		Auditados:		
Item	Descrição do item	Itens de verificação	C/NC	Constatações
N	Descrever conforme fonte do requisito (Legislação ou Manual)	Evidências objetivas de conformidades a serem procuradas	Conforme/ Não conforme	Registros, apresentação de fatos ou outras informações pertinentes aos critérios de auditoria e verificáveis, podendo ser quali ou quantitativas
Exemplo de preenchimento				
MA 1.1	Responsabilidade técnica conforme a legislação	Responsável técnico médico intensivista titulado. Verificar nome do responsável técnico, registro no Conselho Regional de Medicina e validade da Anotação de Responsabilidade Técnica (ART)	Respondido no momento da auditoria	Respondido no momento da auditoria

Fonte: adaptado de Couto e Pedrosa, 2009.

As auditorias devem ser conduzidas por pessoas que tenham conhecimento tanto de técnicas de auditoria quanto da área que está sendo auditada, respeitando princípios de objetividade e imparcialidade. Os auditores não devem auditar o próprio trabalho[7].

O processo de auditoria, com todos os seus passos, pode ser desenvolvido em conformidade com a Norma ABNT NBR ISO 19011:2018. A Figura 1 retrata o fluxo de processo para o gerenciamento de um programa de auditoria conforme a Norma.

A auditoria pode ser realizada por entidade externa, que pode ser uma empresa de consultoria ou uma empresa auditora dos modelos de acreditação, como as IAC no caso da ONA. A alta direção tomará essa decisão com base no interesse da organização no momento, lembrando que é vedado às IAC a realização de consultoria[8].

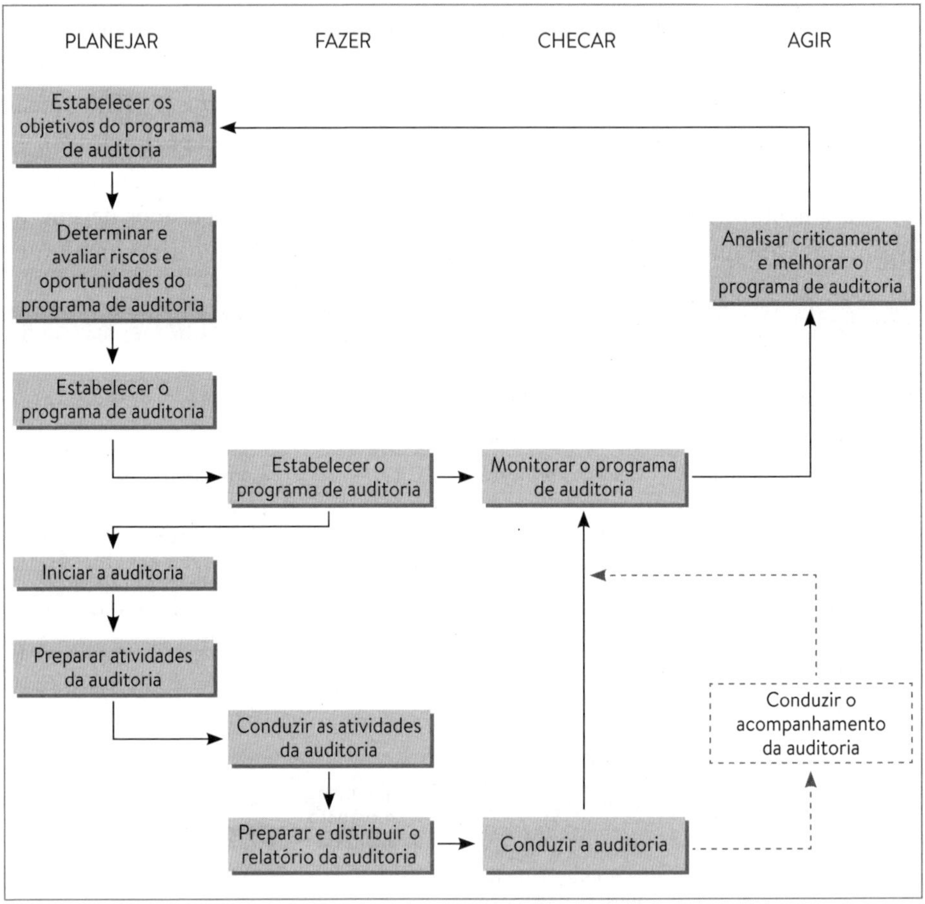

FIGURA 1 Fluxo do processo para gerenciamento de um programa de auditoria.
Fonte: adaptada de ABNT, NBR 19011: 2002, 2002.

A escolha da auditora externa deve levar em consideração especialmente a capacitação e a reputação das empresas no mercado, pois se trata de atividade crítica e que deve visar ao efetivo desenvolvimento do SGQ da organização e não meramente a obtenção do certificado.

MODELO DE MELHORIAS

Os resultados da auditoria, seja interna ou externa, devem ser analisados criticamente pelas áreas auditadas. Isso implica usar o relatório para realizar uma verificação profunda e global do processo quanto aos requisitos, objetivando identificar problemas e propor soluções[9]. Essa análise crítica deve ser realizada com os gestores e colaboradores envolvidos no processo, de maneira que possam contribuir efetivamente para a identificação das causas-raiz dos problemas e buscar que ações sejam tomadas sobre as causas fundamentais destes e não sobre seus efeitos, tornando-as, assim, mais assertivas.

> Para melhor desenvolvimento do estudo, os profissionais devem utilizar como apoio pelo menos as seguintes ferramentas da qualidade: *brainstorming*, diagrama de Ishikawa e a técnica dos 5 porquês, que proporcionarão um raciocínio estruturado para que a análise não seja nem superficial nem restrita. A tendência é que se identifiquem diversas raízes para os problemas. Para saber quais são as causas que precisam ser atacadas primeiro a fim de obter efetividade das ações, recomenda-se a aplicação de uma "matriz de priorização" como a "SETFI" ou a "GUT".

Priorizadas as diversas causas elencadas, é hora de chegar ao plano de ações, ou "5W2H". As ações definidas podem ser decisões gerenciais, corretivas ou preventivas, sugestões de melhorias em processos e/ou produtos, necessidade de captação de recursos, ou até mesmo pendências para uma investigação mais profunda sobre a causa raiz do problema e a necessidade de novas informações. O plano de ação é o produto de um planejamento, com o objetivo de orientar as diversas ações a serem implementadas, com total esclarecimento de fatores vinculados a cada uma delas, conforme indicado no Quadro 2.

QUADRO 2 Elementos do plano de ação

O Quê	Qual a ação planejada? Quais medidas serão tomadas?
Quem	Quem é o responsável pela condução dessa ação?
Quando	Quando essa ação será implementada?
Quanto	Quanto será gasto? Qual o tempo para executar a ação?
Por quê	Qual o resultado esperado com a implementação da ação?
Onde	Onde a ação será desenvolvida? Quais áreas a ação abrange?
Como	Quais os passos a serem dados?

Fonte: acervo pessoal do autor.

A melhoria em um processo complexo como a atenção em terapia intensiva, entretanto, não é algo fácil de ser implementado ou automaticamente decorrente da vontade de fazê-lo. Excelentes ideias, frutos de um bom planejamento a partir de uma auditoria bem executada, não raramente levam a mudanças quem não produzem o resultado desejado. Nesse sentido, para garantir que a mudança proposta resulte em melhoria é necessário que se estabeleça um método de implementação das ações de melhoria. Esse método precisa levar em conta a equipe que irá executar a ação, a constante medição dos resultados ao longo de seu andamento e a escala em que será implementada[10].

> A equipe deve, necessariamente, incluir membros familiarizados com as diferentes atividades do processo em questão, gestores e pessoas que executem o processo, incluindo médicos, farmacêuticos, enfermeiros e outros trabalhadores da linha de frente. Considerando que o processo de terapia intensiva faz parte de um contexto complexo que é o hospital, é fundamental a participação efetiva de alguém com autoridade executiva para promover a ligação com outros processos ou áreas da organização, servir como ligação com a alta gestão visando ao fornecimento dos recursos necessários para derrubar barreiras à progressão da ação.

Para assegurar a medição do resultado da implementação das melhorias, é necessário estabelecer indicadores e metas específicos, mensuráveis, alcançáveis, relevantes e atrelados a prazos que devem ser acompanhados periodicamente. Essa prática permite que desvios do objetivo sejam mais rapidamente identificados e ajustes de rumo executados, contribuindo para o atingimento do resultado pretendido.

Por fim, as ações devem ser implementadas inicialmente em pequena escala com o intuito de não gerar instabilidade em outros processos, garantindo que o resultado esperado poderá realmente ser atingido e promover a oportunidade de aprendizado com falhas, sem maiores "efeitos colaterais". A partir do sucesso em uma área ou um processo, a ação será reproduzida com maior facilidade e efetividade em outras áreas ou processos.

ASPECTOS DA ACREDITAÇÃO EM TERAPIA INTENSIVA NEONATAL E PEDIÁTRICA

Dentro do contexto da atividade de cuidados intensivos destinados a neonatos e crianças, alguns aspectos do processo de acreditação podem ser destacados. De forma didática, será feita referência a estrutura, manutenção, organização da assistência, gestão de risco, interação de processos e medição dos resultados.

Estrutura

A legislação específica para serviços de terapia intensiva neonatal e pediátrica precisa ser rigorosamente atendida no que tange à infraestrutura física. Atenção especial deve ser dada aos recursos que diferem de outras áreas assistenciais, como berços hospitalares, berços aquecidos e incubadoras de parede dupla em quantidade adequada; equipamentos de ressuscitação específicos para as faixas etárias atendidas e acomodação para acompanhantes.

Em relação aos recursos humanos, além da quantificação definida para esse tipo de atividade, a qualificação da equipe tem especial importância. A documentação dessa qualificação deve constar no prontuário dos colaboradores, e treinamentos específicos devem ser realizados periodicamente e registrados, especialmente em decorrência da análise dos indicadores da área.

Manutenção

A complexidade da área de terapia intensiva neonatal e pediátrica exige um parque tecnológico adequado e apto para a pronta utilização. Para tanto, é necessário estabelecer um programa de manutenção preventiva que deve ser cumprido à risca, registrando as ações e garantindo sua identificação junto a cada equipamento.

A manutenção predial tem relevância significante na manutenção preventiva das redes elétrica, hidráulica e de gases medicinais. A capacitação da equipe ganha relevância também nesse âmbito, estimulando o uso adequado dos equipamentos e da estrutura física, prevenindo problemas que afetem a redução da disponibilidade desses recursos.

Organização da assistência

Para estabelecer procedimentos e protocolos clínicos ajustados à necessidade do setor, é necessário estabelecer a medição e o acompanhamento do perfil epidemiológico e assistencial da unidade. A assistência deve ser pautada em equipe multiprofissional, conforme definido em legislação, e executada de forma de forma interdisciplinar, ou seja, com a perfeita interação entre os saberes dos diversos profissionais, buscando o melhor resultado para o paciente.

Nesse sentido, o estabelecimento de momentos de interação como *rounds* e visitas conjuntas é necessário para conduzir essa atenção de forma contínua, com a definição de um planejamento terapêutico individualizado, acompanhado com relação às metas propostas e integralmente registrado em prontuário para assegurar a boa comunicação e o seguimento do caso por toda a equipe.

Gestão de riscos

A implantação dos protocolos de segurança dos pacientes deve ser levada a cabo, com especial foco para as questões de identificação do binômio mãe-filho, nos casos de UTI neonatal. Uma sistemática de identificação dos riscos com estabelecimento de práticas de controle destinadas a cada um deles, que sejam auditadas em sua aplicação, precisa ser construída. Sistema de notificação de eventos adversos, com análise e proposição de ações corretivas e de mitigação do dano, deve ser implantado, atentando-se para as principais falhas nesse tipo de assistência, quais sejam:

- Medicamentos (abrangendo prescrição, preparo, administração e monitoramento).
- Infecções associadas aos cuidados de saúde.
- Ventilação mecânica.
- Eventos relacionados ao uso de dispositivos ou procedimentos médicos.
- Comunicação entre os cuidadores e fadiga dos profissionais[11].

Interação de processos

Não apenas o processo finalístico da assistência da UTI precisa estar mapeado e ser conhecido como também devem estar estabelecidos os parâmetros de interação com os processos de apoio e aqueles com interfaces com a unidade. Atenção especial deve ser dada aos requisitos de transferência com centro cirúrgico e demais unidades de cuidado (unidade de cuidados intermediários – UCI –, unidade de internação), aos tempos de respostas de exames de análise clínica, imagem e pareceres de especialidades, bem como ao atendimento das solicitações de manutenções corretivas sobre estrutura física e equipamentos.

Medição dos resultados

A medição dos principais indicadores de resultado da assistência (saídas, tempo médio de permanência, mortalidade ajustada, densidade de infecções etc.) precisa ser executada de forma sistemática. A análise crítica periódica desses indicadores, com foco na proposição de ajustes e na melhoria contínua dos serviços é a base para a construção de uma assistência de excelência.

CONCLUSÃO

O cuidado de saúde de excelência deve ter as seguintes características: ser seguro, efetivo, centrado na pessoa, oportuno, eficiente e equitativo. Atingir esse nível de excelência é um longo e árduo processo. Nesse sentido, a adesão a um programa de acreditação tem a capacidade de organizar e orientar as decisões e ações de uma organização, nos âmbitos estratégico, tático e operacional. Para tanto, a decisão e o comprometimento da alta gestão, o envolvimento de todos os interessados em todos os níveis, um diagnóstico situacional adequado, um sólido plano de auditorias e método na implementação das melhorias são as ferramentas básicas capazes de elevar o padrão de qualidade dos serviços, sendo a certificação um importante instrumento de comprometimento de melhoria contínua e um consequente importante reconhecimento externo.

REFERÊNCIAS BIBLIOGRÁFICAS

1. Sousa P, Mendes W. Segurança do paciente: conhecendo os riscos nas organizações de Saúde. In: Trindade L, Lage MJ. A perspectiva histórica e principais desenvolvimentos da segurança do paciente. Rio de Janeiro: EAD/ENSP; 2014.
2. Oliveira AN. Estratégias utilizadas nos desafios da gerência de serviço de enfermagem de uma rede hospitalar filantrópica [dissertação]. Rio de Janeiro: Universidade Estadual do Rio de Janeiro; 2018.
3. James R. Wright Jr. The American College of Surgeons, minimum standards for hospitals, and the provision of high-quality laboratory services. Archives of Pathology & Laboratory Medicine. 2017;141(5):704-17.
4. Touati N, Pomey MP. Accreditation at a crossroads: are we on the right track? Health Policy. 2009;90(2-3):156-65.
5. Mitchell JI, Nicklin W, MacDonald B. The determinants of quality healthcare: implications for Canadian health leaders. Healthcare Management Forum. 2012;25(3):138-41.
6. Schiesari LMC. Avaliação externa de organizações hospitalares no Brasil: podemos fazer diferente? Ciência & Saúde Coletiva. 2014;19:4229-34.
7. Couto RC, Pedrosa TMG. Técnicas básicas para a implantação da acreditação. Belo Horizonte: IAG-Saúde; 2009.
8. Organização Nacional de Acreditação (ONA). Sistema de Gestão da Qualidade. Norma Orientadora, n. 13. Instituições Acreditadoras Credenciadas. 29 de abril de 2019. Available: https://www.ona.org.br/uploads/NO_13_Instituicao_Acreditadora.pdf (acesso 21 jun 2020).
9. Fundação para o Prêmio Nacional da Qualidade. Critérios de Excelência. O estado da arte da gestão para a excelência do desempenho e o aumento da competitividade. 09/05, Rev. 1, jan. 2005. São Paulo: Fundação para o Prêmio Nacional da Qualidade, 2005.
10. Langley GJ, Moen RD, Nolan KM, Nolan TW, Norman CLP, Provost LP. The improvement guide: a practical approach to enhancing organizational performance. John Wiley & Sons; 2009.
11. Dotta A, Portanova A, Bianchi N, degli Atti MC, Zanini R, Raponi M. Acreditação de centros de parto: vantagens para recém nascidos. J Matern Fetal Neonatal Med. 2013;26(4):417-8.

16 Qualidade e segurança: implementação de uma cultura

Lívia Inês Dal Fabbro Nagata
Francisco Ivanildo de Oliveira Junior

INTRODUÇÃO

Nas décadas de 1970 e 1980, ocorreram vários acidentes fatais na aviação. Em 1977, por falha de comunicação, dois Boeings 747 se chocaram em Tenerife, nas Ilhas Canárias, causando a morte de 583 passageiros. Naquela manhã, o nevoeiro era denso e, na época, não havia radares em terra para sinalizar se o caminho estava livre. A tripulação confiou em sua própria visão e nos controladores de tráfego, contudo a comunicação estava com interrupções e falhas, o que levou o piloto a entender que a pista estava livre para o pouso[1,2]. Ao se preparar para o pouso, o piloto avistou o outro jumbo e, mesmo buscando retroceder, a cauda arrastou-se sobre a fuselagem do outro avião. Ambos explodiram[2]. Em resposta ao acidente e a outros eventos semelhantes, o setor de aviação instituiu, como medida de segurança, programas de treinamentos voltados à comunicação e ao trabalho em equipe.

Em 1986, um acidente em uma usina nuclear na antiga União Soviética alterou permanentemente a região e a vida de seus habitantes. Uma manutenção de rotina estava programada em um dos reatores, porém se verificou que, por infração de protocolos de segurança, o reator ficou sobrecarregado e explodiu[1,3,4]. Aproximadamente 30% do volume de urânio de Chernobyl foi emitido na atmosfera, e a União Soviética evacuou 335 mil pessoas de um raio de 30 km do reator[3,4]. Um número significativo de pessoas morreu de imediato e muitas outras ficaram feridas. O Comitê Científico das Nações Unidas sobre os Efeitos da Radiação Atômica informou que mais de 6 mil crianças e adolescentes desenvolveram câncer de tireoide após a exposição à radiação[3]. Pesquisadores internacionais estimaram que aproximadamente 4 mil pessoas expostas a elevados níveis de radiação poderiam desenvolver câncer, enquanto outras 5 mil, expostas a baixos níveis de radiação, poderiam ter destino semelhante. As consequências, incluindo impactos sobre saúde mental e gerações futuras, ainda são discutidas e o nome Chernobyl passou a ser sinônimo de traumas e mortes, tendo entrado para a história como o pior acidente nuclear da história[3,4].

Após esse evento, o conceito de cultura de segurança foi destacado pela Agência Internacional de Energia Atômica (AIEA), que publicou em 1987 a definição de cultura de segurança mais comumente usada na literatura especializada: "um conjunto de características e atitudes das organizações e dos indivíduos, que garante a segurança de um ambiente, priorizando as questões com maior importância"[1,5]. Alguns pesquisadores consideram a cultura de segurança uma particularidade da cultura organizacional e, para estes, a cultura de segurança existe quando a cultura organizacional prioriza a segurança do trabalho ou aspectos que a impactam[1]. Essa cultura influencia as atitudes e o comportamento dos indivíduos e dos grupos dentro das organizações, e muito se usa a expressão "é o modo como fazemos as coisas por aqui"[1,5,6].

Desde então, instituições de alta confiabilidade como usinas nucleares, indústrias químicas e aviação adotaram os conceitos de cultura de segurança a fim de evitar erros e danos irreversíveis. A necessidade de uma cultura segura se expandiu também para os serviços de saúde, e o desenvolvimento de uma cultura de segurança se tornou elemento central para garantir a segurança do paciente, influenciando e motivando o engajamento em comportamentos seguros na prática diária de trabalho[1].

Em 1999, a publicação pelo Instituto de Medicina (IOM) dos EUA do livro *Errar é humano*: construindo um sistema de saúde mais seguro alertou o público, os governos e as instituições sobre os riscos decorrentes do cuidado de saúde. Essa publicação chamou a atenção para a importância de aplicar técnicas de segurança adotadas em organizações de alta confiabilidade, cujo foco primário está no sistema, e não nos indivíduos, e, ainda, enfatizou a necessidade do fortalecimento de uma cultura de segurança em nível organizacional, como medida fundamental ao processo de melhoria da segurança do paciente no contexto hospitalar[7].

Nesse contexto, a teoria do erro humano de James Reason propõe o gerenciamento do erro por meio de medidas reativas e proativas, para que se melhorem os processos organizacionais. As medidas reativas são as adotadas após a ocorrência do erro, e as medidas proativas objetivam a prevenção, evitando as ocorrências futuras e primando pela cultura de segurança organizacional[7].

A preocupação de construir um ambiente mais seguro nos serviços de saúde tornou-se um movimento mundial, e em 2013 foram publicadas no Brasil a Portaria MS n. 529/2013, que instituiu o Programa Nacional de Segurança do Paciente, e a RDC/Anvisa n. 36, que determinou a criação dos Núcleos de Segurança do Paciente (NSP). Elas definem gestão de risco como "aplicação sistêmica e contínua de políticas, procedimentos, condutas e recursos na identificação, análise, avaliação, comunicação e controle de riscos e eventos adversos que afetam a segurança, a saúde humana, a integridade profissional, o meio ambiente e a imagem institucional"[8-11].

DEFININDO A CULTURA DE SEGURANÇA E A MATURIDADE DA ORGANIZAÇÃO

A definição de cultura de segurança da Health and Safety Commission (HSC) do Advisory Committee on the Safety of Nuclear Installations é uma das mais citadas na literatura. A cultura de segurança de uma organização é o produto dos valores, atitudes, percepção, competências e padrão de comportamento de indivíduos e grupos que determinam o comprometimento, o estilo e a proficiência do gerenciamento da segurança do trabalho da organização. Uma cultura de segurança positiva é caracterizada pela comunicação fundada na confiança mútua, pela percepção compartilhada da importância da segurança e pela confiança na eficácia das medidas preventivas[1,5].

Sendo assim, a definição de uma cultura de segurança pode ser agrupada nos seguintes aspectos:

- Aspectos relacionados ao indivíduo: são os valores, crenças, atitudes e percepção dos indivíduos com relação à gestão de uma cultura segura em seu ambiente de trabalho. Esses aspectos da cultura de segurança refletem o que a organização é.
- Aspectos relacionados ao trabalho: são o comportamento e as ações do indivíduo com relação ao sistema de gestão da segurança do trabalho e aos riscos presentes no ambiente de trabalho.
- Aspectos relacionados à organização: são as práticas e estrutura da organização para dar suporte ao indivíduo e ao sistema de gestão da segurança do trabalho.

O amadurecimento da cultura de segurança em uma organização é um processo lento e longo, que não acontece da noite para o dia. O estágio de maturidade pode ser determinado com base na forma como a organização trata fatores importantes para formação da cultura de segurança, que podem ser estabelecidos por:

- Comprometimento e visibilidade dos gestores.
- Comunicação.
- Produção e segurança.

- Capacidade de aprendizagem organizacional.
- Recursos para segurança do trabalho e do trabalhador.
- Participação dos profissionais.
- Percepção compartilhada dos empregados sobre segurança do trabalho.
- Confiança.
- Treinamento.
- Satisfação no trabalho.

Muitos estudiosos dividem a cultura em estágios. Um modelo bastante aplicado na área da saúde menciona os pontos apresentados na Figura 1.

- Estágio patológico: não há ações na área de segurança na organização, que atende ao que a legislação preconiza. A informação serve como recurso pessoal para ser utilizada como força política no trabalho; a comunicação não flui para as equipes ou é usada como vantagem pessoal dentro da organização.
- Estágio reativo: as ações da organização são realizadas somente depois de acidentes, erros ou falhas terem acontecido. As ações não são sistemáticas: ocorre a tentativa de encontrar resposta para os acidentes, erros e falhas apenas daquela ocorrência, procurando somente remediar a situação.
- Estágio calculativo: a organização tem sistema para gerenciar riscos nos locais de trabalho, mas ainda não tem a visão sistêmica da saúde, segurança e meio ambiente. As ações estão mais voltadas para quantificar os riscos, mas não promover ações de melhorias sobre eles.

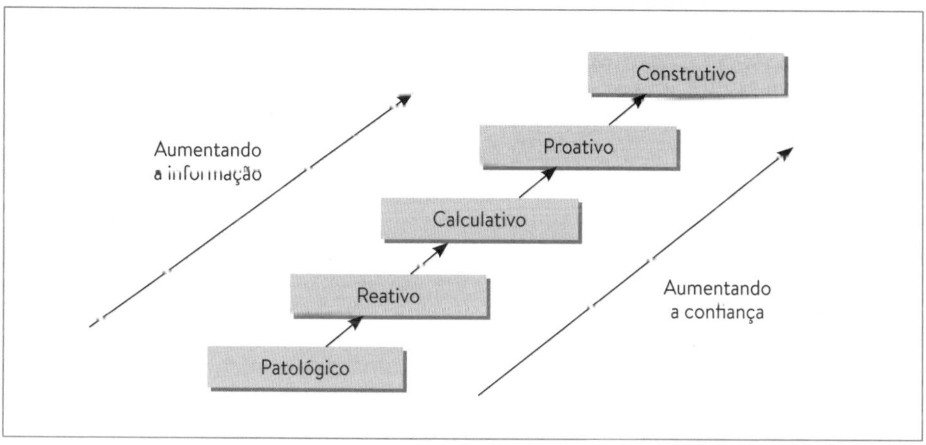

FIGURA 1 Modelo de maturidade de cultura de segurança proposto por Hudson.
Fonte: Hudson, 2001[12].

- Estágio proativo: é o desenvolvimento da transição para o processo de cultura construtiva. A liderança da organização, com base em seus valores, conduz ações e condutas para melhorias contínuas tanto no âmbito da saúde quanto no da segurança e meio ambiente. Procura-se antecipar-se aos problemas antes que eles aconteçam, estudando e analisando seus possíveis riscos e intervindo com barreiras preventivas para evitar que as falhas, erros ou acidentes aconteçam.
- Estágio construtivo: existe um sistema integrado de saúde, segurança e meio ambiente, no qual a organização se baseia e se orienta para realizar seus negócios. As áreas da organização atuam em parcerias e em equipes. A organização possui informações claras e objetivas para conduzir e gerenciar um sistema seguro no ambiente de trabalho; está constantemente tentando melhorar e encontrar as melhores formas de controlar os riscos, deixando, assim, os processos mais seguros e confiáveis.

O PAPEL ESSENCIAL DA LIDERANÇA NO DESENVOLVIMENTO DE UMA CULTURA DE SEGURANÇA

Uma instituição segura precisa de uma liderança visível, atuante como modelo e deve estar associada à confiança mútua e ao trabalho em equipe, a processos coordenados, percepção comum da importância da segurança e confiança na efetividade de medidas preventivas. Isso permite diminuir o número de eventos adversos relacionados à assistência em saúde, aumento da resiliência e a uma abertura institucional para o processo de ensino e aprendizagem[12,13].

Líderes competentes e preocupados contribuem para melhorias na segurança e na cultura organizacional, pois entendem que existem falhas sistêmicas e que cada etapa de um processo de atendimento tem o potencial de fracassar simplesmente porque os humanos cometem erros. Os riscos e as fraquezas de um processo devem ser identificados para que novas soluções possam ser encontradas e, dessa forma, para evitar que os erros atinjam os pacientes e causem danos[5,13]. Em essência, um líder comprometido prioriza uma cultura que permita que a segurança do paciente, cuidador e familiar seja visível por meio das ações cotidianas. Esse compromisso é tão crítico quanto o tempo e os recursos dedicados à receita e à estabilidade financeira, integração de sistemas e produtividade da instituição em que atua[13,14].

O engajamento da liderança para promover uma cultura segura implica demonstrar comprometimento com a segurança em suas tomadas de decisões e comportamentos. Os problemas que potencialmente impactam a segurança devem ser identificados e, com o apoio dos líderes rapidamente avaliados, abordados e corrigidos segundo sua importância[13,14]. É papel fundamental da liderança garantir um ambiente de trabalho consciente da segurança, onde as equipes se sintam à vontade para levantar questões de segurança sem intimidação, assédio, discriminação ou medo de retaliação[13-16].

CULTURA DE SEGURANÇA E GESTÃO DE RISCOS

A temática segurança do paciente está em pauta de forma global e estimula mudanças e uma busca crescente pela melhoria contínua da qualidade nos serviços de saúde[14,15].

Conforme mencionado anteriormente, a obra *Errar é humano*, publicada pelo IOM, além de colocar a segurança do paciente como prioridade para as instituições de saúde, concentrou suas recomendações na mudança de cultura nos hospitais.

Há uma preocupação crescente por esclarecimentos a respeito das principais causas de eventos adversos decorrentes do processo de cuidado à saúde, bem como o estudo e análise de barreiras que previnam que erros semelhantes se repitam e acometam outros pacientes[14].

Dados dos países desenvolvidos e com sistemas de saúde estruturados alertam para a magnitude do problema, quando revelam que milhões de pacientes sofrem algum tipo de dano ou incidente decorrente de falha no processo de cuidado de saúde[15]. Erro pode ser considerado uma falha na ação, no modo como ela foi planejada ou desejada, e também pode ocorrer no processo de execução de um plano quando ele se dá de forma incorreta. Por definição, erro é não intencional, diferente das transgressões, que são intencionais. No âmbito da saúde utilizam-se as seguintes definições[7,17]:

- Erro não intencional: falha em executar um procedimento como pretendido ou aplicação de um plano incorreto. Os erros podem ser de ação – fazer a coisa errada – ou de omissão – falhar em fazer a coisa certa.
- Erro intencional: o profissional tem domínio e conhecimento das normas e rotinas institucionais, porém não realiza o procedimento como esperado. Em situações como essas, geralmente ocorrem justificativas como pressão do tempo e sobrecarga, e essa atitude pode ser tolerada ou considerada falta de disciplina.
- Violação: é uma transgressão intencional e consciente. O profissional pratica ações e condutas inadequadas, mesmo sabendo qual seria a normativa ou procedimento correto, em um ambiente sem pressão ou sobrecarga de trabalho. A violação pode tornar-se rotineira e automática dependendo do contexto.

Para promover um ambiente seguro e livre de transgressões, as organizações de saúde necessitam investir em capacitações de seus cuidadores, no trabalho em equipe e na contribuição individual de cada profissional. Organizações comprometidas com uma cultura de segurança entendem que profissionais comprometidos e cautelosos também podem cometer falhas, portanto não há intenção de atribuir culpa ou punição pelos erros, falhas e danos reportados. Sabe-se que erros podem ser decorrentes de processos inadequados, portanto se faz necessário monitorá-los para que se aproveite a oportunidade de aprender com eles, prevenir sua recorrência e estabelecer processos confiáveis.

A gestão de riscos em saúde pode ser segmentada no gerenciamento de riscos preventivos. Este deve ser elaborado visando analisar os principais riscos do ambiente hospitalar, e propor barreiras preventivas para que esse risco não se torne um evento adverso por falta de intervenção antecipada. O gerenciamento de riscos corretivos deve ser realizado com o intuito de intervir nas ações e análises de melhorias após uma situação indesejada ter ocorrido, o que possibilita a existência do dano ou não ao paciente, familiar ou cuidador.

O incidente é definido como evento ou circunstância que poderia ter resultado ou resultou em dano desnecessário ao paciente. Quando os incidentes atingem o paciente, mas não causam danos identificáveis, são denominados "incidente sem danos" e quando resultam em danos detectáveis são nomeados de "evento adverso"[17].

Apesar de todos os avanços no âmbito da segurança do paciente, os fatores humanos ainda se destacam, pois estão presentes em qualquer ação realizada, independentemente do setor de atividade, por se tratar de uma característica imutável do processo de cognição da espécie humana.

Por outro lado, quanto mais complexo é um sistema ou mais complexa a atuação, maior também é o risco de erros e eventos adversos. Na área da saúde, nem todos os erros culminam em eventos adversos e nem todos os eventos adversos são resultantes de erros. Essa distinção é importante para a implementação de estratégias de prevenção, em especial de eventos adversos consequentes de erros passíveis de prevenção, classificados como eventos adversos evitáveis.

Porém, nem sempre o agravo ao paciente advém de grandes falhas em atividades com sistemas complexos, mas podem acontecer em decorrência de pequenos deslizes capazes de ocasionar consequências graves. Os protocolos institucionais e procedimentos padronizados contribuem para proteger os pacientes de danos, contudo uma concepção mais aprofundada do "porquê" da ocorrência de um incidente, com diminuição do foco no indivíduo que causou o erro, pode gerar implicações positivas para a cultura de segurança[13-15].

CULTURA JUSTA E CULTURA DE RESPONSABILIZAÇÃO

É comum que perante um erro as instituições questionem quem o cometeu em vez de se perguntar por que esse erro aconteceu. Quando algo dá errado, é mais fácil encontrar um culpado do que olhar possíveis falhas nos sistemas e processos estabelecidos.

Uma instituição que culpa o profissional pelos erros tende a reforçar a cultura do medo, e, nesse ambiente, os cuidadores aprendem rapidamente a ficar calados sobre problemas, erros e quase falhas, por esperarem uma punição caso revelem o fato ocorrido. Esse comportamento limita a capacidade de a instituição aprender com as oportunidades existentes no reconhecimento de um processo falho, lembrando que um evento adverso, incidente ou quase falha fornecem informações sobre o processo de cuidados assistenciais e permitem corrigir as políticas e práticas falhas que aumentam o risco de erro e dano ao paciente[16,17].

Uma cultura justa depende das lideranças organizacionais para promover a abertura das informações e permitir que todos saibam como a instituição conduzirá as ações perante o erro. Uma cultura justa é uma cultura de confiança, que permite encorajar os profissionais a fornecerem informações relacionadas à segurança do paciente. É importante notar que as organizações bem-sucedidas em relação à cultura justa atuam de modo transparente a respeito de comportamentos aceitáveis e inaceitáveis. Uma instituição que aprende com seus atos é aquela que fornece um aprendizado contínuo a seus cuidadores, que propõe mecanismos de tomadas de decisão bem desenvolvidos e claros, incentiva *feedbacks* construtivos, realiza avaliações baseadas em fatos e respeita suas complexidades, permitindo que a maioria dos profissionais compartilhe a confiança mútua[16].

A promoção de cultura justa permite discutir abertamente os incidentes de segurança, os eventos adversos e os fatores contribuintes, identifica as oportunidades e conscientiza as equipes sobre as falhas no sistema que necessitam ser corrigidas. A adoção de algoritmos simples que torne seguro discutir eventos e aprender com eles auxilia na distinção dos indivíduos com comportamentos inseguros daqueles profissionais habilidosos que podem falhar devido a sistemas e processos inseguros. Por fim, é fundamental responsabilizar as pessoas com comportamentos disruptivos e inaceitáveis e que possam criar situações de risco para o paciente, para a instituição e para si mesmo[17].

SEGURANÇA PSICOLÓGICA

O conceito de segurança psicológica nasceu da constatação que instituições com um ambiente de trabalho confiável obtinham melhores resultados. Locais de trabalho psicologicamente seguros podem ser determinantes para incentivar o engajamento dos cuidadores nos processos internos da instituição. A segurança psicológica é consequência de um ambiente que valorize os resultados tanto quanto valoriza as pessoas, garantindo que humanidade e saúde sejam inegociáveis. Resulta de um conjunto de ações e estruturas processuais que permitam que o ambiente de trabalho não seja regido pela tensão e pelo medo, mas pela coragem e contribuição. Ou seja, um ambiente em que as pessoas se sintam encorajadas a contribuir e relatar suas inabilidades ou erros, sem o medo constante de retaliação[18,19].

Em um ambiente psicologicamente seguro, a comunicação clara e objetiva permeia todos os profissionais da instituição, independentemente do cargo que ocupam. Essas organizações de saúde geralmente são bem-sucedidas no desenvolvimento e na manutenção da cultura justa, possuem de modo sistemático uma metodologia de análise, condução dos eventos adversos e apoio psicológico aos cuidadores envolvidos no erro[19].

SEGUNDA VÍTIMA

Evitar provocar danos aos pacientes é um dos principais objetivos que o profissional de saúde se obriga a cumprir. No entanto, os incidentes são uma realidade e sempre farão parte do sistema e das instituições de saúde, devido à natureza universal da falibilidade humana e à complexidade na qual os cuidados estão inseridos. Os eventos adversos podem causar danos graves ou óbito. Dessa forma, define-se que o paciente é a primeira vítima desses eventos, entretanto as vítimas vão além daquele que sofreu diretamente o dano. Quando este ocorre, promove um efeito indireto nos profissionais de saúde, que são considerados as segundas vítimas perante o cenário do erro[19,20].

O termo "segunda vítima" é utilizado para descrever o impacto dos eventos adversos nos profissionais de saúde. Sintomas de cunho psicológico como vergonha, culpa, ansiedade, tristeza e depressão são fortemente apontados pelas segundas vítimas. Insatisfação, desgaste e estresse pós-traumático, além de reações físicas, também são apontados e vivenciados por esses profissionais, que frequentemente não buscam ajuda e apoio psicológico por medo ou vergonha[19,21].

Parte do sofrimento do profissional se dá pela carência de repostas da instituição perante o evento. Muitos não recebem auxílio e suporte da organização, e, quando esse auxílio acontece, se a instituição não possui cultura de segurança instaurada, recebe informações desestruturadas e não sistematizadas. A ajuda ineficaz e a falta de *feedback* tornam ainda mais difícil processar emocionalmente o evento e dá-lo como encerrado para aquele profissional dedicado e empenhado em prestar uma assistência de forma segura[19,20,21].

Os programas de apoio às segundas vítimas são implementados por organizações preocupadas com o desenvolvimento de uma cultura de segurança. Apoiar o profissional que cometeu um erro caminha em linha com a atuação de uma liderança engajada e preocupada em melhorias contínuas dos processos, que busca romper barreiras e agregar todos os profissionais de saúde, prestando o apoio de que precisam[19-21].

AVALIANDO A CULTURA DE SEGURANÇA

Organizações de saúde seguras adotam mecanismos para avaliar e monitorar a cultura de segura implantada e identificar problemas sistêmicos que possam resultar na adoção de comportamentos inseguros por parte das equipes de saúde. Existem vários canais que uma instituição de saúde pode utilizar para identificar e analisar o cenário de padrões de segurança propostos pelo modelo adotado[22,23].

> Um método objetivo utilizado pelas instituições de saúde é a pesquisa de percepção de cultura de segurança, aplicada com o intuito de verificar a efetividade dos padrões de segurança propostos.

Esse tipo de pesquisa garante acesso às informações dos profissionais a respeito de suas percepções e comportamentos relacionados à segurança, permite identificar as áreas mais problemáticas e mais deficientes de processos, avaliar seu ambiente de trabalho, o papel e percepção a respeito das grandes lideranças, o trabalho em equipe e os processos relacionados à comunicação. Dessa forma, visa garantir que a instituição realize o planejamento e implemente intervenções a fim de melhorar os processos mais deficientes[22].

Uma variedade de instrumentos com diferentes características está disponível para avaliar a cultura de segurança do paciente em serviços de saúde. Alguns estudos indicam que o modelo de pesquisa mais utilizado é o questionário intitulado *hospital survey on patient safety culture* (HSOPSC), desenvolvido pela Agency for Healthcare Research and Quality (AHRQ). Este questionário tem sido amplamente utilizado nos EUA e na Inglaterra, já foi validado no Brasil e é considerado um instrumento confiável e eficiente, tendo se tornado um dos instrumentos mais utiliza dos mundialmente para mensurar a cultura de segurança[22,23].

O HSOPSC possibilita avaliar a cultura de segurança em nível individual, por unidade/setor hospitalar e do hospital como um todo. Como mencionado anteriormente, ele oportuniza diversos usos, como:

- Identificar áreas cuja cultura necessita de melhorias.
- Avaliar a efetividade de ações implementadas para melhoria da segurança ao longo do tempo.
- Possibilitar *benchmarking* interno e externo, auxiliando a organização a identificar como sua cultura de segurança difere da cultura de outras organizações.
- Priorizar esforços de fortalecimento da cultura, identificando suas fragilidades[22].

O questionário possui dimensões mensuráveis que auxiliam a melhor compreensão da avaliação da cultura de segurança[23]:

- Expectativa e ações de promoção de segurança das lideranças e gestores: avalia se estes consideram as sugestões dos profissionais para melhorar a segurança do paciente e reconhece a participação daqueles para procedimentos de melhoria da segurança do paciente.
- Aprendizado organizacional e melhoria contínua: avalia a existência do aprendizado a partir dos erros que levam a mudanças positivas; avalia também a efetividade das mudanças ocorridas.
- Trabalho em equipe dentro das unidades: define se os cuidadores apoiam uns aos outros, tratam uns aos outros com respeito e trabalham juntos como equipe.
- Abertura de comunicação: avalia se os colaboradores da organização conversam livremente sobre erros que podem afetar o paciente e se estes se sentem livres para questionar os profissionais com maior autoridade.
- Retorno das informações e da comunicação sobre erro: avalia a percepção dos profissionais, se eles relatam erros que ocorrem, se implementam mudanças e se discutem estratégias para evitar erros no futuro.
- Resposta não punitiva aos erros: avalia como os profissionais se sentem com relação a seus erros, se pensam que os erros cometidos possam ser usados contra eles e mantidos em suas fichas funcionais.
- Adequação de profissionais: avalia se os profissionais são capazes de lidar com sua carga de trabalho e se as horas de trabalho são adequadas para oferecer o melhor atendimento aos pacientes.
- Apoio da gestão hospitalar para segurança do paciente: avalia se a administração e a gestão do hospital propiciam um clima de trabalho que promove a segurança do paciente e demonstra que a segurança do paciente é prioritária.
- Trabalho em equipe entre as unidades: avalia se as unidades da organização de saúde cooperam e coordenam-se entre si para prover um cuidado de alta qualidade para os pacientes.

- Passagens de plantão/turno e transferências internas: avalia se informações importantes sobre o cuidado aos pacientes são transferidas entre os setores, entre as equipes e durante as mudanças de plantão ou de turno.
- Percepção geral da segurança do paciente: avalia os sistemas e procedimentos existentes na organização de saúde para evitar a ocorrência de erros e a ausência de problemas de segurança do paciente no hospital.
- Frequência de eventos notificados: relaciona-se com o relato de possíveis problemas de segurança do paciente e de eventos identificados ou erros percebidos e corrigidos antes que afetem o paciente.

Aplicar periodicamente a pesquisa de cultura de segurança permite avaliar o grau de maturidade de uma instituição de saúde e fornece o diagnóstico completo das fragilidades que permeiam uma organização de alta complexidade[22,23].

IMPLANTANDO UM PROGRAMA DE SEGURANÇA DO PACIENTE

Diversos países no mundo possuem um sistema de vigilância em saúde com o propósito de melhorar a segurança dos pacientes e usuários por meio da redução da ocorrência de eventos adversos e de suas recorrências. Com o propósito de ampliar as ações de segurança e qualidade em serviços de saúde, a Agência Nacional de Vigilância Sanitária (Anvisa) publicou a Resolução da Diretoria Colegiada (RDC) n. 63, de 28 de novembro de 2011, que dispõe sobre os requisitos de boas práticas de funcionamento para os serviços de saúde, definindo padrões mínimos para o funcionamento desses serviços, fundamentados na qualificação, na humanização da atenção e gestão e na redução e controle de riscos aos usuários e meio ambiente. Dois anos depois foi lançado o Programa Nacional de Segurança do Paciente (PNSP), pelo Ministério da Saúde, por meio da publicação da Portaria n. 529, de 1º de abril de 2013[8-10].

O PNSP visa, especialmente, prevenir, monitorar e reduzir a incidência de eventos adversos nos atendimentos prestados, promovendo melhorias relacionadas à segurança do paciente e à qualidade em serviços de saúde do país. Esse conjunto de regulamentações nacionais e de ações das práticas de vigilância sanitária tende a reforçar o importante papel do Núcleo de Segurança do Paciente (NSP) como instância promotora de prevenção, controle e mitigação de incidentes, em especial de erros danosos ao paciente nos serviços de saúde[10,11].

Toda organização de saúde necessita de um NSP que conduza e pratique diretrizes de segurança do paciente e profissional pautados na melhoria contínua dos processos de cuidado e do uso de tecnologias da saúde; na disseminação sistemática da cultura de segurança, promovendo a articulação e a integração dos processos voltados a gestão de risco e garantia das boas práticas de funcionamento do serviço de saúde dentro de seu âmbito de atuação.

CONCLUSÃO

Para as organizações de saúde, a busca pela segurança não se resume à prevenção de falhas isoladas, humanas ou técnicas, mas deve tornar o sistema tão robusto quanto possível, diante de seus riscos humanos e operacionais. É papel fundamental da liderança garantir um ambiente de trabalho consciente, no qual as equipes se sintam à vontade para levantar questões de segurança sem intimidação, assédio, discriminação ou medo de retaliação.

Portanto, uma organização com uma cultura de segurança forte e uma liderança engajada resulta em um ambiente no qual todos os cuidadores, incluindo profissionais envolvidos no cuidado e gestores, assumem a responsabilidade pela própria segurança, pela segurança de seus colegas, pacientes e familiares e que prioriza a segurança acima de metas financeiras e operacionais, encoraja e recompensa a identificação, a notificação e a resolução dos problemas relacionados à segurança, promove aprendizado organizacional a partir das ocorrências de incidentes e quase falhas e proporciona recursos, estrutura e responsabilização para a manutenção efetiva da segurança da organização.

REFERÊNCIAS BIBLIOGRÁFICAS

1. Filho APG, Andrade JCS, Marinho MMO. Cultura e gestão de segurança no trabalho: uma proposta de modelo. Gest Prod [São Carlos]. 2011;18(1):205-20.
2. Wachter RM. Compreendendo a segurança do paciente. Porto Alegre: Artmed; 2010.
3. Blakemor E. Desastre em Chernobyl. Available: https://www.nationalgeographicbrasil.com/2019/06/o-que-aconteceu-desastre-chernobyl-uniao-sovietica-ucrania-energia-nuclear (acesso 7 jul 2020).
4. Acidente nuclear de Chernobil. Available: https://pt.wikipedia.org/wiki/Acidente_nuclear_de_Chernobil (acesso 20 jul 2020).
5. Nascimento A. Sécurité des patients et culture de sécurité: une revue de la littérature. CRTD – Equipe Ergonomie, Conservatoire National des Arts et Métiers (Cnam). 75005 41 rue; Gay-Lussac Paris.
6. Reason J. Human error: models and management. BMJ. 2000;320;768-70. Available: http://resources.bmj.com/bmj/subscribers (acesso 19 jul 2020).
7. Duarte SCM, Stipp MAC, Cardoso MMN, Büscher A. Segurança do paciente: compreendendo o erro humano na assistência de enfermagem em terapia intensiva. Rev Esc Enferm USP. 2018;52.
8. Agência Nacional de Vigilância Sanitária. Assistência segura: uma reflexão teórica aplicada à prática. Série Segurança do Paciente e Qualidade em Serviços de Saúde. Brasília: Anvisa; 2013.
9. Agência Nacional de Vigilância Sanitária. Investigação de eventos adversos em serviços de saúde. Série Segurança do Paciente e Qualidade em Serviços de Saúde. Brasília: Anvisa; 2013.

10. Brasil. Ministério da Saúde. Agência Nacional de Vigilância Sanitária. Resolução – RDC n. 36, de 25 de julho de 2013. Institui ações para a segurança do paciente em serviços de saúde e dá outras providências. Publicada no Diário Oficial da União de 26 de julho de 2013.
11. Brasil. Ministério da Saúde. Gabinete do Ministro. Portaria n. 529, de 1º de abril de 2013. Institui o Programa Nacional de Segurança do Paciente (PNSP). Publicada no Diário Oficial da União de 2 de abril de 2013
12. Hudson P. Aviation safety culture. Safeskies. 2001; p.1-23.
13. A complimentary publication of The Joint Commission Issue 57, March 1, 2017.
14. Lemos GC, Azevedo C, Bernardes MFVG, Ribeiro HCTC, Menezes AC, Mata LRF. A cultura de segurança do paciente no âmbito da enfermagem: reflexão teórica. Revista de Enfermagem do Centro-Oeste Mineiro. 2018. Available: https://doi.org/10.19175/recom.v7i0.2600 (acesso 18 jun 2020).
15. Fleming M. Safety culture maturity model. Health and Safety Executive. Colegate, Norwich, 2001.
16. Westrum R. Cultures with requisite imagination. In: Wise JA, Hopkin VD, Stager P (org.). Verification and validation of complex systems: human factors issues. New York: Springer-Verlag; 1993. p.413-27.
17. Leonard M, Frankel A, Federico F, Frush K, Haraden C. The essential guide for patient safety officers. 2.ed. Illinois: Joint Commission Resourses; 2013: Accountability and the reality of the human conditional.
18. Fernandes LGG, Tourinho FSV, Souza NL de. Contribuição de James Reason para a segurança do paciente. Reflexão para a prática de enfermagem. Rev Enferm UFPE on line., Recife. 2014;8(supl. 1):2507-12.
19. Santos M. Segurança psicológica: cultura que gera resultados. Available: https://vanzolini.org.br/weblog/2019/08/13/seguranca-psicologica-cultura-que-gera-resultados (acesso 1 jul 2020).
20. Tartaglia A, Matos MAA. Segunda vítima: afinal, o que é isso? Einstein [São Paulo]. 2020;18. Available: http://dx.doi.org/10.31744/einstein_journal/2020ed5619 (acesso 19 jul 2020).
21. Ullström S, Andreen Sachs M, Hansson J, Ovretveit J, Brommels M. Suffering in silence: a qualitative study of second victims of adverse events. BMJ Qual Saf. 2014;23(4):325-31.
22. Agency for Healthcare Research and Quality (ARHQ). Questionário sobre Segurança do Paciente em Hospitais (HSOPSC). Available: https://proqualis.net/cartaz/question%C3%A1rio-sobre-seguran%C3%A7a-do-paciente-em-hospitais-hsopsc (acesso 23 jul 2020).
23. Reis CT. A cultura de segurança do paciente: validação de um instrumento de mensuração para o contexto hospitalar brasileiro [tese]. Rio de Janeiro: Escola Nacional de Saúde Pública Sérgio Arouca; 2013.

17 Gerenciamento de protocolos e diretrizes

Juliana Bomfim de Lima
Raul Gutierrez Lamelas

INTRODUÇÃO

As decisões clínicas na prática médica devem basear-se nas melhores evidências científicas disponíveis usando revisões sistemáticas e metanálises, visando à segurança do paciente[1]. Esta tem gerado debates por todo o mundo nos últimos anos e tem recebido várias interpretações; entre elas, a mais conhecida é a de que a segurança do paciente consiste na redução dos riscos e danos desnecessários associados à assistência em saúde até um mínimo aceitável, conforme a Organização Mundial da Saúde (OMS)[2].

A cultura de segurança nos estabelecimentos de saúde é um passo importante para alcançar a segurança do paciente e a qualidade na assistência; dessa forma, é necessária a padronização dos processos por meio da elaboração de protocolos, diretrizes e procedimentos, tornando tal ação de importância estratégica para a garantia de uma assistência com qualidade e segurança[3].

Os protocolos estão fundamentados em evidências científicas e têm como foco a padronização de condutas clínicas e cirúrgicas operacionais, sendo o alicerce para uma organização segura[4]. Protocolos são instrumentos legais, construídos dentro dos princípios da prática, com base em evidências, e oferecem as melhores opções disponíveis de cuidados padronizados e especificados, justamente porque essas tarefas são essenciais para a prestação de um cuidado seguro e de alta qualidade[5].

Para atingir melhores resultados em seus indicadores, é fundamental estabelecer protocolos clínicos e procedimentos operacionais padrão (POP) responsáveis pela redução dos riscos e dos danos, objetivando à incorporação de boas práticas que, consequentemente, favorecem a efetividade dos cuidados em saúde e um gerenciamento de modo seguro[6].

Protocolos clínicos e diretrizes clínicas e terapêuticas (PCDCT) são orientações que estabelecem critérios relativos ao diagnóstico e manejo de determinada doença ou de agravo à saúde, de forma a padronizar as decisões que devam ser tomadas. Os PCDCT consolidam as diretrizes para que os melhores resultados terapêuticos sejam obtidos. Orientam quanto à organização do processo, definem competências e responsabilidades[7]. Tais documentos avaliam a eficácia, segurança, efetividade e custo-efetividade das intervenções em saúde para as diferentes fases evolutivas da doença ou do agravo à saúde de que trata o protocolo[8].

Devemos diferenciá-los dos POP, que formam um conjunto de recomendações para a realização de uma tarefa ou procedimento objetivando diminuir a variabilidade de seus resultados. As situações previstas no PCDCT não são tão específicas como aquelas de um POP[7].

A utilização de PCDCT e do POP promove assistência padronizada baseada em boas práticas, que visam reduzir a ocorrência de erros e eventos sentinelas na prática da assistência à saúde, com consequente otimização dos resultados, melhoria na qualidade de atendimento e segurança do paciente, além de obter a melhor resposta clínica sem desperdício financeiro.

A Portaria n. 529/2013, expedida pelo Ministério da Saúde e pela Agência Nacional de Vigilância Sanitária, que institui o Programa Nacional de Segurança do Paciente, ressalta a importância da criação e validação de protocolos, guias e manuais voltados à segurança do paciente em diferentes áreas, tais como:

- Prevenção de infecções relacionadas à assistência à saúde.
- Procedimentos cirúrgicos e de anestesiologia.
- Prescrição, transcrição, dispensação e administração de medicamentos, sangue e hemoderivados.
- Processos de identificação de pacientes.
- Comunicação no ambiente dos serviços de saúde.
- Prevenção de quedas.
- Úlceras por pressão.
- Transferência de pacientes entre pontos de cuidado.
- Uso seguro de equipamentos e materiais[2].

As instituições hospitalares, sociedades ou associações médicas, inclusive em nível internacional, devem elaborar seus próprios PCDCT e POP, com impacto na melhoria da qualidade e segurança do paciente[9]. Os diferentes programas de certificação hospitalar demandam a confecção de PCDCT e POP específicos, orientam sobre sua revalidação periódica e gerenciamento de forma a certificar a instituição.

A constante evolução da área impõe a atualização periódica dos protocolos a cada 2 ou 3 anos, geralmente. Cada serviço conta com características geográficas e epidemiológicas próprias, que demandam a elaboração do PCDCT de acordo com essas especificidades, além das exigidas pela OMS.

Deve-se pensar também nas linhas de cuidados, com integração entre diferentes setores, para que ocorra continuidade na assistência de forma segura no atendimento ao paciente. Exemplos: pronto-socorro, terapia intensiva, unidades de internação e ambulatório. Dessa forma, o atendimento que ocorre por essas diferentes unidades em sequência não sofrerá variações ou alterações ao longo da linha, dando coesão e homogeneidade ao unificar e integrar a abordagem e a conduta.

Existe também interdisciplinaridade, com vários serviços atuando ao longo da linha de cuidados, devendo-se incluir os profissionais dessas áreas na elaboração e gerenciamento do PCDCT. Exemplos: farmácia, nutrição e serviço social devem interagir no cuidado dos pacientes da linha pediátrica.

PROCESSO DE ELABORAÇÃO DOS PROTOCOLOS CLÍNICOS E DIRETRIZES CLÍNICAS E TERAPÊUTICAS

Os protocolos estabelecem critérios, parâmetros e padrões para a utilização de uma tecnologia e/ou medicamento específico em determinada doença ou condição[8]. Protocolos clínicos contêm marcadores e indicadores de processos ou assistências que monitoram e buscam a melhoria da qualidade técnica continuamente (Quadro 1).

A diretriz clínica e terapêutica (DCT) é utilizada para orientar o que é válido técnico-cientificamente na impossibilidade de padronização de condutas pela pluralidade de intervenções disponíveis[8].

Os serviços devem basear-se no perfil e características próprias, geográficas e epidemiológicas, para elaboração dos PC e DCT. Em unidades neonatais e pediátricas, além dos protocolos de segurança exigidos pelo Ministério da Saúde, são comuns protocolos e diretrizes sobre sepse, utilização de surfactante, protocolo de pressão de via aérea positiva (CPAP) profilático em sala de parto, prevenção para estreptococo B, pneumonia adquirida na comunidade (PAC), entre outros.

AVALIAÇÃO DA QUALIDADE DOS PROTOCOLOS CLÍNICOS E DAS DIRETRIZES CLÍNICAS E TERAPÊUTICAS

A grande variabilidade de condutas clínicas usadas por diferentes instituições para a mesma doença, muitas vezes sem evidências científicas de sustentação, gera uma diversidade de resultados não adequados e custos elevados[9,10].

QUADRO 1 Elaboração de protocolos e diretrizes

Princípios

- Padronização dos cuidados, processos e fluxos com flexibilidade
- Servir de base para decisões clínicas visando às melhores práticas, reduzindo os riscos e danos ao paciente
- Aprendizagem
- Respeitar a ética médica

Metodologia

- Participação da equipe multiprofissional
- Estabelecer os objetivos e critérios de metodologia e as evidências que foram usadas, data e grau das recomendações
- Validação pelos profissionais utilizadores finais (interna) e por entidades ou outras instituições, bem como responsáveis técnicos e institucionais

Etapas da elaboração do protocolo e diretrizes clínicas e terapêuticas

- Escolha da doença, levando em conta prevalência, gravidade e importância estratégica para a instituição
- Definição dos membros participantes e gestores
- Análise do fluxo do usuário nos diferentes setores do hospital
- Busca das evidências na literatura, por meio de revisões sistemáticas e metanálises
- Descrição e execução do PC e/ou DCT com algoritmos e fluxogramas
- Definição de marcadores e indicadores para controle
- Classificação dos protocolos e diretrizes:
  - Clínico (define conceitos, diretrizes e critérios para diagnóstico e tratamento de uma síndrome clínica)
  - Segurança (descreve barreiras adotadas para os possíveis riscos identificados nos processos assistenciais)
  - Gerenciado (define a linha de cuidado a ser adotada para tratamento de uma síndrome e indicadores para monitoramento das etapas clínicas)

Roteiro de construção do PCDC

As unidades de saúde hospitalares e ambulatoriais podem realizar a construção de um roteiro para nortear os colaboradores quanto à prática baseada em evidências, bem como elaborar modelos de documentos a fim de proporcionar o controle e a padronização dos documentos institucionais. (Anexo 1 – Modelo para protocolos, na página 189)

- Formato por especialidade clínica ou doença ______
- Marcadores e indicadores definidos ______
- Metodologia, níveis de evidência, grau de recomendação ______
- Doenças devem incluir história e exame físico, apoio diagnóstico, diagnóstico, tratamento não medicamentoso e medicamentoso ______
- Critérios de internação e alta ______
- Competência e responsabilidades, fluxos setoriais, prontuário ______
- Consentimento informado ______
- Avaliação econômica com inclusão no corpo de evidências ______

DCT: diretrizes clínicas e terapêuticas; PC: protocolo clínico; PCDC: protocolos clínicos e diretrizes clínicas e terapêuticas.
Fonte: Ministério da Saúde[8].

A observação de critérios de qualidade adequados oriundos de instituições reconhecidas é fator de segurança na obtenção de PC e DCT confiáveis e de qualidade[9,10].

Um PCDCT adequado deve ter objetivos bem definidos e compatíveis, estruturas coerentes, mecanismos confiáveis de avaliação, implementação e desenvolvimento. Deve haver adequação ao ambiente de trabalho local e recursos disponíveis[9,10].

Apesar do aumento no número de diretrizes clínicas disponíveis, boa parte delas não alcança todos os requisitos necessários para assegurar uma validade interna e externa adequada. Dessa maneira, instrumentos padronizados foram elaborados para avaliar o desenvolvimento e a validade dos protocolos clínicos e das diretrizes clínicas e terapêuticas[8].

PAINÉIS DE CONSENSO

A validação de um PCDCT necessita de consenso sistemático para atingir determinadas conclusões, permitindo transparência e reprodutibilidade. Os envolvidos podem realizar a validação por intermédio do Método do Grupo Nominal Modificado (MGN-Modificado) ou Delphi-Rand (Rand Corporation), combinação de técnicas que inclui cinco etapas:

1. Escolha dos participantes.
2. Perguntas sobre o tema.
3. Estabelecer os cenários (*cues*) com definição das estruturas clínicas.
4. Levantamento das evidências científicas.
5. Ranqueamento das indicações ou cenários e determinação do grau de concordância[9].

MÉTODOS DE AVALIAÇÃO DA QUALIDADE

O principal instrumento que avalia o rigor metodológico no desenvolvimento de diretrizes clínicas é o Appraisal of Guidelines for Research & Evaluation II (Agree II)[10]. Desenvolvido entre investigadores de diversos países, avalia múltiplos aspectos, tanto do enunciado como das recomendações, qualificando-os em escala de 1 a 4:

1. Discordo veementemente.
2. Discordo.
3. Concordo.
4. Concordo inteiramente.

O cálculo de cada item é realizado por meio da seguinte fórmula:

pontuação obtida – pontuação mínima possível

pontuação máxima possível – pontuação mínima possível

O resultado das pontuações é independente e aplicado a seis domínios:

- Âmbito e finalidade.
- Envolvimento das partes.
- Rigor de desenvolvimento.
- Clareza e apresentação.
- Aplicabilidade e independência editorial.

Cada domínio tem atributos específicos.

Depois de avaliar os seis domínios, avalia-se o PCDCT globalmente, obtendo-se como resultado:

- Recomendaria vivamente.
- Recomendaria com limitações ou alterações.
- Não recomendaria e incerto.

A OMS elaborou lista com 24 itens para usar na avaliação de PCDCT.

- Origem: identificação correta da instituição ou departamento.
- Objetivo: listar claramente, com categorias de pacientes e situações.
- Grupo de desenvolvimento, grupos de profissionais e usuários finais.
- Conflitos de interesse: nomear todos os participantes e emitir declaração de seus interesses; colocar no texto.
- Evidência, busca sistemática de evidências científicas e descrição da técnica utilizada. Graduar a força e a qualidade da evidência e percentual de recomendações baseadas em evidências científicas ou em opiniões de especialistas. Descrever segurança e mau uso potencial. Descrever o custo-efetividade. Relacionar a força da recomendação à evidência. Considerar a falta de recursos na aplicação.
- Revisão: comentários adequados por revisores externos qualificados. Certificar-se de que todos os membros aprovaram e assinaram, inclusive o grupo diretivo.
- Clareza, apresentação: existe? Salientam-se práticas inefetivas?

- Plano de implementação: existe? Há recursos financeiros para a divulgação e adaptação do PCDCT? Existem critérios para monitorização?

Esses métodos são maneiras de avaliar a qualidade de um PCDCT antes de implementá-lo e assegurar que disponha da qualidade necessária.

GERENCIAMENTO DO PROTOCOLO

As rotinas e procedimentos são considerados a base para uma organização segura; por meio da elaboração de protocolos clínicos, a padronização torna-se a mais fundamental das ferramentas gerenciais[5].

Para a gestão do PC – que pode ser diário, semanal ou mensal –, podem-se utilizar várias ferramentas da qualidade que auxiliam no gerenciamento dos protocolos. São escolhidos marcadores e indicadores do processo que facilitarão acompanhar o nível de sucesso atingido. Os PC são mais apropriados para gerenciamento, uma vez que as DCT têm por finalidade orientar o que é válido técnico-cientificamente[7]. Dessa forma, os profissionais podem realizar outras práticas terapêuticas com embasamento técnico-científico.

Um estudo descritivo, do tipo relato de experiência, discute a importância da elaboração de protocolos para promover a segurança do paciente e realiza a implantação de 35 protocolos em um serviço de saúde. Segundo o estudo, o principal obstáculo encontrado para a conclusão de todo o processo foi a dificuldade de reunir o grupo de profissionais e gestores do hospital para assistir à apresentação do procedimento e discussão, com posterior validação do processo. Conclui que os gestores ainda necessitam de amadurecimento em relação ao processo de gerenciamento dos PC para uma efetiva identificação de gargalos e disseminação da cultura de segurança[3].

A padronização é o caminho mais seguro para a produtividade e a competitividade em nível internacional, e constitui uma das bases sobre as quais se assenta o moderno gerenciamento, tornando essencial esse conceito para as pessoas que ocupam cargos gerenciais[3].

Após pesquisa qualitativa, descritiva, com o uso de entrevista estruturada para analisar elementos da cultura de segurança e práticas de aprendizagem organizacional em uma usina nuclear norte-americana considerada uma organização de alta confiabilidade (*high reliability organization* – HRO), ou seja, um sistema complexo que opera com tecnologia de alto risco, conclui-se que a cultura de segurança na organização é forte e se revela nas narrativas dos entrevistados, que descrevem quase todos os indicadores de segurança praticados. Tais resultados apontam para a caracterização da usina nuclear como organização de alta confiabilidade e corroboram as pesquisas anteriores, ao encontrar evidências de que a cultura de segurança e a aprendizagem organizacional desempenham importante papel na manutenção dos baixos (ou nulos) níveis de acidentes, incidentes ou falhas nas organizações de alta confiabilidade[11]. As instituições de saúde que estão incorporando a ideia de organização de alta confiabilidade incluem ações de aprendizagem organizacional, devido à maturidade de seu processo de gestão de protocolos e indicadores.

Para a definição de quais PC serão monitorados, devem-se levar em consideração as doenças prevalentes e de gravidade, linhas de cuidado que fazem parte dos objetivos estratégicos institucionais, protocolos solicitados pela OMS e acreditadoras. Os indicadores monitorados ou gerenciados dependerão do objetivo de cada protocolo.

A título de exemplo, no protocolo de pressão de via aérea positiva (CPAP) é possível utilizar, como marcadores e indicadores: taxa de utilização de CPAP mensal, tempo de utilização, taxa de adesão ao protocolo, taxa de necessidade de ventilação mecânica invasiva e presença de complicações decorrentes da terapia. No conceito de linha de atendimento, após a alta, avalia-se a incidência de complicações nesse grupo de pacientes, tais como neurológicas, oftalmológicas, entre outras. Dessa forma, consegue-se acompanhar o impacto da modalidade terapêutica, o grupo que se beneficia, assim como seu custo-benefício.

Isso contribui para a obtenção de apoio para tomada de decisão à beira do leito e facilita a execução de relatórios gerenciais que favorecem decisões assistenciais e gerenciais baseadas em evidências científicas e em dados coletados.

> A implantação do protocolo não garante a padronização e a qualidade da assistência; ele deve ser disseminado e toda a base operacional precisa ser treinada, entendendo-se seus objetivos e responsabilidades. Também é imprescindível que toda a equipe multidisciplinar tenha o conhecimento sobre os riscos, eventos evitáveis, indicadores controlados e resultados.

É essencial a gestão dos indicadores e a implementação de ações de melhoria contínua para que o funcionamento do protocolo alcance as metas e objetivos estabelecidos, transformando a prática diária efetiva por meio da utilização das melhores práticas para a segurança do paciente e contribuindo para que instituições de saúde se tornem de alta confiabilidade.

REFERÊNCIAS BIBLIOGRÁFICAS

1. Balk E, Bonis PAL. Systematic review and meta-analysis. 2019. Available: https://www.uptodate.com/contents/systematic-review-and-meta-analysis?search=Systematic%20review%20and%20meta-analysis&source=search_result&selectedTitle=1~150&usage_type=default&display_rank=1 (acesso 29 jun 2020).

2. Ministério da Saúde (Brasil). Portaria n. 529, de 1 de abril de 2013. Institui o Programa Nacional de Segurança do Paciente (PNSP). Diário Oficial da União, 2 de abril de 2013.
3. Costa ANB, Almeida ECB, Melo TS. Relato de experiência: elaboração de protocolos assistenciais à saúde como estratégia para promover a segurança do paciente. REBES - Rev Bra Edu Saúde. 2018;8(1):25-30.
4. Werneck MAF, Faria HP, Campos KFC. Protocolos de cuidados à saúde e de organização do serviço. Belo Horizonte: Nescon/UFMG, Coopmed; 2009.
5. Vincent C, Amalberti R. Cuidado de saúde mais seguro: estratégias para o cotidiano do cuidado. Rio de Janeiro: Proqualis; 2016. Available: https://proqualis.net/sites/proqualis.net/files/Cuidado%20de%20Sa%C3%BAde%20mais%20Seguro%20-%20PDF.pdf (acesso 13 maio 2020).
6. Milagres LM. Gestão de riscos para segurança do paciente: o enfermeiro e a notificação dos eventos adversos [dissertação - Mestrado em Enfermagem]. Juiz de Fora: Universidade Federal de Juiz de Fora; 2015.
7. Ministério da Saúde (Brasil). Secretaria de Atenção à Saúde. Protocolos clínicos e diretrizes terapêuticas: v.3. [livro online]. Brasília, DF: Conitec; 2014. Available in: http://conitec.gov.br/index.php/protocolo-clinico-e-diretrizes-terapeuticas (acesso 20 maio 2020).
8. Ministério da Saúde (Brasil). Secretaria de Ciência, Tecnologia e Insumos Estratégicos. Departamento de Gestão e Incorporação de Tecnologias em Saúde. Diretrizes metodológicas: elaboração de diretrizes clínicas. Brasília: Conitec; 2016.
9. Pazin-Filho A, Adolfi Júnior MS, Pintyá JP, Dallora MEVL, Borges MC, Miranda CH. Protocolos clínicos institucionais: o desafio de gerenciar e garantir a aplicação de informação atualizada e contextualizada. Qualidade HC (FMRP-USP). 2018;1-15. Available: http://www.hcrp.usp.br/revistaqualidade/uploads/Artigos/217/217.pdf (acesso 15 maio 2020).
10. Ribeiro CR. Diretrizes clínicas: como avaliar a qualidade? Rev Bras Clin Med. 2010;8(4):350-5.
11. Nobre LHN, Siqueira ES, Nepomuceno HL, Meyer Junior V. Cultura de segurança e práticas de aprendizagem organizacional em organizações de alta confiabilidade. Holos. 2016;7:402-17. Available: http://www2.ifrn.edu.br/ojs/index.php/HOLOS/article/view/3956/1614 (acesso 29 jun 2020).

ANEXO 1 – MODELO PARA PROTOCOLOS

Protocolo institucional		
Data da elaboração	Vigência	Versão
xx/xx/xxxx	Xx/xx/xxxx	XX
NOME DO DOCUMENTO		

1. Finalidade
2. Classificação – tipo de protocolo:

– CLÍNICO	– SEGURANÇA	– GERENCIADO

3. Descriçao
4. Critérios de inclusão
5. Critérios de exclusão
6. Marcadores
7. Barreiras de prevenção
8. Indicador de processo
9. Indicador de resultado
10. Fluxo
11. Consentimentos
12. Referências bibliográficas
13. Ciclo de aprovação

Elaboração:	Nome: Registro do conselho:	Assinatura:
Validação:	Nome: Registro do conselho:	Assinatura:
Aprovação:	Nome: Registro do conselho:	Assinatura:

14. Histórico de revisões

Revisão	Descrição	Data
00	Elaboração do documento	xx/xx/xxxx

18 Medicina baseada em evidências: translação para UTI pediátrica e neonatal

Rodrigo Genaro Arduini
Orlei Ribeiro de Araujo

INTRODUÇÃO

Para melhorar o atendimento prestado a pessoas e populações, muitas barreiras devem ser superadas para que a verdadeira melhoria seja vista, e existe uma considerável lacuna entre o que aprendemos de pesquisas e o que é feito na prática[1]. Os cuidados habituais em unidades de terapia intensiva pediátrica (UTIP) e neonatal (UTIN) sofrem, com alguma frequência, de ausência de evidência científica adequada e podem estar baseados em raciocínios fisiopatológicos e experiências clínicas individuais.

> Nesse vácuo de evidências, eventualmente são aproveitados dados extrapolados de pacientes adultos, perpetuando uma dificuldade na construção de consensos sobre indicações, tipos, dosagens e métodos de retirada de algumas terapias adjuvantes.

Apesar da necessidade de investigação clínica para melhorar os prognósticos de pacientes pediátricos críticos, evidências que deem suporte para intervenções preventivas ou terapêuticas para a terapia intensiva pediátrica permanecem escassas[2]. Importantes variações em práticas de atendimento neonatal, incluindo suporte em sala de parto, nutrição, prevenção de infecção, cuidados respiratórios e cardiológicos, também têm sido relatadas[3]. Gestores, profissionais e usuários dos sistemas de saúde necessitam de informações clínicas relevantes para dar suporte às decisões, principalmente em situações de recursos limitados, nas quais é preciso que haja racionalização de suas utilizações e disposições. A essa relativa escassez de evidências somam-se fatores como a velocidade de mudança das informações, o grande número de meios de obtenção destas e a inerente dificuldade em filtrar aspectos relevantes, efetivos e eficientes[4].

PRÁTICA DA MEDICINA BASEADA EM EVIDÊNCIAS

A medicina baseada em evidências (MBE) foi definida por David Sackett como "o uso consciente, explícito e criterioso da melhor evidência disponível na tomada de decisões para a assistência individual dos pacientes"[5]. Assim, a prática da MBE deve levar à integração da experiência clínica individual (ou seja, julgamento e proficiência adquiridos pelo profissional de saúde com sua prática ao longo do tempo) com a melhor evidência clínica disponível por meio das pesquisas, a fim de tornar menos difícil a tomada de decisão por todos os envolvidos, facilitando a visão do cuidado e levando em conta os valores de pacientes e familiares, conforme a Figura 1[3].

A heterogeneidade na prática clínica pode não ser inerentemente danosa, podendo ser um reflexo das diferenças populacionais ou da gravidade de doenças. Ou ainda expressar a diferença dos valores e expectativas da população, dos profissionais de saúde ou das instituições onde o cuidado é realizado. Variações que não sejam explicadas por essas diferenças ou fatores culturais, e que se perpetuam mesmo à luz da melhor evidência científica, podem causar danos aos pacientes ou seus familiares, e consumir recursos em demasia[3]. A integração necessária também vem do conceito multifacetado de evidência (prova, causalidade, mas também incerteza), em que cada componente tem sua própria implicação em termos de decisões clínicas[6].

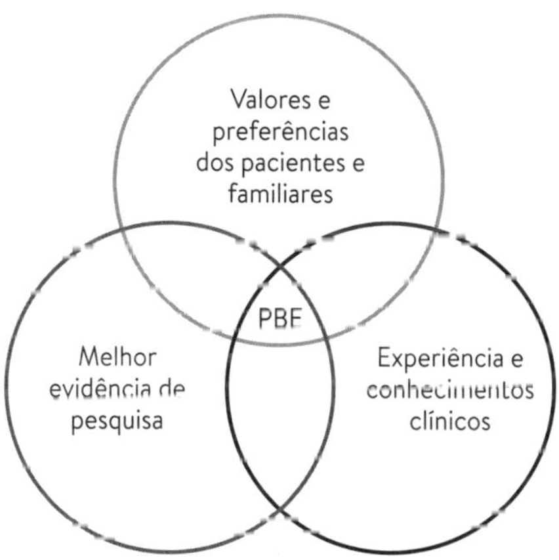

FIGURA 1 A prática da medicina baseada em evidências (PBE) nasce da intersecção entre os conjuntos de valores dos pacientes e familiares, do conhecimento e habilidades clínicas do prestador de assistência e da melhor evidência disponível em pesquisa clínica.
Fonte: adaptada de Soll et al.[3].

TRANSLAÇÃO DO CONHECIMENTO: DESAFIOS E OBJETIVOS

A translação do conhecimento é o processo pelo qual tomamos novas informações baseadas em evidências e as incorporamos a nossa prática clínica[7], com o objetivo de produzir uma melhoria. Deve-se considerar, sobre a MBE e seu embasamento em ensaios clínicos e metanálises, que ela não funciona como um manual de instruções que objetiva limitar os custos dos cuidados em saúde em detrimento das boas práticas e da autonomia dos profissionais; também não é um guia totalitário para que se criem barreiras ou bloqueios e não se pratique de forma alguma aquilo que as melhores evidências ainda não alcançaram. Não é, tampouco, uma ferramenta de controle socioeconômico, político ou comercial pela qual o paciente é ignorado e práticas humanizadas e individualizadas são desprezadas. Os serviços que buscam utilizar a MBE como padrão de prática clínica devem empregá-la como uma referência para guiar a busca pelas melhores decisões e práticas, tendo em vista a melhora assistencial com limitação de variabilidades e redução de erros. Um caminho para tentar atingir um "padrão-ouro" no gerenciamento, condução clínica e alocação de recursos[6].

Em muitas áreas dentro da prática de neonatologia ou UTI pediátrica, as evidências a respeito da melhor conduta ou tratamento são raras ou inexistentes; nesses casos o desenvolvimento de consensos é necessário para que abordagens aceitáveis possam ser construídas à luz das evidências disponíveis. Protocolos institucionais tendem a promover cuidados mais seguros e consistentes, porém sua aplicação tende a aumentar se eles foram construídos pelos próprios profissionais atuantes. Para que exista a prática do consenso, é necessário que a política interna dos serviços mude de um ambiente onde a competição multiprofissional é estimulada para um ambiente de colaboração e integração interdisciplinar, idealmente com ênfase em pesquisa e educação continuada[8]. Na prática, a implementação de políticas leva tempo e necessita de profissionais que vierem a aderir à ideia, além de uma liderança para conduzir os processos em direção às mudanças necessárias em cada unidade.

FERRAMENTAS E PARÂMETROS PARA IMPLEMENTAÇÃO DA MEDICINA BASEADA EM EVIDÊNCIAS NAS UTI NEONATAIS E PEDIÁTRICAS

O primeiro passo é encontrar um processo que precise (ou pareça precisar) de melhoria dentro da unidade: avaliar quais práticas, fluxos ou desfechos clínicos sejam identificados como passíveis de modificação pelos profissionais de saúde, gestores ou pelos familiares (todos os *stakeholders*, ou partes interessadas no processo).

Processos que necessitem de melhoria podem corresponder a uma lacuna de translação do conhecimento para o cuidado ("*knowledge-to-care*" *gap*)[9]. O passo seguinte é organizar uma equipe capaz de avaliar cuidadosamente cada aspecto do processo atual, e compará-lo à melhor evidência existente. Idealmente, um comitê multiprofissional deve ser formado por membros comprometidos e que tenham familiaridade ou interesse no tópico abordado; essas pessoas deverão utilizar ferramentas validadas como os ciclos PDSA.

PLANEJAR, FAZER, ESTUDAR, ATUAR (*PLAN, DO, STUDY, ACT* - PDSA): MODELO DE MELHORIA

O ciclo PDSA (também conhecido como PDCA - *plan, do, check, act* - Figura 2), criado no início do século XX pelo físico norte-americano Walter Andrew Shewart, considerado o pai do controle estatístico de qualidade, foi popularizado na

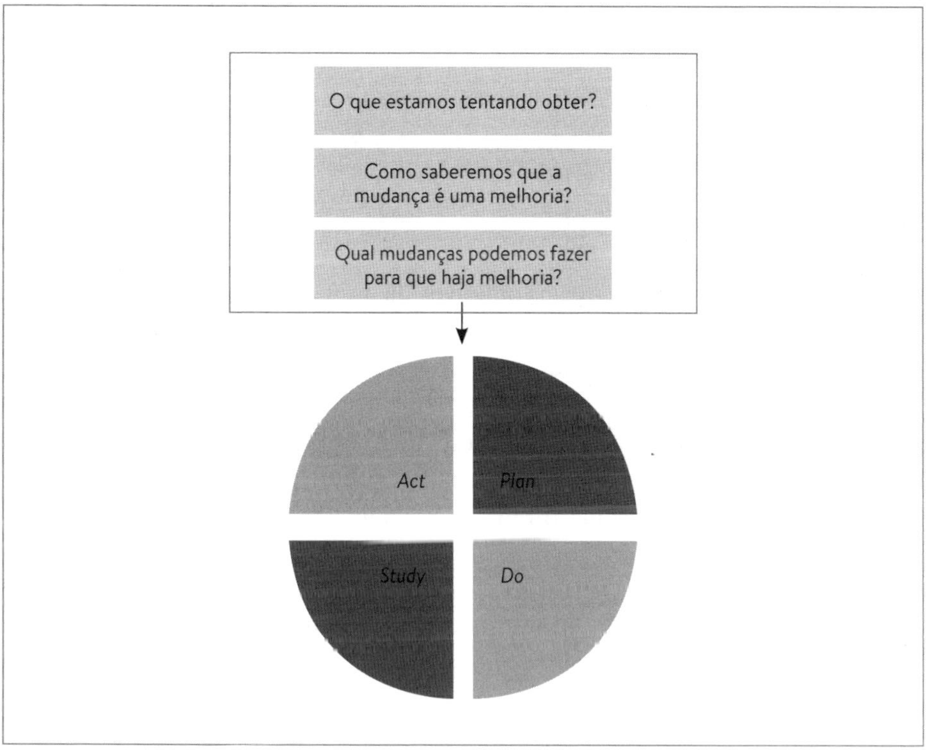

FIGURA 2 As três perguntas fundamentais a serem respondidas em um modelo de melhoria e o ciclo PDSA[10].
PDSA: *plan, do, study, act.*

década de 1950 pelo professor William Edwards Deming. Modelos de melhoria fornecem estrutura para desenvolver, testar e realizar mudanças baseadas no método científico. Ciclos PDSA propiciam a oportunidade de testar as mudanças em escala pequena, construindo o conhecimento necessário por meio da repetição dos ciclos, de forma estruturada, antes de uma implementação ampla. Esse processo propicia aos *stakeholders* a oportunidade de identificar mudanças que serão bem-sucedidas ou não. Essa abordagem não é usual em assistência à saúde, na qual novas ideias tendem a ser introduzidas sem testagem suficiente[10].

OS QUATRO ESTÁGIOS DE UM CICLO PDSA:

1. *Plan*: planejamento da mudança a ser testada ou implementada.
2. *Do*: fazer a mudança; coletar os dados referentes aos indicadores de resultado acordados para a próxima fase.
3. *Study or check*: analisar os indicadores coletados, antes e após a mudança. Avaliar os impactos e o aprendizado obtido.
4. *Act*: planejar o próximo ciclo de mudança ou a implementação plena.

AS TRÊS PERGUNTAS FUNDAMENTAIS DO PROCESSO DE MELHORIA

1. O que estamos tentando obter?

A equipe deve deixar claros os objetivos da mudança e os indicadores necessários para avaliar seus efeitos. A definição exige liderança clínica, e deve focar problemas que gerem preocupação em todos os níveis da assistência. Para obter essa resposta, a opção mais racional é realizar uma busca na literatura disponível por pesquisas relevantes e confiáveis a respeito do tópico escolhido, ler os artigos e discuti-los com a equipe. Objetivos específicos devem ser determinados e os tópicos, subdivididos. Protocolos, diretrizes e recomendações devem ser analisados e bem compreendidos. Com o propósito de facilitar sua execução, a escolha do processo deve ser baseada na realidade encontrada na unidade e com o objetivo de encontrar melhorias que tenham algum impacto na prática assistencial. Cuidados de termorregulação na UTI neonatal ou métodos e objetivos da ventilação protetora na UTI pediátrica são exemplos desses processos[11].

2. Como saberemos que a mudança é uma melhoria?

Auditar os processos e desfechos dos cuidados relacionados à saúde é componente fundamental na implantação da MBE em UTI. Essa avaliação pode ser realizada de duas maneiras: buscar a validação das diretrizes ou dos protocolos e avaliar a adesão a eles, ou verificar se foram desenvolvidos e implementados guias práticos para todas as intervenções clinicamente importantes que sejam apoiadas por fortes evidências[8]. Cada caso em que determinados protocolos caberiam ser aplicados deve ser revisado a fim de ponderar se eles foram efetivamente utilizados e tentar identificar fatores que estejam interferindo em sua adesão. Os motivos e indicações de internação devem ser revistos com vistas a verificar "tendências adversas" (admissões secundárias a práticas errôneas que podem passar despercebidas; p. ex., um aumento na internação de recém-nascidos por hipoglicemia devido à coleta inadequada do controle glicêmico, dando ênfase aos resultados obtidos por meio de glicemia capilar e não sérica)[8]. A equipe multiprofissional deve seguir coletando dados até conseguir construir um banco de dados robusto o suficiente para melhor análise; assim, revisões e reuniões devem ser feitas para a realização e o desenvolvimento de possíveis ajustes nos fluxos e processos. Esses dados coletados, quando colocados em gráficos de séries temporais (p. ex., mensais), possibilitam o controle estatístico dos processos (CEP). Gráficos de CEP são construídos alocando os dados em períodos de tempo, calculando e mostrando linhas correspondentes às médias e linhas de controle, que podem, por exemplo, corresponder a um desvio padrão da média (Figura 3). Os limites estabelecidos devem diferenciar as flutuações comuns (previstas) das variações não usuais ou imprevistas. O controle estatístico e seus gráficos são ferramentas robustas para a compreensão dos dados ao longo do tempo e para a identificação das variações comuns e especiais no ambiente de terapia intensiva[12].

3. Qual mudança devemos fazer para que haja melhoria?

Existem inúmeras mudanças potenciais que podem ser realizadas, mas as evidências da literatura científica e a experiência de projetos anteriores sugerem que apenas um pequeno número tem possibilidade de resultar em melhoria[10]. As melhores evidências são as fornecidas por revisões sistemáticas, que exercem papel central na prática clínica atual. Revisões sistemáticas são investigações científicas que propiciam síntese e análise das informações com um enfoque prático; embasamento na melhor evidência científica disponível; formulação de perguntas relevantes e claramente definidas; utilização de metodologia sistematizada, simples e direta que permite selecionar os estudos, avaliá-los criticamente, extrair os dados relevantes e

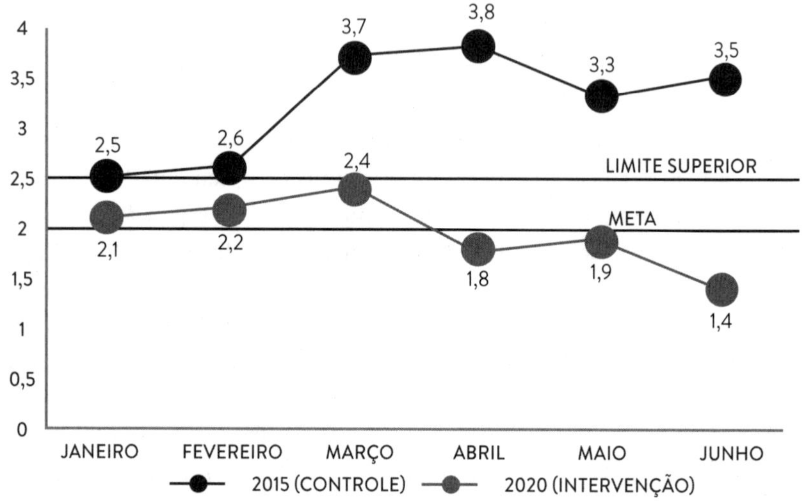

FIGURA 3 Gráfico de controle estatístico (ilustrativo) referente ao número de infecções de corrente sanguínea por mil dias de cateter, comparando um processo de melhoria (adoção de *bundle* de prevenção) no ano de 2020 com uma série de controle (ano de 2015).

analisá-los[4]. A utilização dessa metodologia permite limitar os vieses (erros sistemáticos) e fornecer resultados mais confiáveis para tirar conclusões e tomar decisões. São necessárias para integrar de maneira eficiente as informações validadas e promover uma base capaz de permitir decisões racionais. Desde que realizadas adequadamente, as metanálises, valendo-se do uso de métodos estatísticos para resumir os resultados de estudos independentes, podem fornecer estimativas mais precisas dos efeitos dos cuidados de saúde do que as derivadas de estudos individuais[8]. Plataformas digitais como o Medscape (www.medscape.com.br) e a Cochrane (https://brazil.cochrane.org/) permitem que médicos e prestadores de serviços de saúde acessem informações e relatórios clínicos de alta qualidade, baseados em evidências, que já foram adaptados e avaliados pelos especialistas da área, como uma solução facilmente viável no processo de implementação dessas informações nas UTIP e neonatais. Seguindo a mesma linha, os sites dos departamentos da Sociedade Brasileira de Pediatria e o "Projeto Diretrizes" da Associação Médica Brasileira também permitem a obtenção de protocolos e consensos mais prontamente disponíveis e mais bem adaptados às realidades de nosso país.

A utilização de *bundles* (definidos como "pacotes" estruturados de práticas e/ou processos práticos e diretos baseados em evidências), quando realizada de forma sistemática e segura dentro de um serviço, já se provou útil em melhorar os desfechos clínicos. Listas de checagem (*checklists*) são outro exemplo de intervenção estruturada que pode melhorar processos relacionados à assistência à saúde. Infecções de corrente sanguínea relacionadas a cateteres mostraram redução acentuada em UTI neonatais e pediátricas em todo o mundo, como resultado de intervenções estruturadas. Essas ferramentas também podem ser usadas para avaliar necessidades de sedação e analgesia, prevenção de pneumonia associada à ventilação, desmame da ventilação mecânica, mobilidade dos pacientes, utilização e indicação de antimicrobianos, por exemplo, além da formulação de planos e metas terapêuticas e análise sistemática das doses de medicações para verificar a necessidade de correção. Essas práticas podem trazer, como ganho secundário, diminuição de custos, dos tempos de internação em UTI e hospitalares, além de redução dos riscos associados à assistência à saúde[13].

O QUE É NECESSÁRIO PARA A EFETIVAÇÃO DA MUDANÇA

A simples disseminação passiva dos resultados de pesquisas, como a confecção e a distribuição de materiais didáticos ou a apresentação de aulas ou palestras, geralmente é ineficiente em fazer as transformações necessárias. Intervenções multifacetadas em barreiras de diferentes níveis têm maior probabilidade de obter mudanças nas políticas e práticas[14]. Para que ocorram, é necessário conhecimento do funcionamento e estruturação de setores e serviços, dos níveis em que decisões possam ser elaboradas e implementadas, e quais dificuldades e incentivos existem para que a prestação do cuidado ocorra. Algumas práticas que podem ser utilizadas para vencer as resistências e incluir os colaboradores nas mudanças estão resumidas no Quadro 1. Desenvolver grupos de pesquisa integrados aos setores de assistência em que as hipóteses estão mais conectadas com a realidade do que necessita ser resolvido, além de integrar pesquisadores à equipe, é uma estratégia capaz de fornecer respostas robustas em longo prazo[7].

QUADRO 1 Exemplos de estratégias para melhoria da qualidade profissional, com base em evidências

- Materiais educacionais: distribuição de recomendações impressas
- Encontros educacionais: conferências, palestras e seminários fora do ambiente de assistência
- Divulgação educacional: emprego de uma pessoa treinada que atenda os prestadores de assistência em seu local de trabalho, para fornecer informações com a intenção de mudar seu comportamento
- Opinião local: emprego de líderes indicados por seus colegas como influência educacional
- Auditoria e retorno: resumo do desempenho clínico em um período especificado, dado em retorno ao prestador da assistência
- Lembretes: informações específicas do paciente ou de encontros educacionais, fornecidas verbalmente, em papel ou tela de computador

(continua)

QUADRO 1 Exemplos de estratégias para melhoria da qualidade profissional, com base em evidências *(continuação)*

- Educação do usuário: as informações sobre as mudanças necessárias na prática são dadas aos usuários do serviço
- Revisão de papéis profissionais: também conhecida como "substituição profissional" e "invasão de fronteiras", inclui a troca de papéis entre os profissionais de saúde
- Equipe multidisciplinar: criação de uma nova equipe de profissionais de saúde de diferentes disciplinas ou acréscimos de novos membros à equipe que trabalha em conjunto na assistência a crianças e recém-nascidos
- Mudanças no conjunto de habilidades: alterações nas quantidades, tipos ou qualificações dos assistentes

Fonte: modificado de Grimshaw et al.[15]

CONCLUSÕES

Dificuldades surgem quando não há evidências suficientes que balizem as práticas clínicas em serviços de cuidados intensivos. Ao tratar recém-nascidos e crianças criticamente enfermos, a pressão de pais e cuidadores ansiosos para que se "faça alguma coisa", além da insegurança da equipe, pode tornar tentadora a ideia de introduzir tratamentos sem evidências declaradas ou novas tecnologias de utilidade ou indicação questionável. Nessas situações, uma distinção clara entre prática e pesquisa clínica deve ser determinada. A avaliação de novas intervenções deve ser realizada dentro de padrões científicos. É sempre difícil, mas não impossível, descontinuar uma prática que tenha se tornado rotineira apesar da ausência de evidências a seu favor. O manejo de hiperbilirrubinemia em recém-nascidos de termo e pré-termo parece ser bom exemplo[8].

Substituir a competição por colaboração e consenso entre as equipes dentro das UTI, e tentar chegar a um acordo sobre o desenvolvimento de uma ampla estrutura para avaliação sistemática, implementação e avaliação de evidências no atendimento centrado no paciente, pode permitir a melhora nos desfechos clínicos; além disso, pode facilitar a coleta de dados e a realização de pesquisas, o que pode ser útil na obtenção de informações que vão levar a melhorias em médio e longo prazos.

> Ao decidir se determinada diretriz ou protocolo é útil no ambiente da UTI na qual atua, o pediatra deve levar em conta que, na grande maioria das vezes, as diretrizes são embasadas em ensaios clínicos realizados em populações diferentes.

Os pesquisadores têm o papel, dentro das UTI neonatais e pediátricas, de testar a validade preditiva das avaliações, medir a disparidade no atendimento, quantificar a eficácia das intervenções terapêuticas e ajudar a entender seu mecanismo de ação.

Identificar quais perguntas e hipóteses são importantes, e que possam levar a novas descobertas que afetarão a prática clínica e melhorar a assistência e os resultados, é praticamente impossível sem a colaboração do corpo clínico assistencial; e a construção de tais estruturas de pesquisa nos serviços deve sempre ser encorajada, mesmo com as inerentes dificuldades e resistências à pesquisa clínica em nosso país[7].

Estratégias que auxiliem na implementação de protocolos modificadores da prática clínica devem ser claras, bastante específicas e combinar os objetivos tanto dos pacientes quanto dos profissionais de saúde que devem utilizá-las. Pode ser necessária a abordagem com uma combinação de métodos, a fim de introduzir a MBE no contexto da cultura organizacional da instituição e do comportamento dos colaboradores, tentando minimizar as barreiras de resistência às mudanças que necessitam ser implantadas, além de auxiliar na manutenção dessas modificações dentro do ambiente. Educação continuada é ferramenta importante quando o objetivo é elevar o conhecimento, as habilidades e as atitudes das equipes multiprofissionais. Deve-se dar ênfase à interação com grupos pequenos, com aulas ou seminários voltados a questões e demonstrações práticas[8].

Utilizar protocolos, *bundles* e listas de checagem após treinamento e esclarecimento dos profissionais das diferentes equipes, associado ao engajamento de pacientes, pais e familiares, aumenta a adesão às práticas baseadas em evidências e tende a trazer enormes ganhos relacionados tanto aos desfechos das crianças assistidas quanto à otimização de custos e alocação de recursos.

REFERÊNCIAS BIBLIOGRÁFICAS

1. Glasziou P, Ogrinc G, Goodman S. Can evidence-based medicine and clinical quality improvement learn from each other? BMJ Qual Saf. 2011;20 Suppl 1(Suppl_1):i13-i17.
2. Zimmerman JJ, Anand KJS, Meert KL, Willson DF, Newth CJL, Harrison R, et al. Research as a standard of care in the PICU. Ped Crit Care Med. 2016;17(1):e13-21.
3. Soll RF, McGuire W. Evidence based practice: improving the quality of perinatal care. Neonatology. 2019;116(3):193-8.
4. Bonfill X, Schapira P. Importancia de la medicina basada en la evidencia para la práctica clínica. Colombia Medica. 2010;41(2):186-93.
5. Sackett DL, Rosenberg WMC, Gray JA, Haynes RB, Richardson WS. Evidence-based medicine: what it is and what it isn't. BMJ. 1996;312:71.
6. Freddi G, Romàn-Pumar JL. Evidence-based medicine: what it can and cannot do. Ann Ist Super Sanita. 2011;47(1):22-25.
7. Brown SE, Dusing SC. Knowledge translation lecture. Pediatric Physical Therapy. 2019;31(4):308-14.
8. Henderson-Smart DJ, Osborn D, Evans N, Beeby P, Jeffery H. Do we practice evidence-based care in our neonatal intensive care units? Clin Perinat. 2003;30(2):333-42.

9. Stelfox HT, Niven DJ, Clement FM, Bagshaw SM, Cook DJ, McKenzie E, et al. Stakeholder engagement to identify priorities for improving the quality and value of critical care. PLoS One. 2015;10(10):e0140141.
10. NHS Improvement. Act Academy. Plan, do, study, act (PDSA) cycles and the model for improvement. Available: https://improvement.nhs.uk/resources/pdsa-cycles/ (acesso 8 jul 2020).
11. Pollock TR, Franklin C. Use of evidence-based practice in the neonatal intensive care unit. Crit Care Nurs Clin N Am. 2004;16(2):243-8.
12. Gupta M, Kaplan HC. Using statistical process control to drive improvement in neonatal care: a practical introduction to control charts. Clin Perinatol. 2017;44(3):627-44.
13. Boydston J. Use of a standardized care communication checklist during multidisciplinary rounds in pediatric cardiac intensive care. JBI Database Syst. Rev Implement Rep. 2018;16(2):548-64.
14. Grol R, Grimshaw J. From best evidence to best practice: effective implementation of change in patients' care. Lancet. 2003;362(9391):1225-30.
15. Grimshaw J, McAuley LM, Bero LA, Oxman AD, Ramsay C, Vale L, et al. Systematic reviews of the effectiveness of quality improvement strategies and programmes. BMJ Quality & Safety. 2003;12:298-303.

19 Lesão por pressão: como prevenir e gerenciar

Cibele Cristina Alves
Euclydes Domingos Garcia Florentino

INTRODUÇÃO

O processo de atenção à unidade de terapia intensiva (UTI) é muito dependente da integração da equipe. Por isso, a função da liderança é fundamental, principalmente pela área médica (pela liderança técnica) e pela área de enfermagem (pela liderança técnica e pela presença na unidade).

> Se o cuidado não for continuamente integrado, haverá prejuízo na qualidade oferecida e queda nos bons resultados assistenciais. Por essa razão, existem muitos indicadores de acompanhamento sensíveis à assistência e à comparação com outras UTI.

Destaca-se a enfermagem como a maior força de trabalho na área da saúde brasileira, respondendo pela maioria dos cuidados hospitalares, com envolvimento direto na concepção, operacionalização e avaliação de estratégias para melhorar a segurança do paciente[1]. Logo, indicadores para mensuração de efetividade da assistência de enfermagem devem se correlacionar às principais dimensões da qualidade, como a segurança e o cuidado centrado no paciente; e as organizações devem prover mecanismos para facilitar aos profissionais de saúde diretamente envolvidos no cuidado e aos gestores a compreensão dos conceitos relativos a esses indicadores e sua utilização na rotina hospitalar.

CONCEITOS

A pele do recém-nascido é delicada, fina e frágil. Ao conjugar essas características com a imaturidade dos sistemas e a utilização de dispositivos médicos, imprescindíveis à sobrevivência dessa população, nota-se aumento do risco de lesão da pele[2].

A lesão por pressão se localiza geralmente sobre uma proeminência óssea, em razão de mecanismos de pressão, fricção e/ou combinação entre ambos os mecanismos. Sua complexidade está relacionada com a localização, dimensão e profundidade da lesão, mas também com as consequências dos efeitos colaterais que dela advêm[3].

A prevenção das lesões por pressão é um direito humano fundamental e, como tal, um direito da criança que deve ser preservado mediante práticas de cuidados baseados na evidência científica[4]. Os profissionais de saúde, ao se apropriarem do conhecimento da etiologia das lesões por pressão; dos fatores de risco, associados ao seu desenvolvimento; e da utilização de instrumentos específicos, validados para detecção do risco, facilmente fazem o julgamento clínico, aplicam medidas preventivas[5] e promovem a integridade cutânea.

Aos cuidados, a utilização de instrumentos preditivos do risco, adequados às características de populações específicas, fornecem dados para a avaliação, conferem objetividade aos planos de prevenção e tratamento, otimizam o recurso a medidas preventivas e permitem mensurar os resultados sensíveis aos cuidados de enfermagem. Atualmente, para a população pediátrica existe, validada e homologada, a escala de observação do risco de lesão por pressão, a Braden Q (aplicada a crianças com idade compreendida entre os 21 dias de vida e os 18 anos, conforme o Quadro 1)[6], ficando a população neonatal (entre 0-21 dias) desprotegida em face da utilização de instrumentos para a avaliação do risco de lesão por pressão. Para essa população encontra-se na literatura a adaptação cultural e linguística e avaliação das qualidades psicométricas da NSRAS[2], conforme o Quadro 2.

QUADRO 1 Escala de Braden Q

Prevenção de lesão por pressão – escala de Braden Q
Nível de risco: risco alto: ≤ 21 Baixo risco: ≥ 22

ITENS AVALIADOS	ESCALA/ESCORE			
Percepção sensorial	( ) 1 Totalmente limitado	( ) 2 Muito limitado	( ) 3 Levemente limitado	( ) 4 Sem limitações
Umidade	( ) 1 Totalmente molhado	( ) 2 Muito molhado	( ) 3 Casualmente molhado	( ) 4 Raramente molhado
Atividade	( ) 1 Acamado	( ) 2 Confinado à cadeira	( ) 3 Anda ocasionalmente	( ) 4 Anda
Mobilidade	( ) 1 Totalmente limitado	( ) 2 Muito limitado	( ) 3 Levemente limitado	( ) 4 Sem limitações

(continua)

QUADRO 1 Escala Braden Q *(continuação)*

Prevenção de lesão por pressão – escala de Braden Q Nível de risco: risco alto: ≤ 21 Baixo risco: ≥ 22				
ITENS AVALIADOS	ESCALA/ESCORE			
Estado nutricional	( ) 1 Muito pobre	( ) 2 Inadequado	( ) 3 Adequado	( ) 4 Excelente
Fricção e cisalhamento	( ) 1 Problema importante	( ) 2 Problema	( ) 3 Problema potencial	( ) 4 Nenhum problema aparente
Perfusão tecidual e oxigenação	( ) 1 Extremamente comprometida	( ) 2 Comprometida	( ) 3 Adequada	( ) 4 Excelente
CLASSIFICAÇÃO DO RISCO	Total de pontos: _____ ( ) Sem risco ( ) Risco alto ( ) Risco baixo			

QUADRO 2 Descritores da escala de observação do risco de lesão da pele em neonatos

	4. Completamente limitado:	3. Muito limitado:	2. Ligeiramente limitado:	1. Nenhuma limitação:
Estado mental	Não responde a estímulos dolorosos, pela redução do nível de consciência ou sedação ou ao desenvolvimento motor esperado para a idade gestacional (não estremece, agarra ou geme, não há aumento da pressão arterial ou da frequência cardíaca)	Responde apenas a estímulos dolorosos (estremece, agarra, geme, aumento da pressão arterial e frequência cardíaca)	Letárgico/hipotônico	Desperto e ativo
	4. Completamente invisível:	3. Muito limitada:	2. Ligeiramente limitada:	1 Nenhuma limitação:
Mobilidade	Não faz qualquer alteração ligeira de posição do corpo ou das extremidades sem ajuda (com ou sem sedação)	Capaz de fazer ligeiras alterações ocasionais do corpo ou das extremidades, mas incapaz de fazer alterações frequentes de forma independente	Capaz de fazer alterações frequentes, embora ligeiras, de posição do corpo ou extremidades de forma independente	Capaz de fazer alterações frequentes e significativas de posição sem ajuda (p. ex., virar a cabeça)
	4. Completamente limitado à incubadora:	3. Limitado à incubadora:	2. Ligeiramente limitada:	1. Nenhuma limitação:

(continua)

QUADRO 2 Descritores da escala de observação do risco de lesão da pele em neonatos *(continuação)*

Atividade	Está confinado à incubadora aquecida com umidade, sem poder sair dela	Está confinado à incubadora, só saindo dela excepcionalmente	Em uma incubadora mas pode ir ao colo, canguru etc.	Em um berço aberto
	4. Muito pobre:	3. Inadequada:	2. Adequada:	1. Excelente:
Nutrição	Nada "*per os*" (por via oral): (fluidos endovenosos exclusivos)	Não recebe a quantidade ideal de dietas líquidas para as necessidades (fórmula/leite materno), tendo de ser suplementada com fluidos endovenosos	Alimentação por sonda gástrica que permite satisfazer as necessidades nutricionais para o crescimento	Biberão/amamentação em todas as refeições que satisfazem as necessidades nutricionais para o crescimento
	4. Constantemente úmida:	3. Úmida:	2. Ocasionamente úmida:	1. Raramente úmida:
Umidade	A pele esta úmida sempre que a criança é manipulada ou posicionada	A pele está frequentemente úmida. Os lençóis têm de ser trocados pelo menos uma vez de 8 em 8 horas, pelas frequentes dejeções semilíquidas e/ou vômitos, bolsados	A pele está ocasionalmente úmida. Requer troca extra de lençóis aproximadamente uma vez por dia, em razão de algumas dejeções e/ou vômitos, bolsados	A pele está geralmente seca; os lençóis apenas requerem ser mudados a cada 24 horas

SISTEMA DE CLASSIFICAÇÃO DE LESÕES

Lesão por pressão

Lesão por pressão é um dano localizado na pele e/ou tecidos moles subjacentes, geralmente sobre uma proeminência óssea ou relacionada ao uso de dispositivo médico ou a outro artefato. A lesão pode se apresentar em pele íntegra ou como úlcera aberta e pode ser dolorosa. A lesão ocorre como resultado da pressão intensa e/ou prolongada em combinação com o cisalhamento. A tolerância do tecido mole à pressão e ao cisalhamento pode também ser afetada por microclima, nutrição, perfusão, comorbidades e sua condição.

Lesão por pressão estágio 1: pele íntegra com eritema que não embranquece

Pele íntegra com área localizada de eritema que não embranquece e que pode parecer diferente em pele de cor escura. Presença de eritema que embranquece ou mudanças na sensibilidade, temperatura ou consistência (endurecimento) podem preceder as mudanças visuais. Mudanças na cor não incluem descoloração púrpura ou castanha; essas podem indicar dano tissular profundo.

Lesão por pressão estágio 2: perda da pele em sua espessura parcial com exposição da derme

Perda da pele em sua espessura parcial com exposição da derme. O leito da ferida é viável, de coloração rosa ou vermelha, úmido e pode também apresentar-se como uma bolha intacta (preenchida com exsudato seroso) ou rompida. O tecido adiposo e tecidos profundos não são visíveis. Tecido de granulação, esfacelo e escara não estão presentes. Essas lesões geralmente resultam de microclima inadequado e cisalhamento da pele na região da pélvis e no calcâneo. Esse estágio não deve ser usado para descrever as lesões de pele associadas à umidade, incluindo a dermatite associada à incontinência (DAI), a dermatite intertriginosa, a lesão de pele associada a adesivos médicos ou as feridas traumáticas (lesões por fricção, queimaduras, abrasões).

Lesão por pressão estágio 3: perda da pele em sua espessura total

Perda da pele em sua espessura total na qual a gordura é visível. Frequentemente, tecido de granulação e epíbole (lesão com bordas enroladas) estão presentes. Esfacelo e/ou escara podem estar visíveis. A profundidade do dano tissular varia conforme a localização anatômica; áreas com adiposidade significativa podem desenvolver lesões profundas. Podem ocorrer descolamento e túneis. Não há exposição de fáscia, músculo, tendão, ligamento, cartilagem e/ou osso. Quando o esfacelo ou escara prejudica a identificação da extensão da perda tissular, deve-se classificá-la como lesão por pressão não classificável.

Lesão por pressão estágio 4: perda da pele em sua espessura total e perda tissular

Perda da pele em sua espessura total e perda tissular com exposição ou palpação direta da fáscia, músculo, tendão, ligamento, cartilagem ou osso. Esfacelo e/ou escara pode estar visível. Epíbole (lesão com bordas enroladas), descolamento e/ou túneis ocorrem frequentemente. A profundidade varia conforme a localização anatômica. Quando o esfacelo ou escara prejudica a identificação da extensão da perda tissular, deve-se classificá-la como lesão por pressão não classificável.

Lesão por pressão não classificável: perda da pele em sua espessura total e perda tissular não visível

Perda da pele em sua espessura total e perda tissular na qual a extensão do dano não pode ser confirmada porque está encoberta pelo esfacelo ou escara. Ao ser removido (esfacelo ou escara), lesão por pressão em estágio 3 ou estágio 4 ficará aparente. Escara estável (isto é, seca, aderente, sem eritema ou flutuação) em membro isquêmico ou no calcâneo não deve ser removida.

Lesão por pressão tissular profunda: descoloração vermelho-escura, marrom ou púrpura, persistente e que não embranquece

Pele intacta ou não, com área localizada e persistente de descoloração vermelho-escura, marrom ou púrpura que não embranquece ou separação epidérmica que mostra lesão com leito escurecido ou bolha com exsudato sanguinolento. Dor e mudança na temperatura frequentemente precedem as alterações de coloração da pele. A descoloração pode apresentar-se diferente em pessoas com pele de tonalidade mais escura. Essa lesão resulta de pressão intensa e/ou prolongada e de cisalhamento na interface osso-músculo. A ferida pode evoluir rapidamente e revelar a extensão atual da lesão tissular ou resolver sem perda tissular. Quando tecido necrótico, tecido subcutâneo, tecido de granulação, fáscia, músculo ou outras estruturas subjacentes estão visíveis, isso indica lesão por pressão com perda total de tecido (lesão por pressão não classificável ou estágio 3 ou estágio 4). Não se deve utilizar a categoria lesão por pressão tissular profunda (LPTP) para descrever condições vasculares, traumáticas, neuropáticas ou dermatológicas.

Definições adicionais

Lesão por pressão relacionada a dispositivo médico

Essa terminologia descreve a etiologia da lesão. A lesão por pressão relacionada a dispositivo médico resulta do uso de dispositivos criados e aplicados para fins diagnósticos e terapêuticos. A lesão por pressão resultante geralmente apresenta o padrão ou forma do dispositivo. Essa lesão deve ser categorizada com base no sistema de classificação de lesões por pressão.

Lesão por pressão em membranas mucosas

A lesão por pressão em membranas mucosas é encontrada quando há histórico de uso de dispositivos médicos no local do dano. Dada a anatomia do tecido, essas lesões não podem ser categorizadas[7].

GESTÃO DOS PROCESSOS ASSISTENCIAIS

Uma ferramenta gerencial que o profissional enfermeiro pode utilizar para melhorar a qualidade da assistência prestada é a padronização das intervenções de enfermagem, por meio dos procedimentos operacionais padrão (POP), que deve ser construída juntamente com sua equipe, levando em consideração a realidade do serviço e estimulando o alcance de melhorias em suas atividades[8].

O gestor dos serviços de saúde deve entender a importância e responsabilidade no planejamento de ações educativas junto aos profissionais de saúde de sua instituição, sempre pautadas nas melhores evidências científicas. Nessa perspectiva, é notório que a prática baseada em evidências (PBE) constitui um movimento que atua como um elo entre os resultados de pesquisas e sua aplicação prática, garantindo a melhoria da qualidade da assistência prestada aos clientes e maior visibilidade da profissão ao demonstrar as bases científicas do seu cuidado[9].

ESTRATÉGIAS DE MONITORAMENTO E INDICADORES RELACIONADOS À LESÃO POR PRESSÃO

Periodicidade mensal. Legenda: Σ (leia-se "somatório")

- Percentual (%) de pacientes avaliados para LPP na admissão. Método de cálculo: Σ de pacientes avaliados quanto ao risco de LPP/Σ de pacientes admitidos × 100.
- Percentual de pacientes reavaliados quanto ao risco de LPP diariamente. Método de cálculo: Σ de pacientes reavaliados quanto ao risco de LPP/Σ de pacientes avaliados × 100.
- Percentual de *never events* relacionados a LPP. Método de cálculo: Σ de *never events*/Σ de pacientes avaliados × 100.
- Percentual de pacientes avaliados quanto à implementação do cuidado de mudança de decúbito indicado no relógio. Método de cálculo: Σ de paciente que estavam em conformidade com a mudança de decúbito indicado no relógio/Σ de pacientes avaliados × 100.
- Incidência de LPP. Método de cálculo: número de casos novos de pacientes com LPP/número total de pacientes internados com risco desenvolver LPP × 100.

SISTEMA DE NOTIFICAÇÃO DE EVENTOS ADVERSOS

A ocorrência dos eventos adversos (EA) é reconhecida como uma falha na segurança do paciente, podendo ocorrer entre 5-17%, dentre os quais 60% podem ser preveníveis.

Assim, a segurança do paciente deve ser considerada um conjunto de estratégias/intervenções capazes de prevenir e reduzir o risco de dano ao paciente decorrente do cuidado em saúde.

Dentre as consequências dos danos ou lesões causadas ao paciente em decorrência da assistência, destacam-se o aumento dos custos de internações hospitalares, a permanência em hospitais, a necessidade de intervenção diagnóstica e terapêutica, os custos sociais, como o aumento dos medicamentos, a ausência do trabalho e a morte prematura[10].

É importante o investimento na disseminação da cultura de segurança, com ênfase em educação e comunicação, adoção de condutas baseadas em protocolos, diretrizes e procedimentos operacionais, ampliando o conhecimento em segurança, na perspectiva da construção contínua, levando em consideração a realidade da instituição e também os significados e os valores que os profissionais atribuem à segurança do paciente. Estudo recente em serviços de saúde ingleses destaca a importância da educação, formação e desenvolvimento pessoal da enfermagem e de outros profissionais como significantes para a cultura de segurança do paciente, para melhorar a qualidade das práticas nessas instituições[10].

Never events é conceituado como aquele evento adverso que nunca deveria ocorrer em uma unidade de saúde, portanto devem ser notificados no NOTIVISA, na qual constam lesões por pressão estágios 3 e 4[11].

BENCHMARKING E APRENDIZADO ADQUIRIDO COM OUTRAS INSTITUIÇÕES

Em muitos casos, a melhoria que desejamos já foi testada por outras pessoas. As mudanças podem não ser iguais, mas o objetivo seria adaptar para outro ambiente as ideias já utilizadas. A prática de *benchmarking* foi popularizada e utilizada por muitas organizações como método tanto para a definição de objetivos de melhoria quanto para aprender com as "boas práticas" ou ideias de mudança que resultem em alto nível de desempenho[12].

CIÊNCIA DA MELHORIA

Uma das formas de resolução de problemas é a utilização de ferramentas de qualidade nos processos assistenciais, por exemplo, a ciência da melhoria, que tem como fundador W. Edwards Deming. Idealizador do sistema de conhecimento profundo que é base da ciência da melhoria e tem como pilares a organização como sistema, a psicologia, a teoria do conhecimento e o entendimento de variação, utilizando como ferramenta principal o PDSA (*plan – do – study – act*).

Entre as principais vantagens do modelo de ciência da melhoria (Figura 1), está o envolvimento da equipe na resolução do problema utilizando o diagrama direcionador e testando ideias de mudanças em pequena escala com o uso do PDSA, implementando processos quando obtiver dados sustentáveis monitorados por indicadores de resultado, processo e equilíbrio[12].

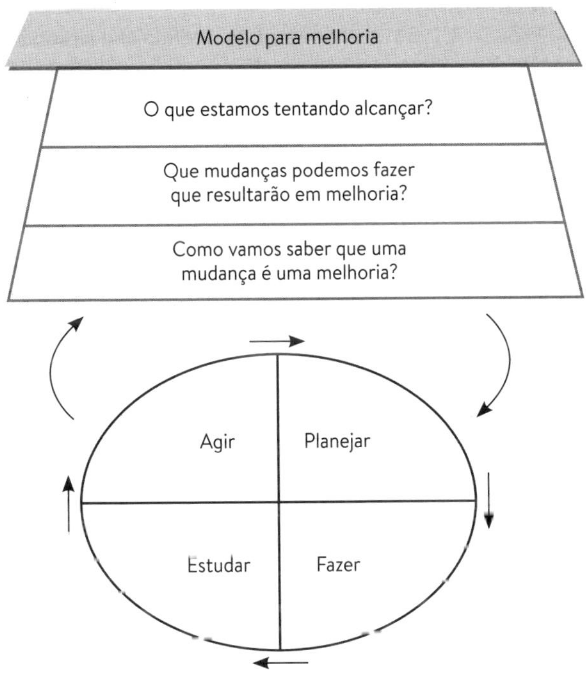

FIGURA 1 Modelo de melhoria.

REFERÊNCIAS BIBLIOGRÁFICAS

1. Duarte SCM, Stipp MAC, Silva MM, Oliveira FT. Adverse events and safety in nursing care. Rev Bras Enferm [Internet]. 2015;68(1):144-54.
2. European Pressure Ulcer Advisory Panel, National Pressure Ulcer Advisory Panel. Prevention and treatment of pressure ulcers: Quick reference guide. Washington; 2013.
3. Martins COA, Curado MAS. Escala de observação do risco de lesão da pele em neonatos: validação estatística com recém-nascidos. Revista de Enfermagem. 2017;IV:43-52.
4. Organização Mundial de Saúde. International statistical classification of diseases and related health problems (10ª rev.). 2007. Available in: http://www.who.int/classifications/apps/icd/icd-10Onlline/.
5. Ferreira P, Miguéns C, Gouveia J, Furtado K. Risco de desenvolvimento de úlceras de pressão: implementação nacional da escala de Braden. Coimbra: Lusociência; 2007.
6. Maia ACAR, Pellegrino DMS, Blanes L, Dini GM, Ferreira LM. Tradução para a língua portuguesa e validação da escala de Braden Q para avaliar o risco de úlcera por pressão em crianças. Rev Paul Pediatr. 2011;29(3):406-14.
7. NPUAP. National Pressure Ulcer Advisory Panel. Prevention and treatment of pressure ulcers: quick reference guide. Washington DC: NationalPressureUlcerAdvisoryPanel; 2010.
8. Sales CB, Bernardes A, Gabriel CS, Brito MFP, Moura AA, Zanetti ACB. Protocolos operacionais padrão na prática profissional da enfermagem: utilização, fragilidades e potencialidades. Revista Brasileira de Enfermagem. 2018;71.
9. Oliveira ARS, Carvalho EC, Rossi LA. The principles of practice to the nursing outcomes classification: perspectives on care strategies. Ciênc Cuid Saúde. 2015 [cited 2016 Sep 24];14(1):986-92.
10. Siman AG, Cunha SGS, Brito MJM. A prática de notificação de eventos adversos em um hospital de ensino. Revista da Escola de Enfermagem da USP; 2017.
11. Anvisa. Plano Integrado para a Gestão Sanitária da Segurança do Paciente em Serviços de Saúde. 2015. Available in: http://www20.anvisa.gov.br/segurancadopaciente/index.php/legislacao?taskcallelemente&format-raw&item.id.
12. Langley GJ, Moen RD, Nolan KM, Norman CL, Provost LP. Modelo de melhoria: uma abordagem prática para melhorar o desempenho organizacional. São Paulo: Mercado de Letras; 2011. p.110-4 e 136.

20 Qualidade percebida pelo cliente: paciente, familiar, médico assistente, operadora de saúde

Rodrigo de Freitas Nobrega

INTRODUÇÃO

Até o início da década de 1990, o resultado de qualquer atividade econômica era medido basicamente pelo seu resultado financeiro. Após alguns estudos do final dos anos 1980 e início dos 1990, David Norton e Robert Kaplan publicaram na *Harvard Business Review*, em 1992, o artigo "The balanced scorecard: measures that drive performance" (*Balanced scorecard:* medidas que direcionam *performance*)[1].

O *balanced scorecard* (também conhecido como BSC) passa a avaliar o resultado da atividade, partindo de quatro perspectivas: financeira, clientes, processos e pessoas.

Dessa forma, o resultado financeiro depende de clientes satisfeitos, que retornam ao serviço e os indica para outros. A satisfação do cliente depende de processos alinhados e estruturados, cuja execução depende de pessoas treinadas, capacitadas e principalmente motivadas para realizar tarefas, alinhadas por esses processos.

> Desde então, e cada vez mais, a satisfação do cliente passa a ser considerada fundamental dentro de cada empresa, incluindo as organizações de saúde, como os hospitais.

Em unidades de terapia intensiva (UTI) pediátricas e neonatais, como em outras unidades de atendimento hospitalar, além do paciente propriamente dito, devem ser considerados clientes também seus familiares, o médico assistente (que encaminhou o paciente) e a própria operadora de saúde da qual o paciente é conveniado, conforme Nobrega e Santin[2].

Ao longo deste capítulo, serão abordadas as estratégias envolvidas na gestão da qualidade percebida por todos esses clientes.

QUALIDADE PERCEBIDA PELO PACIENTE

Muitas vezes, as crianças internadas em UTI encontram-se inconscientes ou sedadas, não tendo percepção a respeito de seu atendimento; outras vezes, essas crianças estão despertas ou conscientes, sendo necessário um cuidado especial em relação a sua experiência vivenciada na UTI.

Trata-se de ambiente completamente novo, em um momento em que a criança gravemente enferma pode estar bastante fragilizada do ponto de vista psicológico.

Para tanto, além de uma adequada assistência, respeitando os preceitos de ética, qualidade e segurança do paciente, é necessário também estar atento à experiência vivenciada pela criança, tornando esse período o menos traumático possível, por meio de um atendimento com foco na humanização.

> A humanização dos cuidados em uma UTI exige o empenho, treinamento e consciência de toda a equipe multidisciplinar, bem como área física e mobiliário adequados.

Dentre outras tantas questões, o alívio da dor e da ansiedade da criança, com cuidados, medicamentos e terapias adequados, são fundamentais para minimizar possíveis sofrimentos.

A internação deve durar o menor tempo necessário, e as terapêuticas devem ser utilizadas da forma menos traumática e agressiva possível.

Na criança consciente e orientada, as explicações e orientações dadas de forma compreensível à criança, com carinho e linguagem adequada, podem aliviar sobremaneira a ansiedade, diminuindo o sofrimento e melhorando a percepção da experiência vivenciada.

QUALIDADE PERCEBIDA PELOS FAMILIARES

Ter um filho gravemente enfermo, internado em uma UTI neonatal ou pediátrica, é sem dúvida uma situação extremamente difícil e complexa para um pai ou uma mãe. Dessa forma, toda a equipe multidisciplinar deve estar focada em aliviar esse sofrimento, cuidando não apenas da criança enferma mas também do estado emocional de seus familiares.

É preciso, além de demonstrar conhecimento técnico e envolvimento com os cuidados do paciente, demonstrar atenção à família, conversando periodicamente e sempre que necessário, passando informações de forma objetiva e compreensível.

Também é preciso estar atento às angústias da família e promover todo o apoio necessário, em todos os momentos.

A postura adequada, por parte de toda a equipe, não apenas fazendo, mas demonstrando que tudo de melhor está sendo feito pela criança, é um ponto fundamental para que a família esteja segura perante a evolução de seu filho.

A qualidade percebida pelos familiares se apoia também no ambiente físico e em equipamentos adequados, bem como na referência de outras pessoas, incluindo o médico assistente e familiares de outros pacientes (que estão utilizando ou já utilizaram a unidade).

O grau de satisfação do cliente membro da família deve ser medido, no intuito de sempre promover melhorias e fidelização. Nesse sentido, sugere-se a aplicação de algum sistema de monitoramento da satisfação desses clientes, por exemplo o NPS (*net promotion score*)[3]. Esse método, consagrado em diversos tipos de empresa, vem, nos últimos anos, sendo bastante utilizado nos serviços de saúde, avaliando o grau de satisfação e fidelização de clientes em relação aos serviços prestados. Na pediatria, via de regra, os clientes que prestam tais informações são os pais das crianças internadas.

QUALIDADE PERCEBIDA PELO MÉDICO ASSISTENTE

O médico assistente do paciente internado em UTI pediátrica pode ser o pediatra da criança, um neurocirurgião, um cirurgião cardíaco ou qualquer outro especialista que tenha solicitado a vaga na unidade para seu paciente. Ele também deve ser encarado como cliente, e, como tal, é preciso atender a suas expectativas, ou até mesmo superá-las.

Dessa forma, é preciso tratá-lo de forma ética e atenciosa, sendo cordial e definindo as condutas sempre de forma conjunta, respeitando suas opiniões e sugestões sobre o caso e buscando o tratamento mais adequado para a criança, com a somatória dos conhecimentos e esforços de ambas as partes (equipe da UTI e médico assistente).

Além de auxiliar na condução do caso com sua *expertise*, o médico assistente também será responsável pelo encaminhamento de novos pacientes, incrementando o resultado financeiro, caso perceba qualidade na unidade.

Além do tratamento adequado por toda a equipe da UTI, a área física adequada, limpeza e organização da unidade, bem como equipamentos adequados, fazem parte dos ingredientes para a adequada percepção de qualidade por parte do cliente médico que confia seus pacientes à unidade.

QUALIDADE PERCEBIDA PELA OPERADORA DE SAÚDE

No mercado atual da saúde, boa parte do atendimento hospitalar é feito a pacientes usuários de operadoras de saúde suplementar, representando, por vezes, até 90% do faturamento de uma unidade.

Nesse sentido, torna-se imperativo considerar a operadora de saúde um cliente a ser fidelizado que, para tanto, deve perceber qualidade no serviço.

Sendo a UTI neonatal ou pediátrica uma unidade de alto custo, o cliente busca sempre um equilíbrio entre custo e benefício. Dessa forma, a qualidade percebida deve se correlacionar a um custo adequado.

Nesse sentido, torna-se muito importante atender à carteira de clientes da operadora, com racionalidade, evitando desperdícios, dentro de protocolos estruturados e utilizando conceitos de medicina baseada em evidências.

Os auditores do convênio, que com frequência visitam a UTI, devem ser tratados com ética, respeito e cordialidade, sendo sempre devidamente esclarecidos sobre as condições clínicas dos pacientes, prorrogações de internação, previsões de alta e tudo o mais que diga respeito à internação de seus usuários de planos.

A operadora satisfeita com o custo/benefício da unidade mantém o credenciamento e a relação cordial com o hospital e com a unidade, e por vezes direciona seus pacientes para aquela unidade, contribuindo para sua viabilidade financeira.

CONCLUSÃO

Conforme Kotler, Kartajaya e Setiawan[4], o *marketing* deve ser centrado no ser humano.

Dessa forma, em UTI neonatal e pediátrica, é preciso considerar clientes não apenas o paciente, mas também seus familiares, o médico assistente e os profissionais das operadoras de saúde.

Conforme Bichuetti e Bichuetti[5], é preciso tratar gente como gente!

Assim, respeito ao ser humano, cordialidade, ética e informações adequadas, praticadas por toda a equipe da unidade, dentro de rotinas estruturadas, são os principais pilares para a satisfação de todos os clientes citados, e consequentemente para o resultado da unidade.

REFERÊNCIAS BIBLIOGRÁFICAS

1. Kaplan RS, Norton D. balanced scorecard: medidas que impulsionam o desempenho. Harvard Business Review. 1992;70(1).
2. Nobrega RF, Santin LO. Marketing e gestão financeira. In: Feltrim E, Nobrega RF, et al. Marketing hospitalar. Curitiba: Intersaberes; 2019. Cap.7.
3. Heichheld F. The one number you need to grow. Harvard Business Review. 2003.
4. Kotler P, Kartajaya H, Setiawan I. Marketing 3.0: As forças que estão definindo o novo marketing centrado no ser humano. Rio de Janeiro: Elsevier/Campus; 2010.
5. Bichuetti JL, Bichuetti LB. Gestão de pessoas não é com o RH. 3.ed. São Paulo: Saint Paul; 2020.

21 Treinamentos e simulação: a importância de estar sempre alerta

Heloisa Fuzita Ionemoto
Renata Pereira

INTRODUÇÃO

Treinamentos estruturados visam diminuir erros, melhorar desfechos e a *performance* das equipes tanto médicas quando interprofissionais, justificando o investimento realizado para atingir tais objetivos.

O uso da simulação realística como estratégia de ensino tem sido cada vez mais difundido pela boa adesão por parte dos alunos e pelos ganhos de aprendizado que essa ferramenta oferece. As equipes de terapia intensiva que habitualmente estão expostas a procedimentos de risco, ou ainda eventos de alto risco mas de baixa ocorrência, necessitam ser treinadas regularmente para manter ou melhorar sua *performance*. O aprendizado obtido pela simulação realística, quando bem aplicada, é transferido para a prática do dia a dia, diminuindo eventos adversos, provocando a autorreflexão e a busca de melhoria contínua.

> Daí a importância de a equipe de terapia intensiva estar sempre alerta na identificação de *gaps* que poderiam ser eliminados ou minimizados, criando cenários e situações de crise baseados na realidade, que podem ser repetidas e treinadas muitas vezes sem prejuízo para o paciente e o colaborador, ressaltando que a simulação realística é uma técnica de ensino.

BREVE HISTÓRICO

Há muito tempo, a simulação é usada como recurso para auxiliar no aprendizado. O primeiro simulador de que se tem registro data do século XVIII, usado por *Madame* Du Coudray, feito para ensinar as parteiras daquela época com um modelo de pano, com a pelve e o feto[1].

Na década de 1950, dois anestesistas, Peter Safar e Bjor Lind, desenvolveram, juntamente com o fabricante de brinquedos Asmund Laerdal, o primeiro modelo para treinamento de ressuscitação, a Resusci-Anne[2].

Dez anos depois, J. S. Denson e Stephen Abrahamson construíram o Sim One. Este manequim revolucionário respirava, tinha pulsos palpáveis e ausculta cardíaca. Podia ser entubado e ventilado. Muito avançado para a época, ele foi inviabilizado pelo custo e pela dificuldade de desenvolvimento para treinamento em escala.

Nos anos 1980, a ideia foi retomada por dois grupos de anestesistas, um liderado por David Gaba e outro por Michael Good e J. S. Gravenstein, que foram protagonistas no uso dos simuladores para o ensino de habilidades técnicas e comportamentais em situações de crise, em um ambiente controlado e seguro[3].

A publicação do livro *Errar é humano* pelo Institute of Medicine (IOM) por volta do ano 2000 revelou uma série de erros evitáveis na assistência ao paciente. Despertou na sociedade e nas organizações de saúde de todo mundo a necessidade de melhorar a qualidade assistencial, repensando processos e implementando novos treinamentos a fim de minimizar ou até mesmo eliminar muitos erros[4].

O primeiro simulador interativo pediátrico surgiu somente em 2005, e desde então novas versões tecnológicas têm sido apresentadas, com realismo e precisão crescentes. Hoje é possível encontrar no mercado simuladores de todas as idades, de prematuros a adultos, que podem ser usados na construção de diversos cenários com objetivos de aprendizagem específicos.

SIMULADORES E FIDELIDADE

Existem diversos tipos de simuladores, e estes devem ser escolhidos de acordo com os objetivos de aprendizado. Os simuladores são objetos que procuram ser a réplica do foco de estudo. Nada pode substituir o ser humano, mas, quanto mais eles se aproximam da realidade, maior sua fidelidade e mais fácil o aluno aproveitar a experiência e aprendizado que essa técnica proporciona.

Quando o objetivo é o treinamento de alguma habilidade específica, por exemplo, entubação orotraqueal, punção para acesso venoso, coleta de liquor etc., podem ser usados simuladores de baixa fidelidade ou estáticos. Podem ser somente parte do corpo, na qual o aluno tem a oportunidade de treinar e repetir determinado procedimento muitas vezes aperfeiçoando uma habilidade específica a ser aplicada na vida real.

> É possível também associar os simuladores a outros dispositivos interativos, como o de realidade aumentada, que permite a visualização das estruturas anatômicas em 3D.

Os simuladores de alta fidelidade contam com uma tecnologia sofisticada e hoje podem mimetizar reação pupilar, abaulamento de fontanela, percepção da perfusão periférica, além dos movimentos respiratórios, ausculta cardíaca, pulso, cianose perioral, convulsão, palpação abdominal etc. Segundo Owen et al., a utilização dos simuladores de alta fidelidade é mais efetiva em melhorar a parte cognitiva e comportamental no treinamento dos médicos quando comparada ao uso de simuladores de baixa fidelidade[5,6].

Todo o ambiente físico no qual o treinamento acontece pode ser preparado visual e sinestesicamente com o local de atuação, mimetizando um leito da UTI. Quanto mais se aproxima do real, mais facilmente o aluno se engaja nessa experiência, exercendo seu papel na resolução da situação proposta pela simulação. Em alguns cenários, onde o realismo se torna importante, como no treinamento ao atendimento de catástrofes, por exemplo, podemos agregar ainda uma técnica chamada *moulage*, segundo a qual as vítimas são maquiadas e preparadas para dar mais autenticidade à situação e até contratar atores para mimetizar uma situação real.

CENTROS DE SIMULAÇÃO X SIMULAÇÃO *IN SITU*

O centro de simulação é um ambiente preparado e dedicado para a aplicação dos diferentes cenários usando a técnica de simulação realística, com objetivos de aprendizado previamente definidos. Minimamente deve haver uma sala de simulação preparada acusticamente, com espelho unidirecional, câmeras, som, rede *wi-fi* e simulador, sala do operador, sala para observação e *debriefing*, criando um espaço psicologicamente seguro e dedicado para o aprendizado.

Preferencialmente, deve ficar próximo ou junto ao hospital, facilitando o deslocamento das equipes para o treinamento.

> Mais do que o espaço físico, a formação de instrutores qualificados em simulação realística é fundamental para a obtenção de resultados satisfatórios, na construção e aplicação de diferentes cenários, usando os fundamentos da simulação realística, com *debriefing* e *feedback* apropriados.

Segundo Gaba, a simulação realística é uma "técnica, e não uma tecnologia", que amplia experiências reais[7].

Com a sofisticação e a complexidade tecnológicas cada vez maior, é necessário o apoio de um técnico em simulação, que domine a parte funcional do simulador e do comando da sala de transmissão audiovisual, para que o cenário transcorra de forma adequada, com todos os requisitos técnicos que o simulador pede para que se possa extrair o máximo de sua capacidade. Devem ser contabilizados ainda custos de manutenção e equipamentos descartáveis consumidos nos treinamentos.

Apesar do alto investimento, os centros de simulação realística são cada vez mais necessários não só para melhorar as habilidades técnicas e comportamentais das equipes, mas também por questões éticas, já que não expoem o paciente real a nenhum risco. Poucos trabalhos conseguem traduzir o real custo do investimento na simulação realística *versus* o benefício no resultado clínico do paciente, mas certamente eles se traduzem nos ganhos indiretos e na não ocorrência de eventos adversos, e complicações por falta de treinamento das equipes. A aplicação de treinamentos contínuos com protocolos padronizados reduz o tempo de internação, uso indevido de materiais e medicamentos, revertendo em favor tanto do paciente quanto da instituição.

Boas práticas em simulação realística preconizam um código de conduta e confidencialidade, criando um ambiente de confiança e segurança, segundo Truog e Meyer, que favorece o aprendizado do adulto[8].

Outros tipos de simulação podem combinar diferentes modalidades estratégicas de ensino, a fim de preencher as necessidades do aluno. São os chamados treinamentos híbridos.

Prática deliberada é uma técnica pela qual o aluno e o instrutor fazem uma reflexão crítica da *performance* daqueles, com fases e metas bem definidas. O aluno tem a oportunidade de repetir o cenário muitas vezes, e corrigir os erros que surgem em cada fase, melhorando seu desempenho[9,10].

Simulação *in situ*

A simulação *in situ* acontece no mesmo local de atuação dos profissionais, reduzindo o custo, o tempo de deslocamento das equipes e favorece a integração com outras equipes presentes no local. Para que realmente atinja as metas de aprendizado propostas, o instrutor que conduz a simulação deve estar bem preparado e os objetivos, bem desenhados e sistematizados. Caso contrário, fica difícil avaliar se o treinamento foi efetivo ou não[11].

Modelos de simuladores têm associado a realidade virtual à simulação realística (realidade mista), trazendo para a educação inovações cada vez mais sofisticadas, transformando a experiência de aprendizado e permitindo a repetição de procedimentos e aperfeiçoando habilidades técnicas.

Simulação realística para intensivistas

Treinamentos das equipes das unidades de terapia intensiva (UTI) têm se tornado mais complexos, com demandas variadas e temas cada vez mais específicos. O exercício constante das equipes mantém seus membros sempre prontos para qualquer intervenção de urgência, mesmo diante de situações difíceis e de baixa ocorrência.

A simulação realística permite que o colaborador possa experimentar a oportunidade de errar, perceber o erro e refazer o procedimento de forma mais assertiva quantas vezes for preciso até que o erro deixe de existir. Além disso, regular o grau de complexidade dos cenários de acordo com os objetivos de aprendizado e o público-alvo.

Vários cenários podem ser construídos mimetizando situações reais vividas na terapia intensiva. A associação do uso de tecnologia à simulação realística mostra resultados positivos em termos de aprendizagem quando comparada a nenhuma intervenção, mas ainda necessita de estudos mais aprofundados para demonstrar a melhor técnica de simulação para a melhor *performance* e desfecho para o paciente[12,13].

Alguns treinamentos em terapia intensiva são fundamentais como manejo de vias aéreas, essencial para a segurança do paciente.

Faz parte do treinamento o uso de dispositivos supraglóticos, preparo para avaliação e reconhecimento do paciente com via aérea difícil e manejo de dispositivos específicos para o atendimento desse paciente. Simuladores específicos de alta fidelidade podem mimetizar um paciente com via aérea difícil, tornando o treinamento mais realístico.

Treinamento de acesso venoso e passagem de cateter central constituem outro tópico fundamental na terapia intensiva que, quando bem executado, diminui a taxa de infecção relacionada ao cateter. O uso do ultrassom como ferramenta de apoio para a passagem de cateter é amplamente consagrado, diminuindo a incidência de hematomas e outros acidentes de punção[14].

A melhor técnica de reanimação cardiopulmonar durante a parada cardíaca deve manter massagem cardíaca de modo consistente, contínuo, com poucas interrupções, em frequência e profundidade recomendadas pela Academia Americana de Cardiologia e apontadas como decisivas para o melhor desfecho para o paciente. No entanto, na prática, nem sempre o socorrista tem a percepção da sua *performance* real. Podem, então, ser construídos treinamentos específicos para a reanimação visando à massagem cardíaca de alto rendimento. É possível dar um *feedback* para o colaborador em relação à qualidade da massagem, à profundidade, tempo, regularidade e demonstrar sua *performance* por meio do simulador, além de propor intervenções corretivas em tempo real, melhorando o desfecho[15].

Situações e cenários construídos com simulação realística também envolvem o treinamento de ECMO (oxigenação por membrana extracorpórea), que exige equipe em permanente educação continuada e treinada, de acordo com as recomendações e diretrizes da ELSO (Extracorporeal Life Support Organization), dedicada à pesquisa e educação[16].

TREINAMENTOS EM ÉPOCA DE PANDEMIA

A pandemia do Sars-CoV-2 causou uma disrupção socioeconômica mundial, redefinindo uma nova rotina de relacionamentos interpessoais, um novo normal. Não poderia ser diferente em relação aos treinamentos e nas metodologias de ensino que até o momento eram presenciais. Rapidamente, o mundo inteiro teve de se adaptar e reformular suas estratégias de ensino e aprendizado. Com a necessidade de distanciamento social, segurança dos alunos e instrutores, treinamentos antes presenciais estão sendo redesenhados para uma retomada de forma segura.

No primeiro momento da pandemia, a simulação realística foi muito utilizada em todo o mundo no preparo das equipes da linha de frente. Treinamento das técnicas de precaução de contato e gotículas, na paramentação e desparamentação das equipes tanto médicas quanto multiprofissionais, utilizando todas as formas de comunicação e sinalização para que se evitasse a contaminação dos profissionais da saúde[17,18].

A simulação realística também teve papel importante na orientação das técnicas de entubação e ventilação dos pacientes positivos para Covid-19, atendimento a parada cardiorrespiratória e transporte, visando à proteção dos profissionais da linha de frente.

O treinamento em comunicação entre as equipes e os familiares foi apontado como essencial e humanizado. Exercício de empatia, sensibilidade em relação às diferentes culturas, crenças etc. para o enfrentamento de situações críticas e isolamento social[19].

CONCLUSÃO

Estamos vivendo a revolução 4.0, e a todo momento surgem novas tecnologias e ideias que estão transformando a dinâmica da sociedade, interferindo em nossa maneira de pensar, de nos comunicarmos, de trabalhar e de nos relacionarmos com o próximo. A pandemia do Sars-CoV-2 em curto espaço de tempo antecipou a necessidade de implementação de soluções inovadoras para o atendimento dos pacientes com agilidade e segurança, em novos processos que exigirão maior vigilância para a detecção de oportunidades de melhoria e treinamento contínuo das equipes, adaptado para uma nova realidade.

A simulação realística acompanha essas mudanças não só nos treinamentos técnicos de habilidades, mas cada vez mais associada ao exercício comportamental, na comunicação, postura e liderança.

REFERÊNCIAS BIBLIOGRÁFICAS

1. Le Boursier du Coudary A (1759), Abregé de l'art des accouchements. Vve. Delaguette, Paris; cited in van Meurs WL. Evolution of acute care simulation: a European perspective. Medisch Journal. 2006;35:116
2. Tjomsland N, Baskett P. Resuscitation greats: Asmund S Laerdal. Resuscitation. 2002;53:115-9.
3. Bradley P. The history of simulation in medical education and possible future directions. Med Education. 2006;40:254-62.
4. Kohn LT, Corrigan J, Donaldson MS. To err is human: building a safer health system. Washington, DC: National Academy Press; 2000.
5. Owen H, Mugford B, Follows V, Plummer JL. Comparison of three simulation-based training methods for management of medical emergencies. Resuscitation. 2006;71(2):204-11.
6. Cheng A, Hunt EA, Donoghue A, Nelson-McMillan K, Nishisaki A, Leflore J, et al. Examining pediatric resuscitation education using simulation and scripted debriefing. JAMA Pediatr. 2013;167(6)528-36.
7. Gaba DM. The future vision of simulation in healthcare. Sim Healthcare. 2007;2:126-35.
8. Truog RD, Meyer EC. Deception and death in medical simulation. Simulation in Healthcare. 2013;8(1),1-3.
9. Ericsson KA. Deliberate practice and the acquisition and maintenance of expert performance in medicine and related domains. Academic Medicine. 2004;79:S70-81.
10. Hunt AE, Duval-Arnould JM, Nelson-McMillan KL, Bradshaw JH, Diener-West M, Perretta JS, et al. Pediatric resident resuscitation skills improve after "rapid cycle deliberate practice" training. J Resuscitation, 2014. Available: http://dx.doi.org/10.1016/j.resuscitation.2014.02.025.
11. Rosen MA, Hunt EA, Pronovost PJ, Federowicz MA, Weaver SJ. In situ simulation in continuing education for the health care professions: a systematic review. J Contin Educ Health Prof. 2012;32(4).
12. Cook DA, Hatala R, Brydges R, Zendejas B, Szostek JH, Wang AT, et al. Technology-enhanced simulation for health professions eduction: a systematic review and meta-analysis. JAMA. 2011;306(9):978-88.
13. Cheng A, Lang TR, Starr SR, Pusic M, Cook DA. Technology-enhanced simulation na pediatric education: a meta-analysis. Pediatrics. 2014;133(5):1313-e1323.
14. Barsuk JH, McGaghie WC, Cohen ER, Balachandran JS, Wayne DB. Use of simulation-based mastery learning to improve the quality of central venous catheter placement in a medical intensive care unit. J Hosp Med. 2009;(4):397-4.
15. Lindsey T et al. Healthcare provider perceptions of cardiopulmonary resuscitation quality during simulation training. Pediat Crit Care Med. 2019. Available: www.pccmjournal.org. doi:10.1097/PCC.0000000000002058.
16. ELSO guidelines for ECMO centers. Available: https://www.elso.org/Resources/Guidelines.aspx (acesso em ago 2020).
17. Verbeek J, et al. Personal protective equipment for preventing highly infectious diseases due to exposure to contaminated body fluids in healthcare staff. Cochrane Database Syst Rev. 2020;5:CD011621.
18. Andreae MH, Dudak A, Cherian V, Dhar P, Dalal PG, Po W, et al. Healthcare simulation to prepare for the covid-19 pandemic. J Clin Anesth. 2020;66:109928.
19. Andreae MH, Dudak A, Cherian V, Dhar P, Dalal PG, Po W, et al. Data and debriefing observations on healthcare simulation to prepare for the covid-19 pandemic. J Clin Anesth. 2020;66:109928.

22 Gestão para segurança transfusional em UTI pediátrica e neonatal

Karina Todeschini Pires
Leandro Felipe Figueiredo Dalmazzo

INTRODUÇÃO

A terapia transfusional é medida consagrada como opção terapêutica que salva vidas em muitas situações. No contexto atual, o desenvolvimento da hemoterapia está diretamente relacionado com boas práticas médicas e técnicas que possibilitam oferecer aos pacientes produtos de alta qualidade. Qualidade essa obtida por meio da execução de processos que norteiam uma adequada seleção de doadores, coleta e fracionamento seguros, seleção e preparo adequados do produto, indicação criteriosa de uso, acompanhamento do ato transfusional e hemovigilância pós-infusão. Tudo isso somente é possível com a participação uma equipe multidisciplinar especializada.

A hemoterapia é uma especialidade médica que tem como dever seguir preceitos básicos de segurança determinados por legislações (portarias e resoluções colegiadas), que frequentemente sofrem revisões e atualizações, com o objetivo principal de garantir a segurança de doadores e receptores. Os serviços de hemoterapia devem estabelecer processos que garantam a execução de suas atividades dentro da legislação vigente, com garantia de rastreabilidade e melhoria contínua de qualidade. É uma especialidade com velocidade de desenvolvimento acelerada e novas áreas de conhecimento, por exemplo: genética molecular, automação, agregação de biotecnologia, terapia celular, criopreservação, entre outros.

DESENVOLVIMENTO

Quando se trata de segurança transfusional, algumas questões são imprescindíveis. Devem-se considerar as várias etapas que, somadas, acarretam o atendimento de excelência. Para fins didáticos, essas etapas são divididas em fase pré-transfusional, fase transfusional e fase pós-transfusional. Acrescenta-se a gestão de qualidade, que permeia todas as fases anteriores.

Fase pré-transfusional

Coleta, processamento e distribuição do sangue

A triagem adequada de doadores deve seguir diretrizes nacionais e internacionais, sendo realizada por profissional capacitado sob supervisão médica. Uma relação de confiança deve ser estabelecida entre o triador e o candidato a doação, com sigilo de informações assegurado. Todas as explicações devem ser dadas de forma clara e objetiva, levando em consideração aspectos culturais[1].

A identificação do doador deverá ser feita de forma segura para que possa ser localizado em todas as etapas do processo. Todos os critérios de inclusão e exclusão do candidato a doação, definidos pela legislação vigente[2,3], devem ser rigorosamente obedecidos, assim como todas as orientações sobre os cuidados pós-doação e possíveis reações adversas.

Um canal de comunicação entre doador e serviço de hemoterapia deve ser estabelecido. No caso de inaptidão, o doador deverá ser informado da causa e encaminhado a um serviço de referência, se necessário.

O intervalo mínimo entre duas doações de sangue total é de 2 meses para homens e de 3 meses para mulheres, e a frequência máxima admitida entre as doações é de 4 doações anuais para o homem e de 3 doações anuais para a mulher, exceto em circunstâncias especiais, que devem ser avaliadas e aprovadas pelo médico responsável[3]. Os testes de qualificação dos doadores deverão ser realizados a cada doação, independentemente dos resultados de doações anteriores[2,3].

O serviço deve estabelecer procedimentos para que o sangue total seja mantido e transportado da coleta até o processamento, de forma a manter sua integridade, as características do produto e garantir a segurança das pessoas envolvidas[4]. Para tanto, é muito importante que processos considerados críticos sejam mapeados, validados e monitorados constantemente. Evidências desses controles devem estar disponíveis à verificação pelas autoridades sanitárias locais. Todo serviço de hemoterapia produtor de hemocomponentes deve realizar controle de qualidade das bolsas de forma sistemática[2,3].

Requisição médica da transfusão

O modelo de requisição de hemocomponente deve ser padronizado e conter, no mínimo, todos os dados exigidos pela legislação vigente:

- Nome completo do paciente, sem abreviaturas.
- Nome da mãe, se possível.
- Data de nascimento.
- Idade, sexo.
- Número do prontuário ou registro do paciente.
- Localização intra-hospitalar e número do leito (no caso de paciente internado).
- Diagnóstico e indicação de transfusão.
- Componente sanguíneo solicitado (com o respectivo volume ou quantidade).
- Modalidade da transfusão (quanto ao tempo de atendimento – urgência, emergência, rotina e programada).
- Resultados laboratoriais que justifiquem a indicação do componente sanguíneo.
- Data da requisição.
- Dados do médico solicitante (nome completo, assinatura e número do CRM).
- Peso do paciente (quando indicado – prescrição de plaquetas).
- Antecedentes transfusionais, gestacionais e de reações à transfusão[2,3].

Não deverão ser aceitas pelo serviço de hemoterapia requisições de transfusão incompletas, ilegíveis ou rasuradas. As instituições de saúde poderão estabelecer rotinas para requisição e prescrição eletrônica de componentes sanguíneos[2].

Critérios aceitáveis e protocolos específicos

É de vital importância que o serviço prescritor de hemocomponentes e o serviço de hemoterapia estabeleçam critérios aceitáveis de transfusões baseados no perfil de atendimento da unidade hospitalar. Indicação correta e racional de hemocomponentes é aspecto fundamental para a prevenção de reações adversas, assim como para o gerenciamento de estoque e indicação de hemocomponentes especiais. A definição de protocolos transfusionais institucionais deve levar em consideração o público-alvo de atendimento e cada vez mais serem construídos sobre pilares que congregam a visão do paciente como um todo. Idade, diagnóstico, comorbidades, situação clínica atual e índices hematimétricos devem ser avaliados em conjunto. Protocolos de atendimento de extrema urgência, transfusão maciça, transfusão de sangue incompatível, transfusão no período neonatal, exanguineotransfusão e atendimento a múltiplas vítimas fazem parte das obrigações institucionais e devem ser elaborados em conjunto entre o serviço de hemoterapia e os demais serviços envolvidos nesse tipo de atendimento[2,3].

Quando consideramos transfusões para o grupo pediátrico, devemos levar em consideração vários fatores. Os avanços tecnológicos e científicos têm possibilitado a sobrevida de recém-nascidos (RN) cada vez mais prematuros. As crianças podem necessitar de grandes demandas transfusionais, e, por apresentarem uma longa expectativa de vida, temos de levar em conta efeitos adversos imediatos e tardios[5]. As indicações devem sempre ser baseadas em análise criteriosa de benefícios e riscos, e os procedimentos devem minimizar espoliações desnecessárias. Considerando o pequeno volume sanguíneo de bebês, flebotomias repetidas podem gerar grande impacto (Tabela 1)[5].

A tendência atual é aplicar protocolos considerados restritivos, e os valores hematimétricos devem ser considerados apenas como referência e não como fator exclusivo na determinação da necessidade transfusional. A seguir, é apresentada uma sugestão de critérios aceitáveis de transfusão (Tabelas 2 a 6).

TABELA 1 Volume sanguíneo estimado por faixa etária

Idade	Volume sanguíneo estimado (mL.kg^{1})
RN prematuro	90-100
RN a termo	80-90
Lactentes 3 meses - 1 ano	70-80
Crianças > 1 ano	70

Fonte: Ronald, 2004[6].

TABELA 2 Volume de hemocomponente a transfundir e seu efeito terapêutico

Hemocomponente	Volume a transfundir	Incremento esperado
C. hemácias	10-15 mL/kg	↑ Hb entre 2 e 3 g/dL
C. plaquetas	Prematuros e RN < 4 meses = 5-10 mL/kg Crianças < 10 kg = 5 a 10 mL/kg Crianças > 10 kg = 01U plaquetas/10 kg	↑ 50.000 a 100.000/µL
Plasma fresco	10-15 mL/kg	↑ Atividade dos fatores da coagulação entre 15 e 20%
Crioprecipitado	1-2 unidades/10 kg crianças c/ 15-30 kg = 5 un crianças > 30 kg = 10 un	↑ FI* = 60-100 mg/dL (crianças pequenas) ↑ FI* = 5-10 mg/dL (crianças maiores)

Fonte: Sauaia et al., 2019[1].

TABELA 3 **Critérios aceitáveis para transfusão de concentrado de hemácias**

Recém-nascido a termo e com idade < 4 meses	Valor
Manifestações clínicas de anemia (taquicardia, apneia, baixo ganho de peso ou baixa ingestão alimentar) e baixo número de reticulócitos	< 7 g/dL/20%
Choque clínico ou hipotensão grave	< 10 g/dL/30%
Câmara de O_2 com FI O_2 < 35%	< 10 g/dlL/30%
Cânula O_2 nasal	< 10 g/dL/30%
CPAP ou ventilação mecânica com pressão média de vias áreas < 6 cmH_2O	< 10 g/dL/30%
Apneia (> 6 episódios/12h ou 2 episódios/24h de necessidade de máscara O_2)	< 10 g/dL/30%
Taquicardia (> 180/min em 24h) ou taquipneia (FR > 80/min em 24h)	< 10 g/dL/30%
Anemia perioperatória	< 10 g/dL/30%
Câmara de O_2 com FiO_2 >35%	< 12 g/dL/35%
CPAP/IMV com pressão média de vias áreas > 6 cmH_2O	< 12 g/dL/35%
ECMO/ECLS	< 15 g/dL/45%
Doença cardíaca cianótica congênita	< 15 g/dL/45%
Crianças > 4 meses	
Choque clínico ou hipotensão grave	< 10/30%
Sinais de anemia no pós-operatório	< 10/30%
Tratamento quimioterápico ou radioterápico	< 8 g/dL/24%
Crianças com hemoglobinopatia em regime de transfusões crônicas	10 g/dL/30%
Doença falciforme/talassemia com complicações cardíacas	< 12 g/dL/36%
Doença cardiopulmonar grave	< 12/40%
ECMO/ECLS	< 13 g/dL/40%
Doença falciforme/talassemia com complicações crônicas	< 12 g/dL/36%

Fonte: Sauaia et al., 2019[1].

TABELA 4 **Transfusão de plaquetas profilática**

Procedimento/situação clínica	Contagem de plaquetas/mm^3
Biópsia óssea	20.000
Endoscopia digestiva alta	20.000 a 50.000
Coagulação intravascular disseminada	20.000 a 50.000
Broncoscopia	20.000 a 50.000
Cirurgias de grande porte	50.000
Trombocitopenia por transfusão maciça	50.000
Bypass cardíaco	100.000
Procedimentos invasivos em hepatopatas	50.000 a 100.000
Neurocirurgia, cirurgia oftalmológica	100.000

(continua)

TABELA 4 Transfusão de plaquetas profilática (*continuação*)

Procedimento/situação clínica	Contagem de plaquetas/mm^3
Instalação de cateter peridural, punção liquórica	50.000
Extração dentária	50.000
Instalação de cateter venoso central	30.000 a 50.000
Punção lombar pediátrica	< 20.000 em pacientes estáveis
Punção lombar pediátrica	< 50.000 em pacientes instáveis ou pacientes com LLA recém-diagnosticada
Na leucemia mieloide aguda M3 (LMA M3)	< 20.000/mm^3, em pacientes estáveis
Leucemias agudas e transplante de medula óssea (TMO)	< 10.000/mm^3, em pacientes estáveis internados. Contagem de plaquetas < 20.000/mm^3, em pacientes instáveis apresentando sinais de hemorragia, febre, hiperleucocitose, queda rápida da contagem de plaquetas ou alterações da coagulação
Tumores sólidos	< 10.000/mm^3, em pacientes estáveis sob regime de internação, < 20.000/mm^3, em pacientes instáveis
Transfusão profilática de plaquetas em crianças com até 4 meses de idade	
Neonatos estáveis com falência de produção	< 30.000
Na púrpura neonatal aloimune	< 30.000 [usar CP obtidos da mãe ou HPA1A(-)]
RN com febre/septicemia	< 50.000
Sangramento importante (pulmonar, intraventricular ou trato gastrointestinal)	< 50.000
RN prematuro (p < 1.000 g; idade < 1 semana)	< 50.000
Coagulopatia de consumo	< 50.000
Antes de procedimentos invasivos (cirurgias, biópsias)	< 50.000
Diante de sangramento ativo	< 100.000
RN sob membrana de oxigenação extracorpórea (ECMO)	< 100.000
Antes de procedimento invasivo em paciente com coagulopatia	< 100.000
Transfusão terapêutica de plaquetas	
Crianças com até 4 meses de idade, apresentando sinais de sangramento em qualquer local	< 100.000
Sangramento em SNC ou intraocular	< 100.000
Sinais de sangramento em qualquer local	< 50.000

(*continua*)

TABELA 4 **Transfusão de plaquetas profilática** (*continuação*)

Procedimento/situação clínica	Contagem de plaquetas/mm³
Defeito qualitativo plaquetário, com sangramento ativo	< 50.000
Pacientes em ECMO	< 50.000
Transfusão maciça	Quando acionado protocolo de transfusão maciça

TABELA 5 **Plasma fresco congelado**

Indicações	Contraindicações
▪ Hepatopatias quando da realização de procedimentos cirúrgicos ou invasivos (TTPa ou INR > 1,5 do normal) ▪ Trombose por deficiência de antitrombina III ▪ Correção de hemorragias por anticoagulantes cumarínicos ▪ Púrpura *fulminans* do RN por deficiência de proteína C e/ou proteína S ▪ Correção de deficiências congênitas ou adquiridas isoladas ou combinadas de fatores da coagulação ▪ RN com hemorragia por deficiência de fatores dependentes da vitamina K ▪ Reposição durante plasmaférese terapêutica ▪ Pacientes com edema angioneurótico (edema de Qüincke) recidivante por deficiência de inibidor de C1-esterase ▪ Transfusão maciça	▪ Expansor de volume ▪ Sangramentos sem coagulopatias ▪ Septicemias sem coagulopatias ▪ Grandes queimados ▪ Como fonte de imunoglobulina ▪ Como complemento de alimentação parenteral ▪ Tratamento da desnutrição ▪ Para acelerar processos de cicatrização

TABELA 6 **Indicações de crioprecipitado**

- Hipofibrinogenemia (< 100 mg/dL) com sangramento ativo ou sob procedimento invasivo
- Disfibrinogenemia com sangramento ativo ou sob procedimento invasivo
- Deficiência de fator XIII em pacientes com hemorragia ativa sem controle ao uso de PFC ou plaquetas
- Doença de von Willebrand não responsiva à desmopressina ou na ausência de concentrado de fator VIII
- Hemorragias não controladas com PFC e plaquetas em procedimentos cirúrgicos ou invasivos

Para pacientes que serão submetidos à cirurgia, deve-se levar em conta, sempre que possível, a correção pré-operatória de anemias prévias. Recomenda-se considerar o uso de técnicas de recuperação intraoperatória e de antifibrinolíticos[1,5]. A reserva de hemocomponentes deve obedecer a protocolo institucional predefinido em comitê transfusional e considerar as condições clínicas do paciente, além do potencial de sangramento do procedimento. São sugeridas revisões periódicas desse protocolo e análise da série histórica de hemocomponentes reservados e transfundidos nos procedimentos cirúrgicos. Ressalte-se que é boa prática médica a execução de cirurgias com o conceito de controle intraoperatório de sangramento. Não é recomendável a transfusão de plasma profilático para cirurgias em crianças sem sangramento, mesmo que com pequenas alterações de exames de coagulação; considerar essa possibilidade apenas para cirurgias em locais críticos (olhos ou sistema nervoso central)[5]. A transfusão de crioprecipitado profilático para cirurgias deverá ser considerada para aquelas com alto potencial de sangramento ou locais críticos e apenas se fibrinogênio abaixo de 100 mg/dL[5].

As transfusões neonatais consideram algumas características especiais desse período. Um RN a termo tem em torno de 60-80% de hemoglobina fetal (HbF), enquanto um prematuro tem percentagem ainda maior dessa hemoglobina. Vale ressaltar que a HbF tem afinidade maior para o oxigênio, e, quanto maior a percentagem de HbF, maior a dificuldade de liberar oxigênio para os tecidos. A transição de produção de HbF para HbA ocorre por volta da 32ª semana de gestação. Prematuros nascidos com menos de 32 semanas podem ter 100% de Hb fetal[5].

Uma questão que merece grande atenção é a propensão a distúrbios metabólicos com as transfusões de grandes volumes, decorrentes da imaturidade do rim e fígado fetais, gerando dificuldade de metabolização do citrato, diminuição da filtração glomerular e predispondo a acidose metabólica[5].

As transfusões de plaquetas são utilizadas para prevenir ou tratar hemorragias em pacientes com plaquetopenias ou plaquetopatias. O fundamental é a identificação e o tratamento da causa da plaquetopenia. As transfusões não devem ser estipuladas de forma horária, com base na contagem plaquetária. A cada infusão de uma dose terapêutica, nova avaliação deverá ser realizada. Em casos de trombocitopenia neonatal aloimune, deve-se tentar administrar plaquetas HPA-1a/5b negativas ou plaquetas de origem materna. Na impossibilidade desse hemocomponente, ou caso não haja resposta adequada a seu uso, considerar imunoglobulina[7-9].

As transfusões de plasma fresco congelado e crioprecipitados podem ser muito difíceis de indicar no período neonatal, uma vez que a fisiologia da coagulação nos RN é diferente da dos adultos, o que dificulta a avaliação de valores de referência para resultados laboratoriais[5]. Não devem ser realizadas em RN sem sangramento apenas com o intuito de correção de índices laboratoriais. A solicitação desses exames deve ser direcionada para RN com grande risco de sangramento, sepse grave e enterocolite necrotizante aguda ou com sangramento ativo antes da transfusão. A transfusão de plasma nunca deve ser realizada como expansor volumétrico ou para prevenção de hemorragia peri e intraventricular. Deve ser prescrita em casos de hemorragia maciça e antes de procedimentos com grande risco de sangramentos quando exames de coagulação alterados[10]. Para tratamento de coagulopatias congênitas, deve ser utilizado o concentrado de fator específico. Somente é aceitável a utilização de plasma fresco congelado até o diagnóstico ser confirmado ou em episódios agudos de sangramento por ocasião de indisponibilidade de fator específico[1].

Em relação às indicações de transfusões em crianças em pós-operatório de cirurgia cardíaca, não existe consenso absoluto de valores hematimétricos guias para determinar as indicações. Devem-se considerar manter valores maiores de hemoglobinas em neonatos com sinais clínicos de instabilidade hemodinâmica, sangramento ativo ou clínica de oxigenação inadequada, independentemente de se tratar de cardiopatia cianótica ou não cianótica. Para crianças com cardiopatias não cianóticas e estáveis, os protocolos restritivos (Hb = 7) podem ser adotados. Já para aquelas com cardiopatias cianóticas, sugere-se manter Hb maior que 8 ou 9 mg/dL. Para crianças com sangramento ativo, considerar a transfusão de plaquetas, crioprecipitado ou plasma fresco congelado associando avaliação clínica com resultados laboratoriais (contagem plaquetária, coagulograma e fibrinogênio)[1,5]. Na cirurgia, considerar a utilização de recuperação intraoperatória de sangue e, dependendo do caso, o uso de antifibrinolítico[1]. Alguns serviços preconizam a transfusão, durante o ato operatório, com produtos coletados até 5 dias e, se dentro de protocolos de irradiação, irradiados até 24 horas. Sugere-se que esses protocolos sejam discutidos com o serviço de hemoterapia, uma vez que devem levar em consideração os resultados de controles de qualidade de hemocomponentes e a logística de captação e preparo de hemocomponentes.

Em relação aos casos de transfusão maciça, o sucesso parece estar muito relacionado com a capacidade de prever essa situação em cada caso e de acionar o protocolo no momento correto. Por definição, considera-se quando a necessidade de reposição de volume é de 80 mL/kg em 24 horas, ou 40 mL/kg em 3 horas, ou 2 mL/kg/min[1,10]. O motivo do sangramento deve ser considerado na decisão do acionamento do protocolo (trauma, hemorragia digestiva em paciente com coagulopatia de base, ressecção de tumor sangrante, transfusão intrauterina, exsanguinotransfusão, por exemplo), assim como a idade do paciente (neonatos sofrem um impacto muito maior com perdas proporcionais bem menores do que crianças e adolescentes)[10]. Ponderar que a transfusão de grandes volumes de hemocomponentes está associada a efeitos que podem ser muito graves na faixa etária pediátrica (sobrecarga de volume, desregulação da cascata de coagulação, distúrbios metabólicos, efeitos imunológicos associados a transfusão)[1,5,10]. O grande desafio desse atendimento é prover a proporção correta de hemocomponentes, a fim de evitar um desequilíbrio hemostático, danos metabólicos e agravamento do quadro[10]. Protocolos de transfusão maciça devem ser elaborados a fim de definir critérios para o acionamento, tipo e proporção de hemocomponentes utilizados, terapêuticas adicionais (antifibrinolítico, fator VII recombinante), assim como monitoramento de resultados. Esse protocolo deve ser exaustivamente treinado, para que possa ser executado de forma eficiente no momento em que a situação existir. O serviço de hemoterapia deve estar preparado para suprir as necessidades transfusionais demandadas e para ter um plano de contingência para escassez de hemocomponentes, o que pode ser bastante difícil em locais onde a cultura de doação de sangue não está bem estabelecida. É importante considerar que a responsabilidade em captação de doadores de sangue é compartilhada entre o serviço de hemoterapia e os serviços prescritores.

A exsanguinotransfusão é uma modalidade terapêutica na qual é realizada a substituição de sangue do RN, por sangue do doador por meio da administração de sangue total reconstituído, com a finalidade de remover as hemácias revestidas por anticorpos maternos e os produtos de sua hemólise, reduzir o nível dos anticorpos maternos livres no plasma do RN, diminuir o nível de bilirrubina indireta (BI) circulante no plasma do RN e corrigir sua anemia. As principais indicações são: ineficiência da fototerapia em reduzir significativamente os níveis de BI e interrupção da hemólise e da produção de bilirrubina indireta. O preparo do hemocomponente deve considerar duas vezes a volemia do paciente, o plasma deve ser do grupo AB ou compatível com o paciente e as hemácias isentas do antígeno responsável pela doença hemolítica perinatal (DHPN)[11]. Vale ressaltar que nem sempre o anticorpo envolvido na DHPN é dirigido contra o antígeno D. Por isso é de vital importância que um estudo imunoematológico completo seja realizado para definição do melhor hemocomponente a ser transfundido[11]. Esse produto deverá ser desleucotizado, fenotipado, irradiado até 24 horas e coletado até 5 dias[1-3].

Uso de hemocomponentes especiais

Irradiados

Hemocomponentes irradiados são prescritos com a finalidade de prevenir doença enxerto *versus* hospedeiro pós-transfusional e são indicados nas seguintes situações:

- Fetos submetidos à transfusão intrauterina (TIU).
- Pacientes que necessitem de transfusão depois que receberam TIU, até 6 meses de idade, independentemente do peso ao nascimento.
- RN com peso inferior a 1.200 g ao nascimento.
- RN que serão submetidos à exsanguinotransfusão.
- Receptores de hemocomponentes HLA compatíveis.
- Hemocomponentes originados de doadores com parentesco de I ou II grau.
- RN/criança com suspeita ou portadoras de imunodeficiência celular.
- Crianças em ECMO (oxigenação por membrana extracorpórea).

- Pacientes pediátricos submetidos a transplante de órgãos sólidos.
- Receptores de transplantes de medula óssea, tanto autólogo quanto alogênico.
- Pacientes tratados com análogos da purina.
- Fludarabina, cladribina, deoxicoformicina, portadores de linfomas, leucemia mieloide aguda e anemia aplástica em tratamento quimioterápico ou imunossupressor (ou recente, usualmente < 6 meses)[1-3].

Produtos irradiados apresentam aumento considerável do potássio após 24 horas da irradiação. Em vista disso, em casos de transfusão maciça em RN e lactentes é importante a utilização de produtos irradiados até 24 horas. Na impossibilidade, recomenda-se lavar esse hemocomponente[2,3]. Para transfusões simples em alíquotas, esse produto pode ser utilizado até 14 dias depois da irradiação. Produtos não irradiados mantêm uma quantidade de potássio segura até a data de vencimento do hemocomponente, o que faz com que um bebê a termo possa se beneficiar usando alíquotas de mesma bolsa durante a mesma internação, reduzindo assim a exposição a múltiplos doadores[5].

Desleucocitados

A desleucotização é realizada por meio de filtros específicos para remoção de leucócitos em componentes sanguíneos celulares. Visa favorecer a prevenção de infecção por citomegalovírus, aloimunização HLA, reação febril não hemolítica pós-transfusional e refratariedade plaquetária; e deve ser indicada nas seguintes situações:

- Hemoglobinopatias e anemias hemolíticas hereditárias, antecedentes de duas ou mais reações febris não hemolíticas (RFNH).
- Síndromes de imunodeficiências congênitas.
- Candidatos a transplante de medula óssea.
- Anemia aplástica.
- Leucemia mieloide aguda.
- Doenças onco-hematológicas graves.
- Portadores de doença plaquetária cuja necessidade transfusional é frequente.
- Paciente HIV positivo com sorologia negativa para citomegalovírus (CMV).
- Candidato a transplante de órgãos e medula óssea, se doador e receptor forem negativos para CMV.
- TIU.
- Gestantes com sorologia não reativa ou desconhecida para CMV.
- RN prematuros e de baixo peso (1.200 g) de mães CMV-negativas ou com *status* sorológico desconhecido[1-3].

Lavados

A lavagem de hemocomponentes reduz a quantidade de proteínas plasmáticas e potássio livre no hemocomponente. Sua indicação tem de ser muito bem avaliada, uma vez que reduz o aproveitamento transfusional em transfusões de concentrado de hemácias e plaquetas. Considera-se o uso de hemocomponentes lavados nas seguintes situações:

- Pacientes que tiveram reação anafilática por deficiência de IgA. Nesses casos, realizar, quando possível, transfusão de plaquetas de doadores com deficiência de IgA.
- Reação alérgica grave a proteínas plasmáticas (na primeira transfusão ou em transfusões posteriores, mesmo em vigência de pré-medicação com anti-histamínico e corticosteroide).
- RN com trombocitopenia aloimune neonatal (TAN) que forem receber plaquetas doadas pela mãe (na TAN, a destruição de plaquetas ocorre por anticorpos maternos direcionados contra antígenos plaquetários da criança que foram herdados do pai)[1,2].

Fenotipado

O objetivo da fenotipagem é evitar a aloimunização em pacientes que serão submetidos a múltiplas transfusões e evitar reações transfusionais hemolíticas naqueles já sensibilizados (aloimunizados). Indica-se nas seguintes situações:

- Gestantes.
- Hemoglobinopatias.
- Insuficiência renal crônica.
- Pacientes onco-hematológicos.
- Pacientes com aloimunização prévia, transfusão intrauterina, exansguineotransfusão, pacientes em regime de transfusão crônica[1-3].

Coleta, identificação de amostras e testes pré-transfusionais

A coleta de amostra para realização de testes transfusionais deve ser exclusiva para esse fim, realizada por profissional habilitado na ocasião da solicitação da requisição[2,3]. Para pacientes já transfundidos anteriormente, aconselha-se entrar em contato com o serviço de hemoterapia para checar a necessidade de nova coleta e se ainda existe amostra válida. Os tubos com as amostras devem ser rotulados no momento da coleta com o nome completo do receptor sem abreviaturas, o número de identificação ou localização no serviço, data da coleta e identificação da pessoa que realizou a coleta da amostra[3]. Colocar todas essas informações em tubos pediátricos pode ser um desafio, porém é muito importante que esses dados sejam preenchidos de forma obrigatória da maneira descrita.

Tubos não identificados de maneira correta não devem ser aceitos pelo serviço de hemoterapia[3]. Os dados presentes no tubo devem ser exatamente iguais ao da requisição da transfusão. Qualquer discrepância deverá ser resolvida antes do aceite pelo serviço de hemoterapia.

Na amostra pré-transfusional inicial para transfusão de hemácias em neonatos e crianças de até 4 meses de vida será realizada a tipagem ABO direta, e determinação de antígeno RhD. Recomenda-se que nessa faixa etária, para transfusão de hemácias sejam selecionadas hemácias do grupo O. Se as hemácias selecionadas para transfusão não forem do grupo O, será investigada, no soro ou plasma do neonato e das crianças até 4 meses de vida, a presença de anti-A ou anti-B. Esse teste não precisa ser realizado se houver disponibilidade de amostra do sangue da mãe para tipagem ABO e se a tipagem ABO da mãe for a mesma do RN[1,3].

Na amostra pré-transfusional inicial, será realizada a pesquisa de anticorpos antieritrocitários irregulares, utilizando, preferencialmente, o soro da mãe ou eluato do RN. Se a pesquisa de anticorpos irregulares for negativa, não será necessário compatibilizar as hemácias para a primeira transfusão nem para as transfusões subsequentes dentro do período neonatal, desde que as hemácias sejam do grupo O. Se a pesquisa de anticorpos irregulares demonstrar a presença de anticorpos clinicamente significativos, a transfusão será feita com unidades isentas dos antígenos correspondentes. Nesses casos as unidades deverão ser compatibilizadas com soro do neonato ou com soro da sua mãe[3].

Para crianças fora do período neonatal, para transfusão de concentrado de hemácias serão realizados os seguintes testes pré-transfusionais: tipagem ABO (direta e reversa) e RhD, pesquisa de anticorpos irregulares e prova de compatibilidade entre soro ou plasma do receptor e hemácias do doador. A validade das amostras para testes pré-transfusionais é de 72 horas[3].

Para as transfusões de plaquetas são necessários os seguintes testes: tipagem ABO (direta e reversa) no sangue do receptor, determinação do fator RhD e pesquisa de anticorpos irregulares (PAI) no sangue do receptor. Nos casos de transfusão de plasma e crioprecipitado será necessária tipagem ABO e RhD do receptor[1,2,3].

Fase transfusional

Dupla checagem

É fundamental que os serviços onde ocorram transfusões, em conjunto com o serviço de hemoterapia, estabeleçam normativas de dupla checagem e registro com a finalidade de correta identificação do binômio hemocomponente/paciente. Antes da instalação do hemocomponente devem ser checados a identificação do paciente (nome completo, data de nascimento, leito, prontuário) e do rótulo da bolsa (nome completo e identificação numérica/alfanumérica do receptor, número de registro e localização; grupo ABO e tipo RhD do receptor; grupo ABO e tipo RhD do hemocomponente a ser transfundido; conclusão da prova de compatibilidade; data do envio do hemocomponente; nome do responsável pela realização dos testes pré-transfusionais e pela liberação, descrição de algum procedimento especial realizado no hemocomponente, data de validade do hemocomponente). Essa fase deve ser realizada de forma muito criteriosa e cuidadosa, uma vez que pode representar a última barreira para evitar a instalação errada de hemocomponentes.

Critérios para instalação

Consiste em boa prática médica a definição de critérios clínicos para a instalação de hemocomponentes. Esses critérios devem ser estabelecidos com base no perfil de pacientes atendidos na unidade hospitalar. Sugere-se que sejam definidos parâmetros de pressão arterial, temperatura corporal e frequência cardíaca. Pacientes que não se apresentem dentro dos critérios de segurança definidos deverão ter a transfusão iniciada apenas após uma avaliação médica imediata. Sugere-se ainda definir a velocidade e o gotejamento da infusão, assim como o intervalo de tempo entre hemocomponentes quando prescrita mais de uma unidade terapêutica.

Essas definições têm como objetivo evitar reações adversas como TACO (edema pulmonar cardiogênico associado à transfusão), crise hipertensiva, entre outros[12]. Transfusões fora dos padrões de segurança definidos devem ser criteriosamente avaliadas pelo médico prescritor. Nenhuma transfusão deve ser iniciada sem que a prescrição médica esteja registrada, seja por via física ou em prontuários eletrônicos.

Acompanhamento transfusional

A transfusão será realizada por profissional habilitado e pelo menos um médico disponível para intervenção em caso de reações adversas. Os sinais vitais deverão ser aferidos e registrados no mínimo imediatamente antes do início da infusão, ao término dos primeiros 10 minutos e no encerramento do procedimento. Os primeiros 10 minutos de transfusão serão acompanhados por profissional de saúde qualificado para tal atividade, que permanecerá ao lado do paciente durante esse intervalo de tempo[2].

Durante o transcurso do ato transfusional, o paciente será periodicamente monitorado para possibilitar a detecção precoce de eventuais reações adversas. Se houver alguma reação adversa, o médico será comunicado imediatamente com intuito de tratamento específico para o evento[12]. O médico hemoterapeuta ficará responsável pela conclusão do caso, determinação de protocolo pré-transfusional futuro e notificação às autoridades competentes[2,3,12].

Fase pós-transfusional

Hemovigilância

A hemovigilância[12] envolve todas as ações que buscam identificar eventos adversos relacionadas ao ciclo do sangue, prevenir recorrências e agregar melhoria aos processos.

As reações transfusionais podem ser classificadas levando em consideração o tempo de apresentação: imediata – ocorrência durante a transfusão ou até 24 horas após seu início; tardia – ocorrência após 24 horas do início da transfusão. A gravidade é classificada em leve (ausência de risco à vida. Poderá ser requerida intervenção médica, mas a falta desta não resulta em danos permanentes ou em comprometimento de um órgão ou função), moderada (necessidade de hospitalização ou prolongamento desta e/ou deficiência ou incapacidade persistente ou significativa ou necessidade de intervenção médica ou cirúrgica para evitar danos permanentes ou comprometimento de um órgão ou função), grave (ameaça imediata à vida, em consequência da reação transfusional, sem óbito atribuído à transfusão. Intervenção médica exigida para evitar a morte) ou óbito atribuído à transfusão[12,13].

> As instituições precisam estabelecer diretrizes de execução de hemovigilância com o envolvimento de equipe multidisciplinar. Sugere-se que, após 24 horas de realizada a transfusão, exista busca ativa por reações transfusionais que porventura possam ter passado desapercebidas à equipe ou não notificadas ao serviço de hemoterapia.

Todos os eventos adversos do ciclo do sangue são de notificação compulsória às autoridades sanitárias[12]. A correta identificação de eventos é de vital importância para a agregação de melhorias, visto que geram revisão de processos, ações corretivas e muitas vezes definição de protocolos pré-transfusionais individualizados.

Retrovigilância

Consiste na investigação retrospectiva relacionada à rastreabilidade das bolsas de doações anteriores de um doador que apresentou viragem de um marcador/soroconversão ou relacionada a um receptor de sangue que veio a apresentar marcador positivo para doença transmissível[12].

Torna-se obrigatória a confecção de diretrizes e fluxos de identificação e comunicação com doadores e receptores, orientação, encaminhamento e notificação às autoridades sanitárias.

Gestão de qualidade e processos

A busca pela garantia de qualidade tem como objetivo a manutenção de eficácia e segurança dos resultados, credibilidade do serviço e rastreabilidade dos processos, redução do erro e implementação constante de melhorias. É muito importante que processos críticos sejam identificados, mapeados e sistematicamente validados. Trabalhar com qualidade significa ter planejamento, acompanhamento e envolvimento de toda a equipe. A seguir, serão mencionadas algumas práticas que podem nortear e ajudar na condução do serviço na busca de monitoramento e melhorias constantes.

Comitê transfusional

Toda instituição de saúde que realiza procedimentos hemoterápicos tem a obrigação legal de compor ou fazer parte de um comitê transfusional. Esse comitê tem como função monitorar as práticas transfusionais, uso racional de hemocomponentes, eventos adversos às transfusões, definir protocolos transfusionais e garantir a execução de programa de educação continuada multidisciplinar, hemovigilância e ações de captação de doadores[2,3]. A composição do comitê deve ser definida com base no perfil da unidade hospitalar. O ideal é que seja multidisciplinar, com membros dos serviços que mais se utilizam dos procedimentos de hemoterapia e com possibilidade de disseminação de conhecimento.

Os comitês transfusionais não devem ser encarados apenas como formalidade legal, uma vez que, quando realmente ativos e participativos, geram produtos importantes de garantia de qualidade e melhorias para a instituição hospitalar. Durante as reuniões, vários instrumentos de qualidade devem ser apresentados para embasar as decisões (indicadores, planos de ação, registros de ocorrências).

Procedimentos operacionais padrão

Cada serviço deverá elaborar procedimentos operacionais padrão (POP) técnicos e administrativos que contemplem todas as suas atividades[2,3]. As informações deverão obrigatoriamente estar disponíveis para consulta da equipe, e escritas de forma clara e objetiva. Esses procedimentos são revisados anualmente ou em um intervalo menor de tempo em caso de mudanças de processos. Toda a equipe é treinada na execução dos processos e estimulada a sempre recorrer a esses procedimentos em caso de dúvida. Os protocolos são confeccionados com o intuito de minimizar riscos para a saúde de pacientes, doadores e funcionários, levando em consideração aspectos de biossegurança e programa de garantia de qualidade institucional.

Gerenciamento de estoque

Para adequado gerenciamento de estoque de hemocomponentes é necessária uma logística de abastecimento e distribuição bastante organizada. O perfil da unidade de saúde atendida deve ser muito bem caracterizado, levando em consideração fatores como quantidade de leitos, taxa de ocupação habitual, perfil de atendimento institucional (eletivo, emergência, urgência, cirúrgico, maternidade, entre outros), perfil de pacientes atendidos (idade, comorbidades, diagnósticos mais prevalentes), série histórica de utilização de hemocomponentes. O serviço de hemoterapia produtor deverá gerenciar a quantidade de bolsas coletadas e, junto com o serviço consumidor, formular estratégias de captação de doadores de sangue para manutenção de estoques seguros, assim como organizar uma rede de distribuição que considere distâncias, abastecimento de rotina, estoque de segurança e contingenciamento para emergências.

Ferramentas de qualidade

As ferramentas da qualidade são utilizadas com o intuito de identificar e mapear acertos, fragilidades e gerar oportunidades de melhoria contínua com a execução de planos de ação. Algumas estratégias podem ser utilizadas como norteadoras para monitorar e avaliar a qualidade assistencial técnica e operacional. São infinitas as ferramentas que podem ser utilizadas para garantia de programa de qualidade. A intenção não é esgotar o assunto ou ensinar a usar as respectivas ferramentas, mas apenas citar algumas opções.

- Plano de ação (5W2H): auxilia na gestão, por meio do planejamento e acompanhamento das atividades essenciais para o alcance de metas determinadas a partir de um planejamento estratégico. Com essa ferramenta, 7 perguntas básicas devem ser respondidas, a começar pelos 5W:
  - *What* (o que será feito?).
  - *Why* (por que será feito?).
  - *Where* (onde será feito?).
  - *When* (quando?).
  - *Who* (por quem será feito?)
- São perguntados também os 2H:
  - *How* (como será feito?).
  - *How much* (quanto vai custar?).

- Assim, todos os colaboradores envolvidos em um projeto saberão qual o seu papel na construção da melhoria[14,15].
- PDCA: ferramenta de gestão destinada a promover melhoria contínua de processos e identificar problemas de execução. São quatro fases: *plan* (planejar), do (fazer), *check* (verificar) e *act* (agir)[14-16].
- Diagrama de Ishikawa: auxilia a equipe a identificar as causas-raízes de problemas em avaliações de não conformidade[17].
- *Brainstorm* (tempestade de ideias): propicia a interação da equipe, por meio da troca de experiências e sugestões, favorecendo a construção do conhecimento de forma coletiva e a motivação a partir do conhecimento construído com a contribuição de todos os envolvidos[15,16,18].

Gerenciamento de riscos e barreiras

Toda atividade no âmbito da saúde tem riscos atribuíveis. Para a segurança dos processos, é imprescindível que gestores mapeiem quais seus riscos inerentes e construam barreiras para evitar esses riscos. A construção de um mapa escrito de riscos e barreiras deve ser feita com um olhar muito cuidadoso sobre os processos, e permite muitas vezes elucidar de forma concreta a importância de algumas fases do cuidado descritos em protocolos de operação padrão.

A Tabela 7 mostra um exemplo de mapa de risco e barreiras.

TABELA 7 Exemplo de mapa de risco e barreiras

Perigos		Barreiras		Gravidade	Ações imediatas
1	Requisição de serviços incompleta/ incorreta	1.1	Análise dos critérios para transfusão de hemocomponentes	Alta	Realizar contato com médico assistente e/ou médico da agência transfusional
		1.2	Recusa da solicitação incorreta	Alta	
2	Atrasos no atendimento	2.1	Gerenciamento das requisições de transfusão de acordo com gravidade e urgência	Alta	Avaliação da prioridade do atendimento
3	Identificação incorreta de amostras, paciente e/ou hemocomponentes	3.1	Conferência das informações do receptor em todas as etapas do processo	Alta	

(continua)

TABELA 7 **Exemplo de mapa de risco e barreiras** *(continuação)*

Perigos		Barreiras		Gravidade	Ações imediatas
		3.2	Realização do procedimento de dupla checagem	Alta	Não iniciar o atendimento. Coletar novas amostras
		3.3	Identificação positiva do paciente	Alta	
		3.4	Segregação das amostras com mais de 72 horas de coleta	Alta	
4	Lançamento incorreto dos resultados laboratoriais	4.1	Alertas do sistema Hemote Plus - tela para solicitação de exames	Alta	Suspender a transfusão
		4.2	Utilização do mapa de trabalho	Média	Anotar imediatamente os resultados obtidos
5	Uso de reagentes/soluções vencidas ou inadequadas para o uso	5.1	Controle diário da qualidade dos reagentes	Média	Realizar substituição imediata. Avaliar exames realizados com reagente vencido
		5.2	Inspeção visual a cada uso (soros raros e gel teste)	Média	Realizar substituição imediata. Avaliar exames realizados com reagente inadequado
		5.3	Avaliação das condições de recebimentos dos reagentes	Média	Recusar o recebimento dos reagentes
6	Uso de amostra de sangue do paciente vencida	6.1	Alertas do sistema Hemote Plus - Módulo Controle Transfusional - tela para solicitação de exames	Alta	Coletar novas amostras e repetir testes pré-transfusionais
7	Transfusão de sangue vencido/inadequado para uso	7.1	Alertas do sistema Hemote Plus - Módulo Controle Transfusional - tela para lançamento da prova cruzada	Alta	Suspender imediatamente a transfusão e comunicar o médico/realizar contato com outra agência transfusional do Grupo GSH para obter histórico hemoterápico do paciente
		7.2	Inspeção visual para avaliação das condições gerais do hemocomponente	Alta	Substituir o hemocomponente

(continua)

TABELA 7 Exemplo de mapa de risco e barreiras *(continuação)*

Perigos		Barreiras		Gravidade	Ações imediatas
8	Transfusão em paciente errado	8.1	Conferência das informações do receptor em todas as etapas do processo	Alta	Suspender imediatamente a transfusão, comunicar o médico e registrar no prontuário
9	Subnotificação de reações transfusionais	9.1	Treinamento da equipe de Enfermagem dos hospitais para identificação das reações transfusionais	Alta	Suspender a transfusão e comunicar médico assistente e hemoterapeuta
		9.2	Acompanhamento adequado das transfusões	Alta	Suspender a transfusão e comunicar médico assistente e hemoterapeuta
		9.3	Realização de busca ativa	Alta	Realizar a notificação de reação e comunicar hemoterapeuta
		9.4	Uso de filtro para redução de leucócitos	Alta	Registro no prontuário do paciente
10	Descarte de material biológico em desacordo com a legislação	10.1	Tratamento do resíduo antes do descarte definitivo	Média	Adequação imediata do procedimento para descarte de material biológico
11	Falhas na passagem de plantão	11.1	Registrar todas as pendências do plantão e comunicar ao plantonista seguinte	Média	
12	Erros de anotação no mapa de trabalho, tubos e cartões	12.1	Conferir todos os resultados anotados no mapa de trabalho com os tubos e cartões dos testes	Alta	Refazer os testes
13	Risco biológico	13.1	Uso de EPI's durante a execução dos procedimentos (luvas, óculos e jaleco)	Alta	Vacinação e tratamento profilático
14	Equipamentos com defeito ou descalibrados	14.1	Calibrações e manutenções preventivas dos equipamentos e instrumentos	Alta	Substituição imediata do equipamento

(continua)

TABELA 7 **Exemplo de mapa de risco e barreiras** *(continuação)*

Perigos		Barreiras		Gravidade	Ações imediatas
15	Falha no monitoramento da temperatura dos hemocomponentes	15.1	Sistema informatizado Sitrad/planilha para registro manual da temperatura dos equipamentos	Alta	Avaliar as condições dos hemocomponentes
16	Envio e recebimento de hemocomponentes	16.1	Conferência das condições de envio e recebimento conforme protocolo padrão	Alta	Avaliar as condições dos hemocomponentes. Comunicar remetente
		16.2	Lançamento do envio e confirmação do recebimento no sistema informatizado	Média	
		16.3	Conferência dos dados de envio em todas as etapas do processo	Média	Avaliar as condições dos hemocomponentes. Comunicar remetente
17	Falha na seleção dos hemocomponentes	17.1	Lançamento do envio e confirmação do recebimento no sistema informatizado	Alta	Suspender a transfusão
		17.2	Monitoramento do estoque de hemocomponentes pelo Sistema Hemote Plus	Alta	
		17.3	Análise dos critérios para transfusão de hemocomponentes	Média	
18	Transfusão sem solicitação médica	18.1	Evidenciar a solicitação médica (requisição e prontuário)	Alta	Suspender a transfusão
19	Falha na solicitação de hemocomponentes para estoque	19.1	Conferir as informações do paciente (fenotipado, irradiado, filtrado)	Alta	Cancelar solicitação indevida/providenciar a troca do hemocomponente
		19.2	Avaliar estoque dos hemocomponentes (validade) antes da solicitação	Alta	Verificar possiblidade de fornecimento/solicitação a outras unidades

(continua)

TABELA 7 Exemplo de mapa de risco e barreiras *(continuação)*

Perigos		Barreiras		Gravidade	Ações imediatas
		19.3	Avaliação periódica do estoque mínimo	Média	Atualização do estoque mínimo
20	Cadastro incorreto do paciente no sistema informatizado	20.1	Conferir todos os dados do paciente após registro no sistema Hemote Plus	Alta	Correção das informações incorretas
21	Falha na instalação de hemocomponentes	21.1	Avaliar as condições ambientais e do paciente antes de realizar a instalação do hemocomponente antes do início da transfusão	Alta	Suspender a transfusão
INDICADORES					
Descrever os indicadores selecionados para acompanhamento.					

Mapa de risco elaborado por: Grupo GSH[1].

Registro de ocorrências

Os serviços devem produzir um instrumento de registro de qualquer não conformidade encontrada na execução de processos. A equipe deve ser estimulada a abrir esses registros. Com base nessas ocorrências, gestores podem identificar fatores dificultadores para correta execução das atividades. Registros como esses podem determinar mudanças e melhorias importantes em processos.

Indicadores de qualidade

Indicadores são instrumentos que viabilizam a coleta e mensuração de resultados, contribuindo para decisões. Podem ter uma meta estipulada ou serem apenas observacionais. Devem ser selecionados de forma individualizada pelos serviços, acompanhados com uma periodicidade que permita a análise e a tomada de ação eficiente. Sugere-se que sejam executados considerando a descrição de situação atual, causas para os resultados obtidos, tendência para o próximo período e descrição de alguma ação específica para melhoria, quando aplicável. Os resultados devem ser discutidos e acompanhados pelos gestores e informados de forma clara à equipe envolvida no processo[19].

Como exemplos de indicadores, podem ser citados: número total de transfusões, tempo de liberação do hemocomponente a partir da solicitação, índice de conformidade para protocolos de hemocomponentes especiais, índice de conformidade de reservas em acordo com o protocolo de reserva cirúrgica, índice de reações transfusionais, entre outros.

Checklists individualizados e auditorias internas

É muito importante o mapeamento de processos considerados críticos em cada área de atuação. Na hemoterapia pode-se citar: gerenciamento da cadeia de frios (manutenção preventiva e corretiva, provisionamento de equipamentos de *backup* e tempo máximo para conserto), validação de transporte de hemocomponentes, qualificação de fornecedores, controle de qualidade de insumos, normativas de tecnovigilância, rastreabilidade de todos os processos técnicos, gerenciamento de suprimentos e planos de contingência muito bem desenhados.

O serviço deve realizar auditoria interna periodicamente, e recomenda-se que a unidade hospitalar também padronize auditorias próprias ao serviço de hemoterapia com o envolvimento de equipe de qualidade e controle de infecção hospitalar (CCIH).

A Tabela 8 representa um modelo de *checklist* para verificação de processos. A RDC 34 (Diretoria Colegiada da Agência Nacional de Vigilância Sanitária), que dispõe sobre as boas práticas do ciclo do sangue, disponibiliza um modelo de inspeção nos serviços de hemoterapia, que pode ser usado como referência para auditorias internas.

TABELA 8 Modelo de *checklist* de qualidade

Área de segurança	ROP	Ação	C	NC	NA
Cultura de segurança	Notificação de eventos	Registro de ocorrência (no mínimo uma por mês, sendo relevante ao processo)			
		Apresentação da análise e plano de ação, consistentes à melhoria de processo			
		Ciência das ocorrências, suas causas e os resultados de melhorias gerados			
		Gestão do estoque de hemocomponentes			
		Gestão do estoque de bolsas de extrema urgência			
		Análise das requisições de hemocomponentes e serviços (critérios aceitáveis e preenchimento)			
		Avaliação da prescrição médica (critérios aceitáveis, registro de prescrição)			
		Protocolo de hemocomponentes fenotipados			
		Protocolo de hemocomponentes irradiados			
		Protocolo de hemocomponentes filtrados			
		Entendimento sobre plano de contingência			

(continua)

TABELA 8 Modelo de check list de qualidade *(continuação)*

Área de segurança	ROP	Ação	C	NC	NA
Cultura de segurança	Relatórios sobre segurança do paciente	Análise do indicador de solicitação x tempo para liberação da transfusão (modalidade de transfusão)			
		Análise do indicador de requisição conforme			
		Análise do indicador de reações transfusionais/ repercussões clínicas			
		Análise do indicador de requisições noturnas			
		Análise do indicador de busca ativa de reações transfusionais			
		Análise do indicador de hemocomponentes descartados			
		Apresentação de um ciclo de melhoria (PDSA) em qualquer fase			
	Análise prospectiva	Atualização do mapeamento de processo e perigos - entendimento sobre os riscos inerentes ao processo (mapeamento de perigos)			
Comunicação	Papel do paciente e família na segurança	Aplicação do termo de consentimento informado, bem como a guarda segura			
		Criar instrumento de avaliação de entendimento de reponsáveis pelo pacientes e de canal de comunicação receptivo no caso de dúvidas (empatia no atendimento)			
	Identificação do paciente	Utilização dos dois marcadores de identificação - nome completo e data de nascimento			
		Realização da dupla checagem com a equipe de enfermagem na coleta de amostra, com evidência dessa ação			
		Identificação das amostras de sangue do paciente			
		Realizar a dupla checagem com a equipe de enfermagem antes de iniciar o procedimento transfusional, com evidência dessa ação			
		Estratégias rígidas definidas para identificação correta do paciente à beira-leito (pulseira, placas de identificação)			
	Transferência de informações nas transições de cuidado	Registros de passagem de plantão			
		Registros no controle diário de insumos críticos			
		Registros do mapa transfusional (de trabalho)			
		Registro de pacientes com protocolos especiais			

(continua)

TABELA 8 **Modelo de check list de qualidade *(continuação)***

Área de segurança	ROP	Ação	C	NC	NA
Comunicação	Transferência de informações nas transições de cuidado	Registro de pacientes com histórico/protocolo de reação transfusional			
		Registros do procedimento transfusional até a busca ativa-prontuário			
		Registro das reações transfusionais no sistema interno, em prontuário e no NOTIVISA			
Vida profissional/força de trabalho	Programa de manutenção preventiva	Entendimento sobre plano de contingência (cadeia do frio + reintegração de hemocomponentes)			
		Plano anual de manutenção preventiva			
		Plano anual de calibração e validação			
		Inventário periódico dos equipamentos			
		Backup de equipamentos críticos			
		Avaliar padrões utilizados nas manutenções/calibrações			
		Gestão de manutenções corretivas			
		Condições físicas dos equipamentos			
		Padronização de sinalização dos equipamentos (datas das próximas manutenções)			
Vida profissional/força de trabalho	Treinamento em segurança do paciente	Entendimento sobre identidade organizacional			
		Cronograma, registro de treinamentos e retreinamentos (todos envovidos dos processos de trabalho – multidisciplinar)			
		Registro das análises de eficácia			
		Registro de participação em programas de controle da qualidade externos			
Prevenção de infecção	Higiene das mãos	Disponibilidade de álcool em gel na unidade			
		Disponibilidade de água, sabão e papel toalha para lavagem das mãos			
		Divulgação do passo a passo da higienização das mãos			
	Práticas de higiene das mãos	Observação da prática de higienização das mãos (friccionando vigorosamente palmas, dorsos, dedos, espaços interdigitais, unhas e punhos)			

(continua)

TABELA 8 Modelo de check list de qualidade (*continuação*)

Área de segurança	ROP	Ação	C	NC	NA
Prevenção de infecção	Práticas de higiene das mãos	Observação da aplicação dos quatro momentos para higienização das mãos (antes do contato inicial com o paciente ou seu ambiente; antes do procedimento limpo/asséptico; após o risco de exposição a fluidos corporais; e após tocar um paciente ou seu ambiente). Simulação			
	Diretrizes de prevenção e controle de infecção	Uso de equipamento de proteção individual (EPI)			
		Interação com o SCIH do hospital (treinamentos, reuniões/comissões, auditorias)			
		A equipe identifica as sinalizações de medidas de precaução relacionadas aos cuidados com os pacientes, como as sinalizações de isolamentos e outras barreiras preventivas			
Avaliação de risco	Estratégia de prevenção de quedas	A equipe ciente e participativa na execução dos cuidados especificos com pacientes identificados com risco de queda, nas unidades de internação			
		A equipe identifica as sinalizações de medidas de prevenção de quedas, aplicadas pela equipe de enfermagem, como a classificação do risco de queda com sinalização na pulseira ou leito			

C: concluído; NC: não concluído; NA: não se aplica.

Certificações nacionais e internacionais de qualidade agregam muito valor aos serviços hospitalares. Esses programas devem ser estimulados.

Programa de educação continuada

Cabe ao serviço de hemoterapia desenvolver um programa de educação continuada para toda a equipe envolvida no ciclo do sangue na instituição. Os profissionais da hemoterapia também devem ser inseridos em treinamentos institucionais que englobem processos compartilhados. Treinamentos possibilitam interação das equipes e estimulam garantia de qualidade e envolvimento institucional nos resultados. Os treinamentos seguem um cronograma que deve ser discutido em comitê transfusional. O acompanhamento de processos, registros de ocorrências e indicadores podem evidenciar a necessidade de incluir algum treinamento ao programa previamente definido. Todo treinamento deve ser registrado com descritivo de tópicos abordados dentro de determinado assunto e análise de eficácia.

CONCLUSÃO

A segurança do atendimento transfusional envolve uma equipe multidisciplinar. O monitoramento e a execução de forma contínua e disciplinada de atividades diárias resultam em um atendimento de excelência para o paciente e em um exercício laboral seguro para toda equipe. Mapeamento de processos críticos, riscos e barreiras, assim como planejamento, execução, monitoramento de resultados e investimento em treinamento contínuo, são bases para um bom desempenho final.

REFERÊNCIAS BIBLIOGRÁFICAS

1. Sauaia CG, Dalmazzo LF, Vieira SD. Manual de medicina transfusional do grupo GSH. 2019.
2. Ministério da Saúde. Portaria de Consolidação n. 5, de 28 de setembro de 2017.
3. Resolução Anvisa/RDC n. 34, de 11 de junho de 2014.
4. Anvisa. Manual de vigilância sanitária para o transporte de sangue e componentes no âmbito da hemoterapia. 2.ed. 2016.
5. Prata KL. ABHH. Curso de hemoterapia: transfusão em pediatria e neonatologia. 2017.
6. Ronald SL. Pediatric anesthesia – the requisites in anesthesiology. Fluid and Blood Administration, 2004. p.115-21.
7. Kuroda A, Nogueira D, Souza HM, Bordin JO. Púrpura trombocitopênica aloimune neonatal: caracterização de aloanticorpo plaquetário anti-HPA-1A (anti-PIA1) por radioimunoprecipitação indireta. Bol Soc Bras Hematol Hemoter. 1996;18(171):15-7.
8. Conti FM, Hibner S, Costa TH, Dezan MC, Aravechia MG, Pereira RA, et al. Successful management of neonatal alloimmune thrombocytopenia in the second pregnancy: a case report. Einstein. 2014;12(1):96-9.
9. McQuilten ZK, Wood EM, Savoia H, Cole S. A review of pathophysiology and current treatment for neonatal alloimmune thrombocytopenia (NAIT) and introducing the Australian NAIT registry. Aust N Z J Obstet Gynaecol. 2011;51(3):191-9.
10. Evangelista ME, Gaffley M, Neff LP. Massive transfusion protocols for pediatric patients: current perspectives. J Blood Med. 2020;163-72.
11. Moisea KJ. Fetal anemia due to non-Rhesus-D red-cell alloimmunization. Semin Fetal Neonatal Med. 2008;13:207-14.
12. Anvisa. Marco Conceitual e Operacional de Hemovigilância: guia para a hemovigilância no Brasil. 2015.
13. Moncharmont P. Département des vigilances, hemovigilance: review article. Adverse transfusion reactions in transfused children. Effets indésirables receveur chez les enfants transfuses. ScienceDirect. Available: www.sciencedirect.com.
14. Barbosa PP, Luz S, Penteado FC. Ferramentas da qualidade no gerenciamento de processos. In: Encontro Internacional de Produção Científica, outubro de 2011.
15. Paladini EP. Gestão da qualidade: teoria e prática. São Paulo: Atlas; 2004.
16. Godoy MHPC. Brainstorming: como atingir metas. Belo Horizonte: FCO; 1997.
17. Ishikawa K. Controle de qualidade total: à maneira japonesa. Rio de Janeiro: Campus; 1993.
18. Mariani CA. Gestão pela qualidade e produtividade; curso de graduação em administração. Apucarana: FAP – Faculdade de Apucarana; 2005.
19. Bittar OJ. Nogueira. Indicadores de qualidade e quantidade em saúde. RAS. 2001;3(12).

23 Farmácia clínica

Anahi Ayalla César Bassi
Ana Paula Pereira de Meneses

INTRODUÇÃO

De acordo com a Resolução n. 585, de 2013, do Conselho Federal de Farmácia, "farmácia clínica é a área da farmácia voltada à ciência e prática do uso racional de medicamentos, na qual os farmacêuticos prestam cuidado ao paciente, de forma a otimizar a farmacoterapia, promover saúde e bem-estar e prevenir doenças"[1].

A farmácia teve origem na Idade Média, quando os farmacêuticos eram conhecidos como boticários e possuíam grande prestígio e proximidade com a população. Nesse cenário, o profissional dava suporte à terapia medicamentosa e atendia às necessidades básicas de saúde da população mais carente no próprio balcão da farmácia[2].

Com o surgimento da indústria farmacêutica, houve quebra nessa relação, pois a partir desse período a profissão passou a ter enfoque mais tecnológico e o atendimento aos pacientes passou a ser atividade secundária[2].

O termo "farmácia clínica" começou a ser popular a partir da segunda metade da década de 1960, e a prática surgiu no ambiente hospitalar, com supervisão contínua do paciente. A preocupação com o usuário de medicamentos resultou também do uso da talidomida, e as consequências gravíssimas provocadas por sua utilização indiscriminada, nessa mesma época. A necessidade de oferecer ao paciente serviços de saúde mais humanizados e seguros motivou o surgimento da farmácia clínica e propiciou a reaproximação do profissional farmacêutico de quem deveria ser sempre o foco principal de sua atuação, o paciente[3].

FARMACÊUTICO CLÍNICO

O farmacêutico clínico é o profissional que atua diretamente no cuidado ao paciente, sendo o responsável pela promoção do uso racional de medicamentos, com participação ativa da terapia medicamentosa, garantindo dispensação segura, identificando problemas relacionados a medicamentos (PRM), garantindo efetividade e segurança no tratamento. Dessa forma, atuando junto à equipe multidisciplinar, o farmacêutico promove saúde e qualidade de vida para os pacientes[4].

> Esse profissional deve possuir conhecimento nas áreas de farmacologia, bioquímica, fisiopatologia, farmacotécnica, farmacocinética e farmacodinâmica, além de bom relacionamento com a equipe e manejo com o paciente.

Para atingir os objetivos terapêuticos desejados, o farmacêutico clínico deve basear-se em diretrizes terapêuticas, *guidelines* e aspectos legais, éticos, sociais, princípios culturais, econômicos e profissionais.

FARMACÊUTICO CLÍNICO EM UTI

O cuidado farmacêutico em UTI iniciou-se em meados dos anos 1970, porém somente nos anos 2000 as associações profissionais norte-americanas, como a American College of Clinical Pharmacy (ACCP) e a Society of Critical Care Medicine (SCCM), publicaram um consenso com o objetivo de identificar e descrever o escopo de atividades do farmacêutico clínico intensivista[5].

No Brasil, em 31 de outubro de 2019, foi publicada a Resolução n. 675, que regulamenta as atribuições do farmacêutico clínico em UTI, demonstrando o crescimento e a importância desse profissional na equipe multidisciplinar, com o principal objetivo de aumentar a segurança do paciente para evitar eventos adversos e erros de medicação com otimização da farmacoterapia empregada[6].

BOAS PRÁTICAS PARA PRESCRIÇÃO DE MEDICAMENTOS EM UTI

As prescrições devem obrigatoriamente conter: nome completo do paciente, data de nascimento, data de vigência, medicamento com indicação da dose preferencialmente evidenciada por miligramas ou gramas (evitar o uso de 1 comprimido ou mL, p. ex.), frequência, via de administração, data/assinatura e o número de inscrição do prescritor no Conselho Regional de Medicina.

- Para pacientes pediátricos, as doses devem ser calculadas de acordo com idade/peso, indicados em prontuário.
- Não utilizar abreviaturas para medicamentos, por exemplo, MTX para metotrexato ou Fenta para Fentanil[7].

- Prescrições que utilizem a frequência "se necessário" devem indicar em quais parâmetros ou situações a medicação deverá ser utilizada, por exemplo, se dor leve a moderada e/ou febre acima de 37,8 °C.
- Sempre que possível, indicar o dia do tratamento e a quantidade de dias em que o item deve estar prescrito, por exemplo, antimicrobiano dia 1 de 10 dias = 1/10.
- Utilizar vírgula para separação de casas decimais. O ponto final pode não ser visto e induzir a erro de administração. Não utilizar ",0" em números inteiros (pode induzir a erro de administração de dose 10 vezes maior).
- Não deve haver rasuras, e os acréscimos precisam ter indicação de data, hora e identificação do prescritor.
- Restrição das prescrições verbais às situações de emergência, com posterior registro em prescrição.

Em UTI, é comum a utilização de bombas de infusão. Para evitar erros de administração, a velocidade de infusão das drogas deve ser parte da prescrição.

A prescrição eletrônica é mais segura em relação à prescrição manual, pois evita erros de interpretação pela grafia/legibilidade, além de nortear o prescritor nos itens de preenchimento obrigatório e alertas previamente cadastrados (p. ex., alergias, interações medicamentosas, doses fora do padrão, protocolos, entre outros). O processo de transcrição por terceiros deve ser desencorajado[8].

A instituição deve ter uma lista de medicamentos padronizados, considerando perfil de pacientes, segurança, efetividade e custos. Esses medicamentos devem estar previamente cadastrados e disponíveis para prescrição.

Os medicamentos com nomes semelhantes (grafia ou sons) devem ser identificados pontualmente de acordo com a padronização de cada instituição. Uma lista deve ser disponibilizada para consulta das equipes e o sistema configurado, previamente evidenciando na escrita a parte do nome que os diferencia. Para tanto, sugere-se a utilização de maiúsculas e minúsculas. Por exemplo, DIAZEpam e NITRAZEpam/ZOVIrax e ZITROmax/AMPLIctil e AMPLAtil/SUFentanila e FentaNILA[9]. Os medicamentos de alta vigilância ou potencialmente perigosos devem receber tratativas diferenciadas para prescrição. Recomenda-se a sinalização de doses máximas, reações adversas mais comuns, além da dupla checagem[10].

ACOMPANHAMENTO FARMACOTERAPÊUTICO EM UTI PEDIÁTRICA

Acompanhamento farmacoterapêutico é uma prática profissional em que o farmacêutico se responsabiliza pelas necessidades do paciente relacionadas com os medicamentos, por meio da detecção, prevenção e resolução dos resultados negativos da medicação (RNM)[11], de modo contínuo, sistemático e documentado, que é realizado diariamente na UTI, mediante formulário de acompanhamento estruturado com todos os parâmetros que o farmacêutico necessita verificar. O formulário pode ser manual ou realizado mediante sistema informatizado.

A pediatria é uma área peculiar, pois muitas vezes há insuficiência ou inexistência de estudos e investigação clínica para esse público[12]. Há carência de formas farmacêuticas adequadas à população pediátrica, e muitas variações farmacocinéticas dependem da idade, já que o público atendido em UTI pediátricas pode variar entre um bebê de 2 kg a um adolescente obeso de mais de 100 kg. Tudo isso contribui para o aumento da complexidade do tratamento desses pacientes.

> Tratando-se de paciente pediátrico em UTI, o desafio aumenta, visto que são pacientes instáveis hemodinamicamente, que demandam uso de sedação, drogas vasoativas, antibióticos e eletrólitos e muitas vezes possuem apenas um acesso venoso. O farmacêutico torna-se fundamental na equipe multidisciplinar, podendo auxiliar os demais profissionais em relação à farmacoterapia do paciente e ao manejo das drogas.

O acompanhamento farmacêutico é feito com base nos dados coletados sobre o paciente, e o tratamento é realizado considerando-se:

- Alergias.
- Dose.
- Via de administração.
- Frequência.
- Interações medicamentosas.
- Incompatibilidades físico-químicas.
- Acesso venoso.
- Resultados de exames laboratoriais.
- Balanço hídrico.
- Antimicrobianos.
- Reconciliação medicamentosa.
- Outros, a depender do quadro e das necessidades dos pacientes (p. ex., pacientes em uso de terapias específicas: hemodiálise, ECMO etc.).

Após a coleta dos dados, o farmacêutico verificará a pertinência da terapia instalada, realizando o cálculo de dose de acordo com o peso do paciente, assim como a verificação da doença e a indicação dos medicamentos. Deve ter apoio de bases e literaturas confiáveis, sempre que possível informatizadas.

MONITORAMENTO DOS EXAMES LABORATORIAIS

Para que o farmacêutico consiga realizar o acompanhamento farmacoterapêutico adequadamente, é necessário que tenha conhecimento e verifique os resultados dos exames laboratoriais.

Entre esses exames, estão incluídos hemograma completo com contagem diferencial de leucócitos, eletrólitos, exames de função renal, nível sérico de drogas, entre outros. Todos os exames devem ser analisados diariamente pelo farmacêutico clínico[5].

Um exemplo da atuação do farmacêutico clínico em face dos resultados de exames laboratoriais é o ajuste de doses de antimicrobianos calculando o *clearance* de creatinina.

Clearance de creatinina é um exame comparativo entre a dosagem de creatinina no sangue e os níveis dessa substância na urina. É usado para ajudar a diagnosticar disfunções renais. O fato de estar baixo significa que há uma concentração elevada de creatinina no sangue e os rins não estão conseguindo filtrar adequadamente. Além de creatinina, podem estar acumuladas outras toxinas.

O *clearance* de creatinina é usado para ajudar a diagnosticar disfunções renais. O fato de estar baixo significa que há uma concentração elevada de creatinina no sangue e os rins não estão conseguindo filtrar adequadamente. Além de creatinina, podem estar acumuladas outras toxinas.

Nesse caso, se o *clearance* de creatinina está baixo, os rins não estão funcionando, por isso as doses dos medicamentos (principalmente antimicrobianos) devem ser ajustadas, para evitar efeitos tóxicos ao paciente.

Outro exemplo é o tratamento antimicrobiano de acordo com o resultado da cultura e antibiograma. Pela criticidade do quadro clínico, o tratamento pode ser iniciado com drogas de amplo espectro. Após o resultado desse exame, é possível adequar o antimicrobiano de acordo com o perfil de sensibilidade do microrganismo, garantindo assim o uso racional dessa classe de medicamentos e evitando multirresistência no ambiente hospitalar.

MONITORAMENTO DE INFUSÃO CONTÍNUA

Quando um paciente está hemodinamicamente instável em UTI, grande parte dos fármacos é administrada via endovenosa mediante infusão contínua, seja para efeito sedativo e analgésico, para anticoagulação, para controle dos níveis de glicose ou para manter a estabilidade hemodinâmica no caso das drogas vasoativas e dos vasodilatadores[5].

O farmacêutico clínico deve estar atento aos principais erros de medicação que podem ocorrer em razão de interrupções contínuas, prescrições complexas, trocas de soluções e ajustes da velocidade de infusão. Principais erros:

- Incompatibilidades físico-químicas.
- Dose incorreta de acordo com a velocidade de infusão prescrita ou velocidade de infusão incorreta de acordo com a dose prescrita.
- Concentração inadequada.
- Diluente incompatível com o medicamento.

Para evitar possíveis erros, o farmacêutico deve:

- Realizar a conferência das doses e velocidades de infusão dos medicamentos.
- Avaliar junto com a equipe de enfermagem as opções de acesso venoso do paciente, a fim de estabelecer qual ou quais melhores alternativas de infusão no mesmo acesso venoso e ordem de infusão.
- Disponibilizar tabela de medicamentos injetáveis à equipe, para que todos tenham acesso aos diluentes compatíveis com os medicamentos de infusão contínua. Sempre que possível, padronizar modelos de diluição.
- Criar protocolos em conjunto com a equipe multidisciplinar, para prescrição padronizada dos medicamentos de infusão contínua, onde devam constar os nomes dos medicamentos, diluentes e concentração-padrão (sempre que possível, possuir tecnologia de bombas de infusão que permitam programações prévias e bloqueiem doses acima das preconizadas).

MONITORAMENTO DO NÍVEL SÉRICO DE MEDICAMENTOS

O objetivo do monitoramento terapêutico de medicamentos é otimizar o emprego de fármacos, para evitar ou detectar precocemente a ocorrência de níveis subterapêuticos ou tóxicos[5].

As classes terapêuticas mais frequentemente monitoradas são:

- Antibióticos: vancomicina, amicacina e voriconazol.
- Anticonvulsivantes: ácido valproico, fenitoína, fenobarbital e carbamazepina.
- Imunossupressores: ciclosporina e tacrolimo.

INTERVENÇÕES FARMACÊUTICAS

A intervenção farmacêutica é um ato planejado, documentado e realizado junto ao usuário e profissionais de saúde; visa resolver ou prevenir problemas que interferem ou podem interferir na farmacoterapia, sendo parte do processo de acompanhamento/seguimento farmacoterapêutico e que contribuem para a prevenção de erros de medicação e para a otimização da terapia medicamentosa. Esses conceitos devem ser fortemente trabalhados atualmente em ambientes de maior risco ao paciente, como as UTI[13].

> As intervenções farmacêuticas auxiliam a equipe assistencial, proporcionando informações relacionadas à farmacoterapia e aumentando a segurança durante o tratamento.

As intervenções são adaptadas e baseadas no *Manual para la Atención Farmacéutica*[14], proposto no Consenso de Granada, e estão classificadas em:

- Intercorrência de prescrição: divergências na descrição de medicamento não padronizado, ausência de parâmetro para administração de analgésico/antiemético ou falta de sinalização do campo "SN", falta de local de aplicação de pomadas/cremes, falta de indicação de lateralidade quando aplicável (p. ex., olho direito).
- Frequência: intervalo de dose divergente do usual/literatura e/ou incompatível com o descrito na evolução médica.
- Sobredose e subdose: dose superior ou inferior à indicada em referências, divergência entre o descrito na evolução médica e o prescrito (dose prescrita a mais do que o descrito em evolução), divergência na velocidade de infusão, resultando em administração de drogas acima ou abaixo do prescrito.
- Via de administração: via de administração incompatível com as vias indicadas.
- Duplicidade de medicamento: duplicidade de medicamento na prescrição.
- Duplicidade de prescrições: duplicidade de prescrições médicas.
- Interação droga × droga: interação entre medicamento.
- Interação droga × nutriente: interação entre medicamento e dieta.
- Prescrição não reconciliada: prescrição médica não reconciliada com os medicamentos de uso habitual.
- Indicação de terapia: divergência entre o descrito na evolução médica e o prescrito (medicamento ausente ou presente na prescrição médica em desacordo com a conduta descrita), suspensão do medicamento por tratamento concluído (p. ex., antibioticoterapia) e demais intervenções relacionadas à continuidade da terapia.
- Adaptação da apresentação: ajuste da apresentação conforme dose/volume padronizados na instituição (p. ex., albumina, apresentações disponíveis de 50 mL e 10 mL, substituição de comprimido por solução oral), importante também com foco em farmacoeconomia.
- Ajuste de dose para função renal ou hepática: ajuste de dose de acordo com a função renal ou hepática do paciente.
- Alergia: quando o paciente tem alergia ou alguma restrição ao medicamento prescrito.

RECONCILIAÇÃO MEDICAMENTOSA

A reconciliação medicamentosa é descrita como um processo para obtenção de uma lista completa, precisa e atualizada dos medicamentos que cada paciente utiliza (incluindo nome, dose, frequência, horário e via de administração), comparada com as prescrições médicas feitas na admissão, transferência e alta hospitalar. Essa lista é usada para garantir a continuidade no tratamento, em todos os pontos de transição, e tem como principal objetivo diminuir a ocorrência de erros de medicação quando o paciente muda de nível de assistência à saúde[15].

A reconciliação medicamentosa é realizada com base na lista obtida inicialmente e validada pelo médico, com a inclusão das drogas em prescrição ou suspensão destas, mediante justificativa.

Na UTI, a reconciliação medicamentosa por diversas vezes não pode ser realizada completamente, pois, dependendo do estado do paciente, deve-se considerar a priorização hemodinâmica com foco na manutenção da vida e no restabelecimento das funções orgânicas.

REAÇÕES ADVERSAS A MEDICAMENTOS

A Organização Mundial da Saúde (OMS) definiu reações adversas a medicamentos (RAM) como "toda resposta nociva e não intencional a um medicamento relacionada a qualquer dose normalmente utilizada no homem para profilaxia, diagnóstico e tratamento de doenças ou modificação de funções fisiológicas"[16].

As reações adversas a medicamentos ocorrem há milhares de anos, mas em 1848, após uma jovem de 15 anos falecer em consequência de fibrilação ventricular atribuída à administração de uma pequena dose de clorofórmio para um procedimento simples, a revista *The Lancet* criou uma comissão de médicos para que estes relatassem óbitos relacionados à anestesia[17].

Em 1968, a OMS criou o Programa Internacional, com o objetivo de detectar e quantificar as reações adversas a medicamentos, coordenado pelo centro colaborador do Uppsala Monitoring Centre, na Suécia, do qual o Brasil se tornou membro em 2001. Contudo, o estado do Ceará iniciou, em 1996, o primeiro Sistema Estadual de Farmacovigilância do Brasil[18].

Em 1999, foram criadas a Anvisa (Agência Nacional de Vigilância Sanitária) e o Sistema Nacional de Farmacovigilância, gerenciado pela UFARM (Unidade de Farmacovigilância). Após a criação da Anvisa, foram estabelecidas etapas no processo de vigilância dos eventos ou problemas relacionados a medicamentos. As etapas são:

1. Notificar.
2. Analisar caso a caso.
3. Identificar o evento.
4. Investigar.
5. Tomar decisões.
6. Comunicar[19].

IMPORTÂNCIA DAS NOTIFICAÇÕES DE REAÇÕES ADVERSAS A MEDICAMENTOS

A pesquisa de um novo medicamento envolve etapas de teste *in vitro* e em animais, para avaliar o perfil físico-químico, toxicológico e teratogênico do fármaco em análises e ensaios clínicos. Até pesquisas realizadas em seres humanos, para verificar a eficácia do medicamento, estabelecer a dose segura para sua utilização e detectar a ocorrência de possíveis efeitos indesejáveis. As pesquisas em humanos envolvem um número limitado de pessoas com perfis controlados e, por questões éticas, muitos estudos não incluem crianças, gestantes e idosos.

Portanto, as informações sobre reações adversas raras, toxicidade crônica, uso em grupos especiais ou interações medicamentosas geralmente não estão disponíveis. Isso reforça a necessidade dos estudos pós-comercialização e a importância da farmacovigilância para monitorar o perfil de segurança dos medicamentos na prática clínica, já que alguns efeitos adversos só são descobertos após muitos anos de utilização do medicamento[19].

TIPOS DE REAÇÕES ADVERSAS A MEDICAMENTOS

As RAM podem ser classificadas por tipos:

- Tipo A: reações que dependem da dose empregada e resultam de uma ação ou efeito farmacológico exagerado, depois da administração da dose habitual do medicamento.
- Tipo B: inesperadas, incomuns e que ocorrem independentemente da dose[20].

Esta classificação tem sido modificada e estendida com acréscimo de outros tipos de RAM, sendo nomeadas por outras letras do alfabeto, incluindo tipo C (reações dependentes de dose e tempo), D (reações tardias), E (síndromes de retirada) e F (reações que produzem falhas terapêuticas)[20].

BUSCA ATIVA POR REAÇÕES ADVERSAS: *TRIGGER TOOLS*

A metodologia chamada *trigger tool* é uma das formas de busca ativa que tem apresentado ótimos resultados na detecção das RAM. Ela se baseia na identificação de "rastreadores" que podem indicar a ocorrência de um evento adverso[21]. Esses rastreadores podem ser medicamentos utilizados como antídotos (medicamentos que atuam como antagonistas, reduzindo ou revertendo um efeito nocivo causado por algum agente), anormalidades nos exames laboratoriais e a retirada abrupta de um medicamento[22].

Estes são alguns exemplos de medicamentos para busca ativa:

- Hidroxizina, dexclorfeniramina e/ou difenidramina: frequentemente utilizados para reações alérgicas a medicamentos (*rash* cutâneo, prurido e petéquias).
- Hidrocortisona: frequentemente usada para reações alérgicas a medicamentos (*rash* cutâneo, prurido, petéquias e anafilaxia).
- Acetato de hidrocortisona (cremes e pomadas): usado para reações alérgicas cutâneas a medicamentos (*rash* cutâneo e prurido).
- Naloxona: antagonista narcótico – a utilização de naloxona pode indicar uma intoxicação por narcóticos (depressão respiratória, hipotensão e sedação).
- Flumazenil: antagonista benzodiazepínico – a utilização de flumazenil pode indicar uma intoxicação por benzodiazepínicos (depressão respiratória e do sistema nervoso central, hipotensão e sedação).
- Prostigmina: anticolinesterásica, aumenta as ações da acetilcolina e antagoniza efeitos de bloqueadores neuromusculares – a utilização de prostigmina pode indicar intoxicação por bloqueadores neuromusculares.
- Protamina: antagonista dos efeitos da heparina – a utilização de protamina pode indicar hemorragia grave em decorrência de heparinoterapia.
- Poliestirenossulfonato de cálcio: utilizado no tratamento de hiperpotassemia. Neste caso, deve ser investigado o uso de medicamentos nefrotóxicos que podem ter causado insuficiência renal.

REFERÊNCIAS BIBLIOGRÁFICAS

1. Conselho Federal de Farmácia – CFF. Resolução n. 585, de 29 de agosto de 2013. Regulamenta as atribuições clínicas do farmacêutico e dá outras providências. Diário Oficial da União, 25 de setembro de 2013.

2. Angonesi D, Sevalho G. Atenção farmacêutica: fundamentação conceitual e crítica para um modelo brasileiro. Ciênc Saúde Coletiva. 2010;15(Suppl.3):3603-14.
3. Vieira FS. Possibilidades de contribuição do farmacêutico para a promoção da saúde. Ciênc Saúde Coletiva. 2007;12(1):213-20.
4. Pereira LRL, Freitas O. A evolução da atenção farmacêutica e a perspectiva para o Brasil. Rev Bras Cienc Farm. 2008;44(4):601-12.
5. Carvalho DCMF, Barbosa LMG, Almeida IM, Cunha CHM, Moreno GGB. Manual de farmácia clínica e cuidado ao paciente. São Paulo: Atheneu; 2017.
6. Conselho Regional de Farmácia – CFF. Resolução n. 675, de 31 de outubro de 2019. CFF regulamenta as atribuições do farmacêutico clínico em unidades de terapia intensiva. Diário Oficial da União, 21 de novembro de 2019.
7. Néri EDR, Gadêlha PGC, Maia SG, Pereira AGS, Almeida PC, Rodrigues CRM, et al. Erros de prescrição de medicamentos em um hospital brasileiro. Rev Assoc Med Bras. 2011;57(3):306-14.
8. Brasil. Ministério da Saúde. Protocolo de Segurança na Prescrição, Uso e Administração de Medicamentos. 2013. Portaria n. 2.095, de 24 de setembro de 2013. DOU de 25 de setembro de 2013.
9. Instituto para Práticas Seguras no Uso de Medicamentos. Nomes de medicamentos com grafia ou som semelhantes: como evitar os erros? Boletim ISMP Brasil. 2014;3(6):3-7.
10. Instituto para Práticas Seguras no Uso de Medicamentos. Medicamentos potencialmente perigosos de uso hospitalar – lista atualizada 2019. Boletim ISMP Brasil. 2019;8(1):3-8.
11. Hernández DS, Castro MMS, Dáder MJF. Método Dáder: manual de seguimento farmacoterapêutico. [livro online]. 3.ed. Lisboa; 2009.
12. Afonso AMM. Farmácia clínica em pediatria [dissertação]. Algarve: Universidade do Algarve; 2013.
13. Gomes IMPV, Lima OLP, Reis RL. Protocolo de acompanhamento farmacoterapêutico. Univasf/EBSERH. 2019. Available: http://www2.ebserh.gov.br/documents/220938/0/Protocolo+-de+Acompanhamento+Farmacoterapeutico.pdf/1e554089-804f-4dd9-a758-507f5ad21c32 (acesso 10 ago 2020).
14. Climente MM, Jimenes T. Manual para la atención farmacéutica. 3.ed. Valencia: AFAHPE; 2005.
15. Lesar TS, Briceland L, Stein DS. Factors related to errors in medication prescribing. JAMA. 1997;277(4):312-7.
16. World Health Organization. The importance of pharmacovigilance: safety monitoring of medicinal products. Geneva: World Health Organization; 2002.
17. Silva CDC. Farmacovigilância: uma estratégia biopolítica. Saude Soc. [revista internet]. 2018;27(3):860-70.
18. Coêlho HL. Farmacovigilância: um instrumento necessário. Cad Saúde Pública. 1998;14(4):871-5.
19. Mota DM, Vigo Á, Kuchenbecker RS. Reações adversas a medicamentos no sistema de farmacovigilância do Brasil, 2008 a 2013: estudo descritivo. Cad Saúde Pública. 2019;35(8):e00148818.
20. Camargo AL. Reações adversas a medicamentos: uma coorte em hospital universitário [dissertação]. Rio Grande do Sul: Universidade Federal do Rio Grande do Sul; 2005.
21. Wet C de, Bowie P. The preliminary development and testing of a global trigger tool to detect error and patient harm in primary-care records. Postgrad Med J. 2009;85:176-80.
22. Kurian J, Mathew J, Sowjanya K, et al. Adverse drug reactions in hospitalized pediatric patients: a prospective observational study. Indian J Pediatr. 2016;83:414-19.

24 Gestão de pandemias (Covid-19)

José Colleti Junior

INTRODUÇÃO

De acordo com a Organização Mundial da Saúde (OMS), pandemia é a disseminação mundial de uma nova doença. Ela ocorre quando um novo vírus surge e se espalha pelo mundo, e a maioria das pessoas não tem imunidade[1]. Os vírus que causaram pandemias anteriores geralmente se originaram de vírus da gripe animal.

As sociedades médicas e as instituições estão mais bem preparadas do que nunca para enfrentar os impactos de uma pandemia generalizada, pelo conhecimento mais aprofundado sobre a epidemiologia de vírus e outros microrganismos, métodos de diagnóstico, sistemas de vigilância, medicamentos antivirais, antibióticos, vacinas aprimoradas e produção de vacinas. Simultaneamente, os sistemas de saúde em todo o mundo estão lutando com custos mais altos e demandas para se tornarem mais econômicos.

A capacidade de adaptação e expansão é um fator importante para a preparação nacional/regional, que, em combinação com o planejamento, é crucial para uma situação excepcional, como a de uma pandemia. Sem uma pandemia em andamento, os incidentes hospitalares podem comprometer tal preparação em razão da capacidade insuficiente das instituições de emergência. Portanto, deve haver séria preocupação sobre como ficará a situação quando a pandemia se instalar.

Durante uma pandemia, a assistência médica é uma das poucas áreas da sociedade que definitivamente experimentarão aumento da demanda e da carga de trabalho, o que não pode ser atendido apenas por meio de planejamento; a priorização logo será o tema principal pela escassez em muitas áreas. O planejamento em ambiente de unidade de terapia intensiva (UTI) para um fato extraordinário, como uma pandemia, tem em muitos sentidos os mesmos ingredientes que no resto da sociedade, mas também várias peculiaridades. Precisa de consideração especial, acima de tudo, a escassez de:

- Leitos de UTI e, pelo menos no início da epidemia, leitos com possibilidade de isolamento ou posteriormente na pandemia, para atendimento de coorte.
- Equipe treinada.
- Equipamentos, principalmente para ventilação assistida.
- Agentes farmacêuticos (antibióticos, antivirais, vacina contra a gripe).
- Todos os itens acima, mas principalmente em um ambiente pediátrico, dependendo de como a pandemia evolui.

A escassez de leitos em UTI provavelmente será devida ao alto índice de admissão de pacientes criticamente enfermos com necessidade de ventilação assistida. Em tal situação, um centro de coordenação regional para assumir o comando e o controle em nível regional pode ser inevitável e desejável. Outras formas possíveis de aumentar o número de leitos ou instalações técnicas alternativas precisam ser consideradas já no período pré-pandêmico. A escassez de pessoal qualificado, treinado não apenas para atividades de UTI, mas também treinado e confortável com procedimentos higiênicos, incluindo habilidades práticas e experiência de trabalho com equipamentos de proteção individual (EPI), pode ser evitada por meio de recrutamento e treinamento com antecedência. É muito provável que esse treinamento seja estendido além da equipe de cada UTI[2].

> A escassez em tantos aspectos acabará levando ao aumento da necessidade de priorizar os pacientes, possivelmente por motivos com os quais não estamos acostumados. O pré-planejamento é, portanto, crucial também nesse contexto e deve incluir considerações psicossociais. A estratificação de risco de pacientes e a descoberta de métodos apropriados e bem comunicados para o tratamento são apenas dois aspectos que precisam ser considerados nesse contexto de planejamento.

Os métodos de estratificação de risco também precisam ser transferidos para protocolos de tratamento simples, acordados e bem comunicados. É claro que as capacidades devem incluir mais do que uma lista de funcionários e equipamentos disponíveis, mas também uma compreensão clara de quão rápido os recursos podem estar disponíveis e por quanto tempo eles podem ser mantidos. Comunicar todas as razões da escassez, as ações necessárias que serão adotadas e as prioridades estabelecidas é provavelmente a questão mais intrincada.

TREINAMENTO DA EQUIPE MULTIDISCIPLINAR

Durante um período de exceção, como uma pandemia, a equipe multidisciplinar deve receber pronto treinamento para a utilização correta de EPI, equipamentos novos ou com novos usos, como filtros e acessórios.

É importante buscar os mais novos protocolos internacionais de segurança do paciente e da equipe para minimizar contaminações que possam resultar na exposição inadvertida de membros da equipe ou outros pacientes a um novo agente infeccioso.

EQUIPAMENTOS DE PROTEÇÃO INDIVIDUAL

Os gestores têm de estar atentos, ao menor sinal de um incremento sensível no número de pacientes com determinada doença, para que os EPI estejam disponíveis em número suficiente para não expor os membros da equipe ou outros pacientes ao agente infeccioso por falta de EPI.

A vigilância é especialmente importante considerando que o incremento se dará de forma global, havendo risco de desabastecimento. Portanto, um setor de controle de estoque eficiente pode ser um aliado (ou não!) para garantir EPI suficientes.

Por outro lado, a gestão desses recursos deve ser feita de maneira racional, sem desperdícios, e o controle do uso por parte dos profissionais de saúde deve ser controlado, explicado e treinado.

Os gestores da farmácia e estoques de materiais devem trabalhar em sintonia para determinar o gasto usual e prever o incremento baseado em dados já publicados ou busca ativa no sistema, como fazer um *benchmark* com outros hospitais.

EQUIPAMENTOS

Durante um período de pandemia, diversos equipamentos devem ter sua utilização maximizada, como os ventiladores mecânicos[2]. A engenharia clínica deve manter os equipamentos com a manutenção em ordem e, se houver uma demanda maior que o número de equipamentos existentes, acionar prontamente outros setores do hospital e/ou recorrer às empresas de aluguel de equipamentos.

Outra situação comum é precisar adaptar os equipamentos com novos filtros, por exemplo. Novamente, a engenharia clínica deve estar atenta à demanda para adequação e prevenção de falta de dispositivos.

SUPRIMENTOS, MEDICAMENTOS, INSUMOS

Uma das consequências do aumento substancial de internações em UTI adultos foi o aumento do uso de determinados medicamentos, como sedativos e analgésicos, utilizados durante a ventilação mecânica[3]. Os materiais e medicamentos devem ser constantemente monitorados, preferencialmente com *softwares* específicos para melhor determinar situações de possível falta e garantir uma estrutura ágil na aquisição de insumos que sejam críticos em um momento "fora da curva" (Figura 1).

UM CASO PARTICULAR: A PANDEMIA AFETOU A PEDIATRIA DE MANEIRA DIFERENTE

Enquanto as UTI adultos experimentaram aumento substancial no número de pacientes em decorrência da pandemia da Covid-19, ela também afetou profundamente a rotina das UTI pediátricas brasileiras, porém de modo inverso. O distancia-

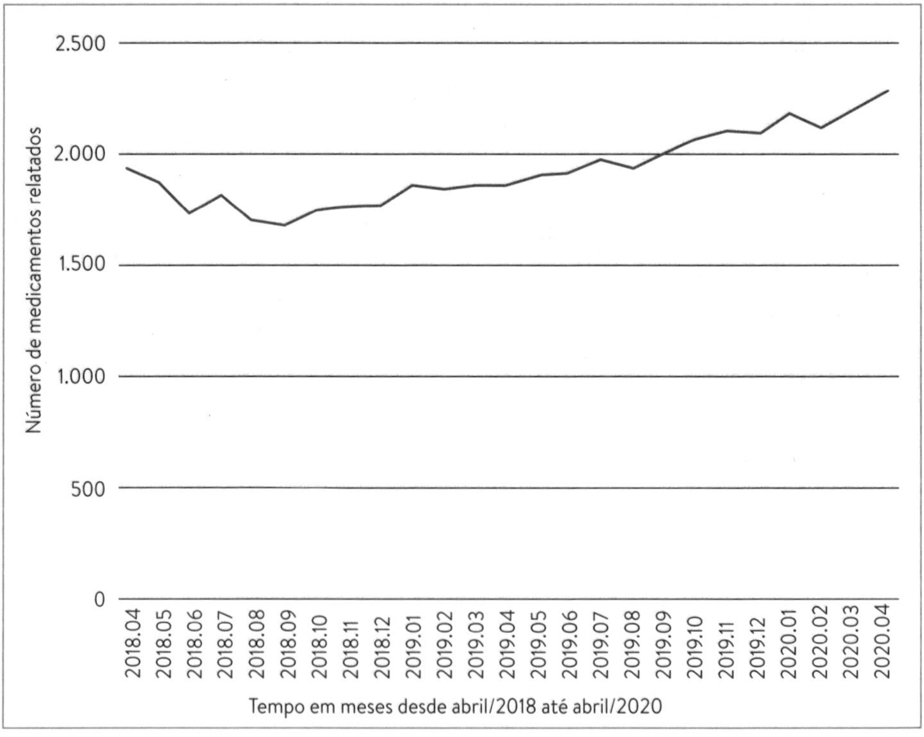

FIGURA 1 Falta de medicamentos no Canadá, com sensível aumento a partir do início da pandemia de Covid-19.
Fonte: Hardcastle e Beall, 2020[4].

mento social, embora realizado de modo heterogêneo no Brasil, associado ao fechamento das escolas, reduziu drasticamente as internações pediátricas nos hospitais e, particularmente, nas UTI pediátricas (Figura 2)[5].

> A combinação da redução das internações com a redução do tempo de permanência resultou em baixas taxas de ocupação, comprometendo a viabilidade financeira. Algumas UTI pediátricas foram fechadas, e parte dos intensivistas pediátricos foi contratada por UTI de adultos para tratar pacientes com Covid-19.

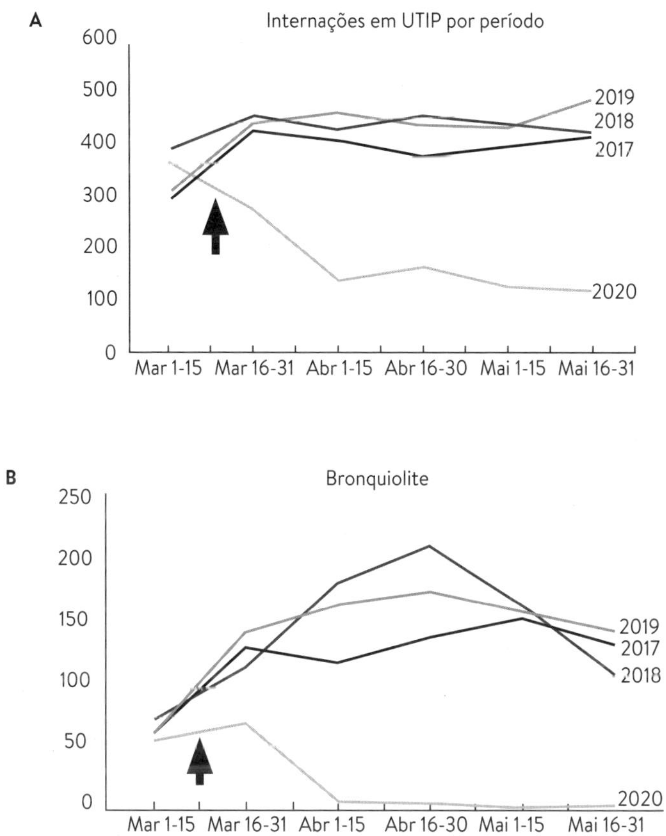

FIGURA 2 Impacto do distanciamento social e fechamento das escolas no número geral de internações na UTIP e em algumas doenças respiratórias mais prevalentes. A: Admissões em UTIP por período; B: internações por bronquiolite por período; C: pneumonia adquirida na comunidade por período; D: internações por asma por período. A seta marca o ponto de intervenção, ou seja, o distanciamento social, a quarentena e a suspensão das atividades escolares. *(continua)*

UTIP: unidade de terapia intensiva pediátrica.

Fonte: adaptada de Araújo, 2020[5].

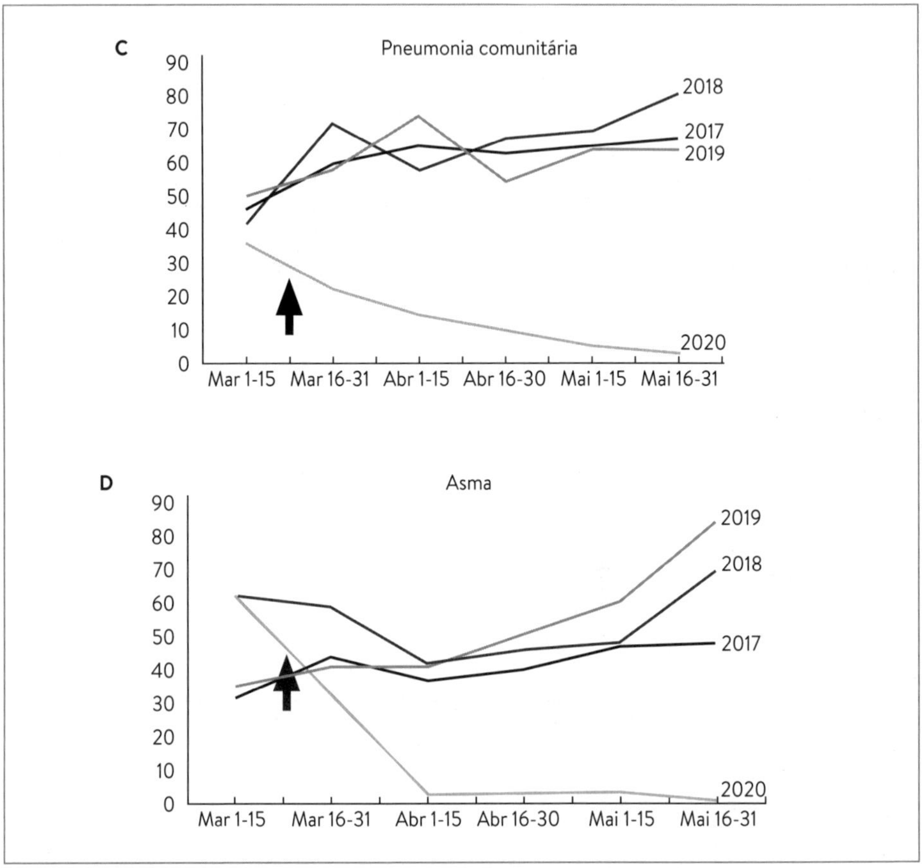

FIGURA 2 Impacto do distanciamento social e fechamento das escolas no número geral de internações na UTIP e em algumas doenças respiratórias mais prevalentes. A: Admissões em UTIP por período; B: internações por bronquiolite por período; C: pneumonia adquirida na comunidade por período; D: internações por asma por período. A seta marca o ponto de intervenção, ou seja, o distanciamento social, a quarentena e a suspensão das atividades escolares. *(continuação)*

UTIP: unidade de terapia intensiva pediátrica.

Fonte: adaptada de Araújo, 2020[5].

CONCLUSÃO

A sociedade médica nunca antes na história foi capaz de planejar tantos aspectos de uma iminente e inevitável pandemia. Dessa vez, existe a oportunidade única de não nos desapontarmos diante das expectativas que temos quanto a nossos hospitais e departamentos nesse aspecto. A esperança final é de que a velha (mas válida) expressão da medicina de desastres "Falhar em planejar é planejar para falhar" não seja concretizada.

REFERÊNCIAS BIBLIOGRÁFICAS

1. WHO Coronavirus Disease (Covid-19) Dashboard. Available: https://covid19.who.int (acesso 7 dez 2020).
2. Li L, Gong S, Yan J. Covid-19 in China: ten critical issues for intensive care medicine. Crit Care. 2020;24(1):124.
3. Siow WT, Tang SH, Agrawal RV, Tan AYH, See KC. Essential ICU drug shortages for COVID-19: what can frontline clinicians do? Crit Care. 2020;24(1):260.
4. Hardcastle L, Beall RF. How coronavirus is contributing to drug shortages in Canada The Conversation. 2020. Available: http://theconversation.com/how-coronavirus-is-contributing-to-drug-shortages-in-canada-137436 (acesso 7 dez 2020).
5. Araujo OR de, Almeida CG de, Lima-Setta F, Prata-Barbosa A, Colleti Junior J, Care (BRnet-PIC) on behalf of BRN in PI. The impact of the novel coronavirus on Brazilian PICUs. Pediatr Crit Care Med. 2020;21(12):1059-63.

Seção III

Gestão financeira

25 Análise do resultado financeiro de uma UTI neonatal ou pediátrica

Rodrigo de Freitas Nobrega

INTRODUÇÃO

A adequada gestão de um hospital exige que se analise, entre tantos outros fatores, seu resultado financeiro. O resultado financeiro deste se dá a partir dos resultados de cada unidade produtiva. Assim, no sentido de maximizar os resultados da instituição, torna-se fundamental conhecer o resultado de cada unidade e buscar incrementá-lo ao máximo, sempre com foco na sustentabilidade de longo prazo.

Para se manter viável e rentável no longo prazo é preciso, além de resultados financeiros, buscar elevados padrões de qualidade assistencial, com adequada gestão de qualidade e riscos, bem como proporcionar aos clientes (pacientes, familiares, médicos e operadoras de saúde) elevada percepção de qualidade, conforme Nobrega e Santin[1].

O foco deste capítulo é a mensuração e a maximização dos resultados financeiros de um tipo de unidade específica, a unidade de terapia intensiva (UTI) neonatal e/ou pediátrica, que pode e deve ser um dos centros de maior rentabilidade para um hospital.

Sabendo que o resultado é a diferença entre receitas e custos, serão abordadas as formas de maximizar estas e controlar aquelas, sempre com foco no resultado financeiro, mas mantendo elevados padrões de qualidade.

ANÁLISE E INCREMENTO DAS RECEITAS

Quando se analisam as receitas de uma UTI neonatal ou pediátrica estas advêm das cobranças de diárias, honorários médicos, taxas, materiais, medicamentos, gases e dietas utilizados pelos pacientes internados na unidade. Esses valores podem ser pagos pelo Sistema Único de Saúde (SUS), por operadoras de saúde ou mesmo pelos familiares do paciente (no caso de clientes particulares).

O modelo de remuneração pode ser por conta aberta, pacotes ou outros, conforme discutido em capítulo específico deste livro.

> Assim, quanto maior a receita média diária por paciente na unidade, também chamada de *ticket* médio, e quanto maior o número de pacientes internados, ou seja, a taxa de ocupação da unidade, maiores serão as receitas e melhor será o resultado financeiro da unidade.

Dessa forma, pode-se representar as receitas mensais de uma UTI neonatal ou pediátrica por meio da seguinte equação matemática:

$$REC = TM \times ND$$

Em que:

- REC = receita da unidade.
- TM = *ticket* médio (por paciente/dia).
- ND = número de diárias por mês, utilizadas na unidade.

ANÁLISE E CONTROLE DOS CUSTOS

Os custos de uma UTI podem ser diretos ou indiretos:

- Custos diretos são aqueles que ocorrem e são atribuídos diretamente na própria unidade, como honorários médicos, salários de enfermagem, materiais e medicamentos, entre outros.
- Os custos indiretos são os necessários para o funcionamento do hospital como um todo, mas não podem ser atribuídos diretamente a nenhum centro produtivo, por exemplo, salário do administrador do hospital, telefonia e internet, sistema de tecnologia da informação (TI), entre outros. Esses custos são atribuídos a cada unidade por sistemas de rateio, sendo o mais utilizado, em ambiente hospitalar, o rateio por absorção.

Os custos diretos da UTI são divididos entre fixos e variáveis. Os principais custos fixos da UTI neonatal ou pediátrica são:

- Honorários médicos.
- Salários de pessoal de enfermagem.
- Aluguel ou depreciação de equipamentos.

Trata-se de custos fixos para determinado nível de produção. São exemplos os custos com honorários médicos. Segundo a RDC 7 da Anvisa, de 2010 (Anvisa)[2], é necessário ter um médico plantonista para cada dez leitos, independentemente de haver dois pacientes ou dez na unidade. Assim, o custo será o mesmo, independentemente da receita auferida.

Os principais custos variáveis de uma UTI são:

- Impostos.
- Materiais.
- Medicamentos.
- Dietas (parenterais em UTI neonatal e enterais em UTI pediátrica).

Estes custos variam conforme a taxa de ocupação da UTI. Assim, se tivermos 8 pacientes internados, serão consumidos mais medicamentos do que se tivermos 3.

A gestão adequada de custos é fundamental para manter a viabilidade financeira da unidade. Entretanto, o controle de custos não deve prejudicar a qualidade de atendimento aos pacientes internados, devendo-se, portanto, buscar tão somente a redução de custos desnecessários, evitando o desperdício.

Assim, a gestão de custos deve se concentrar na racionalidade e na eficiência, buscando alta qualidade a custos controlados. É fundamental o monitoramento contínuo e paralelo desses dois parâmetros, com base em indicadores adequados.

ANÁLISE E MELHORIA DOS RESULTADOS

Quando se analisa o resultado financeiro de uma UTI, diversos parâmetros podem ser analisados, como:

- Resultado operacional.
- Resultado financeiro.
- Margem de contribuição da unidade.
- Margem de contribuição por paciente/dia.
- Ponto de equilíbrio.

A seguir, será visto como calcular cada um desses resultados, e como buscar incrementos em cada um deles.

Resultado operacional

Trata-se do resultado gerado pela operação (atendimento a pacientes) da unidade. Assim, consideram-se apenas as receitas e custos operacionais, ou seja, aqueles gerados pelo atendimento a pacientes, excluindo custos e receitas financeiras, como juros sobre financiamentos ou rendimentos de aplicações financeiras.

Também não estão computados os valores de investimento, mas sim a depreciação desses investimentos ao longo do tempo.

A otimização desse resultado depende basicamente da eficiência operacional, por meio do incremento de tais receitas, com melhora do *ticket* médio e da taxa de ocupação, bem como a racionalização de custos operacionais.

Como exemplo de incremento nas receitas operacionais, pode-se citar o aumento da taxa de ocupação da unidade, por meio da qualidade percebida por médicos assistentes (p. ex., os neurocirurgiões), que podem realizar mais cirurgias no referido hospital, gerando mais pós-operatórios para a unidade, uma vez que percebam alta qualidade e resolutividade na assistência a seus pacientes, promovida por essa UTI pediátrica.

Outra forma de melhorar as recitas operacionais pode ser a renegociação, com as principais operadoras de saúde, dos valores de diárias e taxas, praticados para aquela UTI.

Também a redução nos custos de valor de compra de dietas, em especial as parenterais em UTI neonatais, pode melhorar de maneira significativa o resultado operacional dessas unidades.

Resultado financeiro

Para calcular o resultado financeiro da unidade, deve-se acrescentar aos custos e receitas operacionais as receitas e custos financeiros atribuídos à unidade.

Assim, se, para a compra de novos equipamentos ou para manter fluxo de caixa, essa unidade recorre a determinado financiamento, os juros desse financiamento terão impacto sobre o resultado financeiro.

Ao renegociar com a instituição financeira que concedeu o financiamento, uma taxa de juro menor, mais baixo, será o custo financeiro, melhorando o resultado financeiro da unidade, mesmo que não ocorram alterações de custos e receitas operacionais.

Raciocínio similar é válido caso se tenha dinheiro aplicado referente a provisões constituídas com sobras da unidade. Ao renegociar aumentos da taxa de juros pagos, melhor será o resultado financeiro.

Margem de contribuição da unidade

A margem de contribuição da unidade é dada pela subtração entre as receitas e os custos diretos da unidade (como honorários médicos, salários de enfermagem, materiais, medicamentos, dietas etc.).

Não é o resultado operacional da UTI, mas o quanto ela contribui para bancar os custos indiretos do hospital.

> Destaque-se que, mesmo que uma unidade operacional tenha um resultado negativo (ao considerar, além dos custos diretos, também os indiretos), nem sempre ela deve ter suas atividades descontinuadas, em especial se produz margem de contribuição positiva. Isso porque, se ela deixar de funcionar, os custos indiretos não diminuirão e serão distribuídos apenas entre as unidades restantes, perdendo-se essa margem de contribuição positiva da unidade que foi descontinuada e piorando o resultado do hospital como um todo.

Margem de contribuição por paciente/dia

Essa margem significa o quanto cada diária de paciente contribui para pagar os custos fixos da unidade, sejam eles diretos da UTI ou indiretos (absorvidos por rateio).

A margem de contribuição por paciente/dia é calculada subtraindo da receita por paciente/dia (*ticket* médio por paciente/dia) os custos variáveis (por paciente/dia), que na UTI pediátrica ou neonatal são os impostos, os materiais, os medicamentos e as dietas.

Assim:

$$MCPD = TM - CVPD$$

Em que:

- MCPD: margem de contribuição por paciente/dia.
- TM: *ticket* médio.
- CVPD: custo variável médio, por paciente/dia.

Ponto de equilíbrio

O ponto de equilíbrio da operação pode ser calculado dividindo os custos fixos (diretos ou indiretos) pela margem de contribuição média de cada diária de paciente, conforme a seguinte equação:

$$PE = CF/MCPD$$

Em que:

- PE: ponto de equilíbrio.
- CF: custos fixos (diretos e indiretos).
- MCPD: margem de contribuição por paciente/dia.

Assim, como exemplo, uma UTI neonatal que tem R$ 300.000,00 de custos fixos; um *ticket* médio por paciente/dia de R$ 3.500,00; com custo variável médio de R$ 500,00 por diária de paciente; teria seu ponto de equilíbrio ao ter 100 diárias por mês.

Conforme as equações descritas anteriormente:

MCPD = TM – CV; portanto: MCPD = R$ 3.500,00 – R$ 500,00

ou seja: MCPD = R$ 3.000,00

PE = CF/MCPD; portanto, PE = 300.000/3.000

Ou seja: PE = 100 diárias

Neste exemplo, se for possível aumentar o *ticket* médio, ou diminuir os custos fixos, o ponto de equilíbrio ocorrerá com menor número de diárias.

CONCLUSÃO

O adequado conhecimento das receitas e custos envolvidos em qualquer atividade econômica, bem como sua adequada análise contábil, são fundamentais para traçar as adequadas estratégias de melhoria de seus resultados financeiros e adequar a instituição a um mercado altamente competitivo, conforme Matias[3].

Conforme Porter[4], deve-se, para melhorar os resultados, avaliar nosso poder de negociação com os fornecedores, a fim de reduzir custos, com clientes para incrementar receitas, bem como a concorrência e novos entrantes no mercado para garantir a utilização de nossos serviços.

Assim, sendo as UTI neonatal e pediátrica importantes centros de geração de receita em um hospital, é fundamental, além de se conhecer em detalhes seus custos e receitas, buscar constantemente estratégias para otimizar seus resultados, seja pelo aumento das receitas ou pela redução dos custos, sempre com foco em manter excelente padrão de qualidade no atendimento às crianças gravemente enfermas.

REFERÊNCIAS BIBLIOGRÁFICAS

1. Nobrega RF, Santin LO. Marketing e gestão financeira. In: Feltrim E, Nobrega RF, et al. Marketing hospitalar. Curitiba: Intersaberes; 2019. Cap.7.
2. Anvisa – Agência Nacional de Vigilância Sanitária. RDC 7/2010.
3. Matias AB. Análise financeira de empresas. Barueri: Manole; 2017.
4. Porter ME. Competitive strategy: techniques for analyzing industries and competitors. New York: Free Press; 1980.

26 Gestão de receitas e faturamento em terapia intensiva

Luiz Sergio Pires Santana
Marcelo Ricardo de Andrade Sartori
Marcos Rogério Sanches

CONSIDERAÇÕES DA GESTÃO

É do conhecimento de todos que a gestão de uma instituição de saúde é algo extremamente complexo e que exige alta profissionalização em todos os sentidos. Gerir os recursos assistenciais sempre foi preocupação de todo gestor. Porém, o crescente custo da assistência, alavancado pela evolução da tecnologia médica e dos materiais e medicamentos associados ao tratamento dos pacientes, provocou um aumento substancial do custo geral da assistência médico-hospitalar.

Diante desse cenário, passou a ser proibitivo qualquer tipo de desperdício desses recursos, e todos os gestores administrativos e assistenciais passaram a medir e controlar cada insumo utilizado na assistência. Outro ofensor nesse custo é o uso adequado das tecnologias disponíveis, e para tanto é fundamental que o gestor consiga elencar as tecnologias indispensáveis ao bom atendimento dos pacientes em todos os serviços hospitalares, principalmente nas unidades de terapia intensiva (UTI), especialmente as pediátricas e neonatal. É preciso trabalhar com a tecnologia a nosso favor, como uma aliada no processo de atendimento ao paciente, mas não como mera ferramenta de alavancagem do custo assistencial, mesmo que isso implique aumento de rentabilidade financeira inicialmente, pois de alguma forma essa conta será paga pela sociedade, seja na forma privada, por intermédio dos planos de saúde, ou na pública, por meio do Sistema Único de Saúde (SUS).

O usuário do sistema, seja público ou privado, acabará pagando pelo custo dessa assistência mesmo que não perceba de imediato. Se o paciente utiliza o sistema privado de saúde (em sua maioria composta por planos "pessoa jurídica", ou seja, pagos pelas empresas como benefício na composição da remuneração dos funcionários), está pagando de alguma forma por esse serviço, seja com participação direta na despesa com saúde (algumas empresas já adotam coparticipação), seja no aumento da despesa das empresas, que acabarão reduzindo a verba de salários para compensar esse aumento. Se o paciente utiliza o SUS, que é público, a sociedade pagará diretamente por meio dos impostos pagos. Dessa forma, será trazida aqui a reflexão de que todos os pacientes são, em última instância, também responsáveis por observar e zelar pelo uso racional dos recursos de saúde, incluindo a tecnologia utilizada nas UTI.

> Em um futuro próximo, os serviços de saúde tenderão a ser remunerados pelo desfecho dos tratamentos, pelo resultado da assistência prestada e não apenas pelo consumo de materiais e medicamentos e pela utilização de recursos tecnológicos por meio das taxas cobradas, como ainda se vê em sua maioria. Diante desse cenário, cabe boa avaliação de todo o processo de receita e faturamento nas UTI.

Sem dúvida, um aspecto importante na gestão das UTI é o custo, mas também é fundamental a gestão do processo, que inclui o faturamento e consequentemente a apuração da receita. Ao se utilizar o modelo atual de remuneração *fee for service*, segundo o qual a receita é fruto do conjunto de recursos utilizados, portanto cresce de acordo com o consumo, em geral associado à complexidade do tratamento, tem-se um alerta para a correta apuração desses insumos e procedimentos para que nada fique fora dessa conta. Sempre lembrando que um bom sistema hospitalar é fundamental para esse processo. No Brasil, há alguns excelentes sistemas automatizados de gestão hospitalar.

A respeito das remunerações de serviços em forma de pacotes, *bundles* ou outros agrupamentos que representem em essência o serviço que foi praticado, dá-se atenção maior ainda à formatação desses pacotes, completamente alinhados à prática assistencial e ao modelo de gestão de sua UTI. Novamente, um robusto controle de processo, do custo assistencial, é fundamental para esse sucesso. Mais uma vez, os sistemas automatizados de gestão hospitalar são fundamentais para o sucesso dessa metodologia.

> O ponto central desta análise é a mensuração e a avaliação da utilização desses recursos e de toda a tecnologia nas UTI dos hospitais. Tudo começa com o bom exercício de planejamento e de elaboração de orçamento, que deverá ser gerido no detalhe diariamente, não apenas uma vez no mês.

ORÇAMENTO ESTRATÉGICO

O orçamento de uma empresa, em especial de um hospital, deve refletir o planejamento estratégico da organização. Não é possível haver nenhum orçamento desatrelado do planejamento da organização. Ele deve refletir, em números, aonde a empresa pretende chegar; deve ser um instrumento que ajude a fixar as metas e permitir o acompanhamento periódico.

O orçamento de um hospital, como reflexo de um planejamento estratégico, deve necessariamente sintetizar as metas, sob o ponto de vista da receita, das despesas e dos investimentos.

O ponto de partida para a elaboração do orçamento é a definição da alta administração das premissas orçamentárias a serem seguidas pela gestão do hospital:

- Premissas macroeconômicas: definição das principais premissas de crescimento econômico do país que afetam o desempenho do hospital, como inflação do segmento, reajuste de tarifas públicas, reajuste de insumos etc.
- Premissas de receita: definição de incremento de receita por aumento de produção (p. ex., ocupação), por expansão ou por aumento de complexidade.
- Premissas de despesa: definição de desafios para racionalização de despesas, por aumento de produtividade, como utilização de mão de obra (despesa de pessoal), serviços médicos, serviços de terceiros, dentre outros.

Estas premissas precisam ser bem estabelecidas pela alta direção da empresa, com base no cenário macroeconômico nacional, nas características da região em que o hospital está inserido e nas perspectivas de crescimento definidas no planejamento estratégico.

O orçamento de receita parte de dois pontos, que precisam estar bem definidos: produção e preço (*ticket* médio).

- Produção: na elaboração do orçamento de receita, é necessário estabelecer detalhadamente os volumes de produção para cada setor ou unidade do hospital, como volume de internações, cirurgias, exames, consultas, taxa de ocupação etc.
- *Ticket* médio: o *ticket* médio é a relação da receita pela produção. Assim, devem-se determinar os valores por unidade de negócio – centro cirúrgico, unidades de internação, UTI, pronto atendimento.

A combinação dessas duas variáveis define a receita. Dessa forma, o gestor precisa avaliar, com base na capacidade instalada, no histórico do hospital (considerando as sazonalidades) e no potencial de crescimento da instituição, qual a receita possível de ser obtida. Esse valor deverá ser coerente com o planejamento estratégico da empresa.

O orçamento de despesas deve ser definido com base nas premissas fixadas pela empresa e no histórico das contas de composição do custo. Para entendimento da composição das despesas, é necessário agrupá-las em despesas fixas e variáveis.

As despesas fixas são aquelas cuja variação não depende da receita, como as despesas de pessoal, os serviços contratados, as despesas de marketing etc. Já as despesas variáveis dependem diretamente da receita, como as despesas de insumos, serviços médicos, utilidades etc.

Em geral, os principais custos do hospital são as despesas de pessoal, insumos e serviços médicos, que juntos representam mais de 80% do custo da empresa (Tabela 1 e Figura 1).

TABELA 1 DRE exemplificado

	Valores mensais						
Resumo	Ano ant.	Real	Orçado	ΔRXO	ΔRXO (%)	ΔRXA	ΔRXA (%)
Produção							
Leitos	341	350	350	0	0%	9	2,6%
Tx. ocupação	75%	80%	77%	0,03	3,9%	0,05	6,7%
Paciente/dia	7.928	8.680	8.355	326	3,9%	752	9,5%
Ticket médio	5.045	5.530	5.267	236	5%	485	9,6%
Resultado							
Receita bruta	40.000	48.000	44.000	4.000	9,1%	8.000	20%
▪ Deduções	(4.400)	(5.136)	(4.620)	(516)	11,2%	(736)	16,7%
– Glosas	(1.400)	(1.536)	(1.320)	(216)	16,4%	(136)	9,7%
– % ROB	-3,5%	-3,2%	-3%	-0,2%	6,7	0,3%	-8,6%
▪ Impostos s/ receita	(3.000)	(3.600)	(3.300)	(300)	9,1%	(600)	20%
– % ROB	-7,5%	-7,5%	-7,5%	0%	0%	0%	0%
Receita líquida	35.600	42.864	39.380	3.484	8,8%	7.264	20,4%
Despesas operacionais	(32.130)	(33.600)	(33.450)	(150)	0,4%	(1.470)	4,6%
▪ Pessoal	(10.000)	(10.200)	(10.500)	300	-2,9%	(200)	2%
▪ Serviços médicos	(9.000)	(9.500)	(9.500)	-	0%	(500)	5,6%
▪ Insumos	(8.000)	(8.700)	(8.500)	(200)	2,4%	(700)	8,7%
▪ Serviços de terceiros	(2.000)	(2.100)	(1.850)	(250)	13,5%	(100)	5%

(continua)

TABELA 1 DRE exemplificado *(continuação)*

	Valores mensais						
RESUMO	ANO ANT.	REAL	ORÇADO	ΔRXO	ΔRXO(%)	ΔRXA	ΔRXA(%)
▪ Ocupação/ aluguel	(2.500)	(2.450)	(2.500)	50	-2%	50	-2%
▪ Utilidades e serviços	(400)	(500)	(400)	(100)	25%	(100)	25%
▪ Despesas gerais	(200)	(180)	(300)	120	-40%	20	-10%
▪ Marketing	(150)	(120)	(100)	(20)	20%	30	-20%
▪ Desconto obtido	120	150	200	(50)	-25%	30	25%
Margem bruta	3.470	9.264	5.930	3.334	56,2%	5.794	167%
▪ Margem bruta (%)	9,7%	21,6%	15,1%	0,07	43,5%	11,9%	121,7%

ROB: receita operacional bruta.

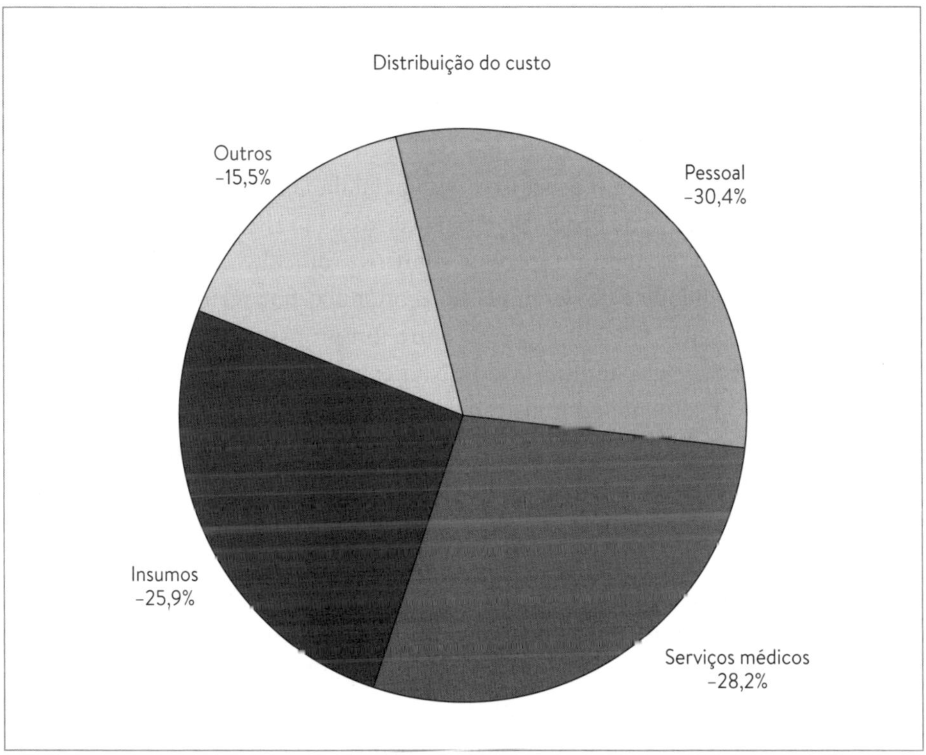

FIGURA 1 Distribuição (%) da despesa por natureza.

O processo orçamentário de investimentos (Capex) deve ser planejado de forma integrada com as orientações estratégicas da empresa. A definição do plano de investimentos deve refletir quais projetos são prioritários para o desenvolvimento e crescimento do hospital. Nesse ponto, as UTI desempenham papel muito importante e, em geral, são foco de atenção especial de todo gestor hospitalar em função do alto grau de especialização e do desenvolvimento tecnológico associado a essa área.

Os projetos devem ser divididos em expansão e manutenção.

Para os projetos de expansão, devem ser feitos estudos de viabilidade econômica e análise qualitativa das expansões, relacionando as oportunidades e os riscos envolvidos.

Para os projetos de manutenção devem-se relacionar os benefícios qualitativos dos projetos e o racional dos riscos e oportunidades envolvidos que serão evitados no longo prazo sem a execução dos projetos propostos para o hospital. Os principais fatores de risco que devem ser considerados são: ambientais, acessibilidade e riscos legais. Além disso, as empresas costumam atrelar o total de investimentos em manutenção a um percentual da receita líquida.

O GESTOR E SEU PAPEL

A gestão dos recursos utilizados nas UTI depende diretamente do grau de entendimento do gestor sobre o processo assistencial da UTI e do conhecimento dos indicadores assistenciais, de produção e financeiros.

O gestor precisa ter domínio absoluto sobre os protocolos assistenciais, sobre os indicadores de qualidade e de desempenho econômico-financeiro. Por isso o perfil do moderno gestor de UTI é um híbrido entre um profissional de saúde, em geral médico intensivista, e um administrador. Não existe nenhum perfil exclusivo (somente médicos ou somente administradores); há atuações excelentes de ambos os profissionais na gestão de um hospital ou particularmente de uma UTI, mas um ponto existe em comum: nos dois casos, eles fizeram imersões na área de conhecimento do outro. Por isso mesmo, em muitos serviços, há duplas na gestão, compostas por um médico e um administrador que trabalham juntos de forma complementar, sendo capazes de explorar ao máximo seus conhecimentos, porém ainda assim será preciso que cada um avance um pouco no universo do outro, afinal a assistência ao paciente é feita por equipes multidisciplinares que trabalham de forma harmônica, trocando conhecimentos e complementando conteúdos, sempre em prol da qualidade da assistência e da segurança do paciente.

Com o avanço da tecnologia, houve maior necessidade de conhecimento específico sobre gestão nas UTI, afinal quase sempre essa tecnologia disponível está associada a desembolso considerável de recursos financeiros, tão difíceis de serem gerados pelo próprio negócio, cujas margens vêm reduzindo a cada ano, em função do aumento crescente dos custos fixos e variáveis sem a contrapartida na mesma medida das receitas desses serviços.

Dessa forma, não basta mais ao gestor fazer estudos de viabilidade considerando o tempo médio de retorno (*pay back*), mas também o grau de necessidade dessa tecnologia e o impacto na melhoria dos resultados para os pacientes que a utilizarão, ou seja, avaliar o quanto trará de melhoria no desfecho dos casos tratados na UTI. Isso requer do gestor conhecimento mais amplo e pensamento mais sistêmico, capaz de considerar múltiplos aspectos da qualidade e produtividade.

No final, a gestão de qualquer serviço de saúde, especialmente os hospitalares e com mais ênfase ainda os de terapia intensiva, necessitam equilibrar três vertentes (Figura 2): qualidade assistencial, qualidade percebida pelo cliente e resultado econômico-financeiro.

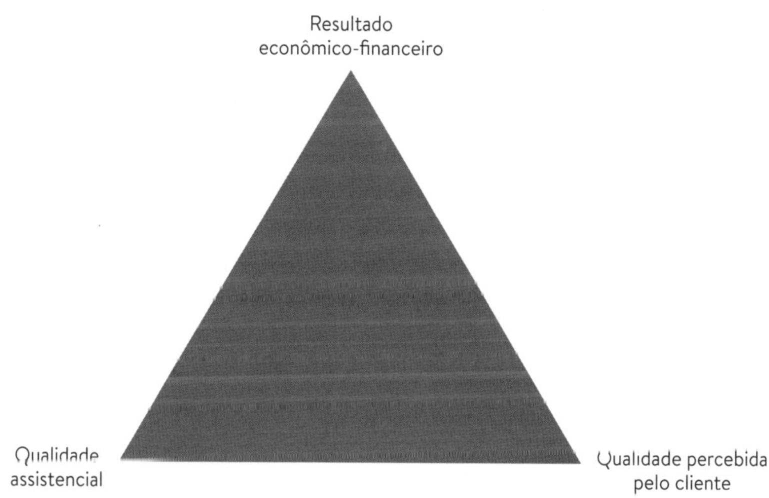

FIGURA 2 Equilíbrio da gestão de saúde.

REFERÊNCIAS BIBLIOGRÁFICAS

1. Pereira AJ, Fernandes CJ Junior, Sousa AG, Akamine N, Santos GPD, Cypriano AS, et al. Melhoria de desempenho e desfechos (mortalidade) após implementação de um protocolo institucional de atendimento a pacientes sépticos. Einstein (São Paulo). 2008;6(4):395-401.
2. Rocha TAH, Rodrigues JM, Silva NC, Barbosa ACQ. Gestão de recursos humanos em saúde e mapeamento de processos: reorientação de práticas para promoção de resultados clínicos satisfatórios. Revista de Administração Hospitalar. 2020;11(3):143-59.
3. Alvarenga THP, Piekarski CM, Santos BS, Bittencourt JVM, Matos EASA, Francisco AC. Aspectos relevantes sobre mapeamento de processos. Revista de Engenharia e Tecnologia. 2013;5(2):87-98.
4. Abbas K. Gestão de custos em organizações hospitalares. 2001. In: Couto R, Pedrosa T. Hospital: acreditação e gestão em saúde. Rio de Janeiro: Guanabara; 2007.
5. Porter M, Teisberg E. Repensando a saúde: estratégias para melhorar a qualidade e reduzir os custos. Porto Alegre: Bookman; 2007.

27 Modelos de remuneração

Marcelo Augusto Raia
José Emílio Duran Bueno

"Se você quer algo novo, você precisa parar de fazer algo velho."
Peter Drucker

"O sucesso não tem a ver com quanto dinheiro você ganha, mas com a diferença que você faz na vida de outras pessoas."
Michelle Obama

INTRODUÇÃO

Este capítulo abordará um tema muito simples e ao mesmo tempo muito complexo. Trata-se de um assunto cuja verdadeira forma, números e essência os gestores e executivos do segmento da saúde, em sua grande maioria, não conseguem encontrar.

Nessa área existem alguns dogmas que precisam ser vencidos e tratados com a realidade que o assunto merece, uma vez que está em debate a sobrevivência das instituições. Então, é preciso deixar de lado a ideia de que "saúde não tem preço".

> Sim, a saúde das pessoas não tem preço, mas tem custo, que é traduzido no atendimento das pessoas que utilizam equipamentos, estrutura física, trabalho especializado e insumos, tudo isso segundo as regras estabelecidas pela legislação e pelos protocolos específicos da área da saúde.

Com esse entendimento, algumas palavras, quando se referem ao mercado da saúde, implicam hospitais, ambulatórios, clínicas e consultórios: custos, resultados, mercado, lucro, escala, investimentos, empréstimos, venda, compra, entre outras.

Quando se trata de pagamento ou remuneração, é preciso entender e deixar evidente que os serviços de saúde devem permear as regras básicas da indústria e do comércio com uma importantíssima diferença em relação aos demais mercados comerciais e industriais: "tudo o que realizamos tem o objetivo único e exclusivo de cuidar de pessoas".

Este capítulo trará algumas reflexões e provocações sobre o que é preciso fazer nas instituições de saúde, em especial nas unidades de terapia intensiva (UTI), para que se possa manter o equilíbrio adequado entre prestação de serviços e remuneração, lembrando que o objetivo sempre será "cuidar de pessoas" – ou seja, não se pode, sob nenhum pretexto, colocar a remuneração acima ou abaixo de nossas ações cotidianas como justificativa de procedimentos, atendimentos ou processos de qualidade ou eficiência duvidosa.

Entrando mais a fundo no assunto, é necessário passar a entender como tratar da sobrevivência de uma empresa extremamente complexa denominada hospital, uma entidade classificada como prestadora de serviços por essência, mas ao mesmo tempo vendedora de itens, tais como materiais e medicamentos, que em muitos momentos de sua rotina são as maiores fontes de obtenção de recursos financeiros.

As contas hospitalares são compostas de vários itens que, somados, devem cumprir o papel de realizar um faturamento adequado para a subsistência e eventual lucro da entidade hospitalar. A cobrança separada por cada medicamento, cada material, cada equipamento, cada serviço é a prática tradicional dos serviços hospitalares nesse mercado mutante, e certamente essa maneira de efetuar cobranças e de gerar eficiência financeira irá acabar, se é que não se pode dizer que já acabou.

Mas o que está ocorrendo com essa forma de cobrança – uso e cobro – pelos serviços hospitalares e/ou serviços de saúde de maneira geral?

Para esta pergunta existe uma resposta (que é outra pergunta) e também há provocações, tanto para os prestadores/vendedores quanto para os compradores dos serviços de saúde públicos e privados: *Os patrocinadores, pagadores, compradores ou financiadores dos sistemas públicos e privados de saúde ainda estão dispostos a remunerar dessa maneira – usa e cobra – pela entrega de serviços atuais?*

Na sequência, tentar-se-á descobrir se essa pergunta-resposta-provocação faz sentido no que se refere à remuneração dos serviços de saúde, como diárias, consultas, honorários médicos, equipamentos, procedimentos, materiais, medicamentos, órteses, próteses e materiais especiais (OPME) etc., que obrigatoriamente deverão gerar eficiência, qualidade, entrega, técnica, lucros etc.

RAMOS DE ATIVIDADE: PAGAMENTOS DE SERVIÇOS PRESTADOS

Na essência do termo ou na realidade empresarial, ou ainda na sustentabilidade do negócio "serviços de saúde", o que podemos considerar como condições importantes?

Seria a mesma prática existente no ramo de atividade "comércio" ou ainda seria o ramo de atividade "indústria"?

Nessas duas condições de atividade, é necessário entender definitivamente que apenas a soma das melhores práticas da indústria e do comércio associada a todas as particularidades do setor saúde poderá gerar resultados expressivos. Então, como fazer para criar condições e vender serviços com ganhos satisfatórios sem que a essência do setor se desvirtue para um mercantilismo fora da ética e da moral? Não se deve perder de vista que "tudo o que realizamos tem como o objetivo único e exclusivo de cuidar de pessoas".

Sabedores de que os serviços de saúde têm suas particularidades, como fazer para receber por esses trabalhos sem ferir a essência? O que seria, nesse caso, pagamento ou remuneração?

É claro e evidente que devemos receber, e muito bem, pelos nossos serviços, gerando sempre resultados (lucros) para sustentar nossas instituições, e a história afirma isto. A necessidade de realizar/receber pagamentos é tão antiga quanto a própria história da humanidade.

Estudos evidenciam que há cerca de 10 mil anos a.C. nossos ancestrais começaram a utilizar o gado e outros animais como moeda nas trocas de bens e serviços, e já se tratava de uma evolução, pois também se registra na história que os grupos humanos primitivos realizavam o escambo (permuta), sem envolver qualquer meio de troca em suas transações. Nos dias atuais a realidade é muito diferente dessa primitiva. Ao longo da história da remuneração, passamos pelas trocas de animais, pelas permutas, os grãos como peso de troca na Mesopotâmia, o uso de conchas na China Antiga, as primeiras moedas, que surgiram no século 7 a.C. (no reino da Lídia, onde hoje fica a Turquia), até o mundo moderno, transformado pela tecnologia, quando a comunicação e a informação são fartas e acessíveis, e o processo de digitalização (tecnologia) nos conduz para uma época em que a própria materialidade do dinheiro deixará de existir.

Desde a pedra lascada até os *bits*, a digitalização maciça das formas de pagamento nos conduz a uma sociedade em que a materialidade e a circulação física do dinheiro finalmente deixarão de existir. Logo, temos de estar sempre alertas para a modernidade que bate na porta.

Segundo os dicionários: "Remuneração. Retribuição por serviço ou favor prestado; recompensa, prêmio; Gratificação, ger. em dinheiro, por trabalho realizado; salário, recompensa, gratificação".

Isso posto, vamos seguir com o que o comércio e a indústria já realizam há muito tempo, considerando então as técnicas e particularidades dos serviços de saúde associadas às melhores práticas desse segmento, como controle de custos, gerenciamento de estoques, propaganda, técnicas de vendas, certificações, qualidade, *just in time*, lucros, resultados, mercado e outras ações que buscam o sucesso das organizações de maneira geral.

É preciso sempre atentar para o fato de que um hospital, clínica ou consultório são, antes de mais nada, empresas, pessoas jurídicas, com direitos e deveres perante a sociedade, os governos e os sócios, acionistas e outros participantes diretos ou indiretos.

ENTIDADES HOSPITALARES: PAGAMENTOS DE SERVIÇOS PRESTADOS

Este capítulo trata de um serviço, o centro de terapia intensiva (CTI) ou a UTI, que funciona dentro de uma empresa extremamente complexa, o hospital.

Essa empresa complexa, o "hospital", engloba várias outras empresas, como serviços hoteleiros, serviço de nutrição, serviços de lavanderia, serviços de engenharia ou manutenção etc., portanto os CTI ou as UTI devem contribuir, e muito, com os resultados de todas elas.

Assim, qual a contribuição de receita que as UTI podem ou devem imputar nas receitas totais do hospital? A resposta é simples: o máximo possível. E qual a contribuição de custos que as UTI podem ou devem imputar nos custos totais do hospital? A resposta é igualmente simples: o mínimo possível.

Então, a equação é fácil de calcular, certo? Errado. O que o hospital busca é algo chamado resultado, que em outras palavras deve ser entendido como lucratividade, resultado positivo ou simplesmente lucro.

Para isso, diante dos mais diversos setores ou serviços de um hospital, as UTI podem ir rapidamente do lucro ao prejuízo, porque esses serviços complexos precisam ser extremamente "eficientes" em tudo – na parte assistencial médica, de enfermagem, de higienização, de serviços de diagnósticos e administrativos.

As formas de remunerar os serviços hospitalares e especialmente as UTI cada vez mais estão se transformando em mecanismos de pagamentos pela *performance* desses locais, até porque a mística segundo a qual "quem vai para o CTI é para morrer" não pode mais ser aceita. Pelo contrário, quem é encaminhado para se internar em CTI é para viver!

Frequentemente, ouve-se que "a diária de CTI é muito cara". Sim, é muito mais dispendiosa que uma internação em apartamento ou enfermaria, pois existem quesitos intensivos que fazem toda a diferença na recuperação dos pacientes, como o aparato tecnológico, a atuação permanente e vigilante da enfermagem, a disciplina de condutas e a aplicação de drogas, entre outros.

Por isso, tudo é mantido como conta aberta, *fee for service*. É um mecanismo de cobrança arcaico, que sempre privilegia a incapacidade dos gestores das UTI de serem eficientes. Na prática esses sistemas "abertos" remuneram a doença e não a saúde, incentivam o desperdício e desestimulam os investimentos em qualidade e segurança do paciente. Afinal, quanto mais doenças, complicações e diárias hospitalares, mais procedimentos, exames e recursos são utilizados.

O modelo de UTI segundo o qual seus membros atuantes podem fazer tudo e depois enviar a conta já não cabe mais, pois quem paga (operadoras, governos, particulares) não estão mais dispostos a simplesmente receber a soma das despesas e fazer o pagamento sem questionar.

Alguns dizem "É muito caro mesmo, porém a minha UTI é a melhor que existe, possui os equipamentos de última geração, camas elétricas, sistema de ar-condicionado inteligente, os melhores profissionais e assim por diante". Tudo isso é muito relevante para que o hospital possa vender bem seus serviços de terapia intensiva, com as melhores condições, todavia a pergunta que deve ser feita é: "existe quem deseje comprar esse serviço?". Se a resposta for sim, tudo certo, mas na maioria das vezes a resposta é não: será muito pouco provável que um CTI possa oferecer resultados positivos sem ocupação, sem demanda, sem pós-cirúrgicos etc.

FORMAS DE REMUNERAÇÃO: UMA MUDANÇA NECESSÁRIA PARA A SOBREVIVÊNCIA DAS ORGANIZAÇÕES HOSPITALARES

Depois dessas reflexões, é possível chegar ao consenso de que se deve buscar outros métodos de remunerar as unidades de saúde de modo que o tratamento das doenças agregue valor ao tratamento.

Nesses novos modelos de remuneração devemos pensar maior, com o propósito de vender os valores agregados à saúde e não à doença, comprovando a eficiência em todos os aspectos, empregando todos os recursos sem desperdício; as práticas e os protocolos serão baseados em evidências científicas, com ações voltadas continuamente à qualidade, segurança e experiência do paciente. O valor em saúde é o resultado de uma fórmula que deve sempre priorizar fatores como qualidade assistencial e segurança, associados a custos adequados.

MODELOS DE REMUNERAÇÃO COM BASE NO VALOR

Capitation

Nesta modalidade, os prestadores recebem um valor mensal fixo por pessoa coberta, valor esse que remunera todos os serviços de saúde por determinado período.

O valor pode sofrer ajustes quando as partes envolvidas observarem situações de descontrole ou novidades importantes.

A aplicação desse modelo requer informações e o histórico da população de indivíduos que farão parte do projeto. Assim, o banco de dados deve estar muito bem organizado tanto para prestadores como para pagadores, uma vez que a concentração da avaliação de desempenho e remuneração está baseada em índices quantitativos.

Bundled services

São sistemas de remuneração em que o serviço de saúde recebe determinado valor, em acerto com a fonte pagadora pela prestação de serviços ao paciente pelo tratamento de uma demanda específica, por exemplo, insuficiência cardíaca, diabete, obesidade mórbida etc.

Nesse modelo, a operadora de plano de saúde faz apenas um pagamento para todos os prestadores de serviços de saúde envolvidos no atendimento daquele paciente. A ideia é que, ao realizar um único pagamento para vários prestadores (pagamentos "empacotados"), procure-se promover a integração coordenada dos prestadores envolvidos, ampliando o envolvimento destes com o processo como um todo. Além disso, ao incentivar os prestadores a melhorarem a coordenação dos cuidados, espera-se limitar os serviços caros e desnecessários e vincular a assistência aos resultados médicos – o que significa maior qualidade no atendimento dos pacientes.

Existe o risco de que a assistência busque estimular o número de procedimentos envolvidos sem necessidade, por exemplo, realizando cirurgias desnecessárias, associando *bundles*.

Pay for performance

A modalidade *pay for performance* (P4P) proporciona aplicar incentivos ou penalidades com base em desempenho, sendo estes de cunho financeiro ou assistencial. Para tais casos, prestadores de serviços em saúde precisam assumir uma dose importante de responsabilidade pela jornada completa do tratamento do paciente.

O P4P é calcado na melhoria do desempenho dos tratamentos ao longo do tempo, sempre buscando garantir a redução ou o controle dos custos, bem como a qualidade adequada. Como nos modelos anteriores, a exigência de informações, estatísticas, relatórios, pesquisas e históricos clínicos sobre o grupo de indivíduos é que pode garantir o sucesso do projeto.

Diagnosis-related groups

Neste modelo, a base remuneratória está no tipo de caso ou doença a ser tratada, considerando o acerto de um valor previamente acordado. O gerenciamento dos custos, por exemplo, nas internações hospitalares, independentemente da duração da estadia do paciente, fica por conta do prestador de serviços. Alguns pontos devem ser bem reconhecidos e tratados, como a classificação dos casos como diagnóstico principal e diagnóstico secundário, comorbidades, entre outros.

Diárias globais

Trata-se de uma maneira de remunerar os serviços hospitalares, o que pode ser realizado com base em diárias de enfermarias, apartamentos e CTI para casos cirúrgicos ou clínicos. O comprador da prestação do serviço efetua o pagamento de uma diária, independentemente do diagnóstico. Na modalidade diárias globais, geralmente os valores dos honorários médicos são tratados separadamente, mas não existem impedimentos para serem incluídos nessa forma de pagamento.

Outro ponto importante é a definição para os casos cirúrgicos: se os gastos de centros cirúrgicos serão tratados nessas diárias globais ou ainda em formatos de taxas de salas cirúrgicas globais.

Pacotes ou procedimentos padronizados ou procedimentos gerenciados

A maioria dos casos está associada a eventos cirúrgicos ou procedimentos médicos para os quais a operadora ou clientes particulares combinam determinado valor, com todos os itens incluídos, mas os honorários médicos geralmente estão excluídos dessas negociações. Esse modelo tem um apelo importante nos casos cirúrgicos e procedimentos cujas intercorrências são menores, com previsão cirúrgica ou de procedimento mais assertiva, tais como cirurgias de varizes, endoscopias, cirurgias oftalmológicas etc.

Fee for service

Este formato, que é praticado em muitos locais no Brasil, consiste basicamente em usar e cobrar, com poucas preocupações com controle, custos, quantidades, desperdícios etc., uma vez que o que é usado vai para a conta do paciente/operadora.

Trata-se do maior ponto de discórdia entre compradores e pagadores de serviços, pois esse modelo tem como consequências glosas relevantes, debates de valores, tabelas a serem usadas (Simpro e Brasindice) e outros mecanismos que fazem o embate ser cada vez mais acentuado.

CONCLUSÃO

Então, qual seria o melhor modelo para meu hospital, CTI, consultório ou clínica?

A remuneração ideal é aquela que possa garantir para minha instituição a entrega dos melhores resultados financeiros, operacionais e de assistência, com as melhores condições de valoração para oferecer ao mercado (ao qual se pertence ou que pretende atingir) comprador do serviço.

Assim, o executivo de negócios/gestor deve se preocupar com algumas questões-chave e se preparar para sair do *status quo* remuneratório da atualidade, segundo o qual quem recebe acha que é pouco e quem paga acha que é muito A base para uma boa escolha deve levar em conta as seguintes premissas:

1. Qualidade assistencial ou desfecho

Este aspecto não deve ser alvo de debate, devendo ser tratado desde o início como princípio ou premissa em qualquer modelo a ser adotado – ou seja, não existe método que possa ser pautado sem que a qualidade dos serviços e o desfecho clínico seja a base da pirâmide.

2. Público-alvo, parceiros

Para quem o hospital, o CTI, a clínica, o consultório venderá seus serviços? Para qual operadora de plano de saúde? Para qual prefeitura? Para particulares?

Depois disso, o modelo deve ser construído juntamente com esse público, garantindo a oferta e a procura adequada dos serviços a serem tratados. É importante ressaltar que a escolha certa do parceiro comercial é fundamental, para que haja adequado compartilhamento de riscos, renegociações e transparências.

3. Desperdício, utilização, padronização

Estes pontos são o segredo da garantia do sucesso do resultado do modelo que se adotará. Os gerentes, coordenadores dos mais diversos segmentos, devem estar comprometidos com as melhores práticas, utilizando meios, ferramentas, materiais, drogas e equipamentos com a melhor e maior resolutividade possível.

4. Estatísticas, monitoramento, informações

São quesitos que o executor e o comprador de serviços devem observar com o maior grau de confiabilidade, detalhe e praticidade. Com esses dados e informações à mão, é possível ser assertivo na construção do valor inicial do modelo a ser adotado e ainda nas correções de curso comercial/negocial.

5. Profissionais envolvidos

Talvez esse seja o mais importante dos quesitos. Seja qual for o acordo de remuneração aplicado em sua instituição, todos aqueles que fazem parte da geração de serviços, por menor que seja a participação, devem conhecer o modelo, entendê-lo, participar de sua construção, ou seja, ser tratados como parte do processo e não somente como fazedores de coisas. Nas organizações hospitalares, de modo geral, os médicos, enfermeiros, farmacêuticos e outras pessoas são excluídos desses processos; informações são obtidas sob o pretexto de que são *informações institucionais*. Não há dúvida de que determinados dados devem ser preservados, mas é certo de que os profissionais de saúde reúnem condições de entender os formatos dos acordos e sua participação no sucesso da entrega dos resultados assistenciais, operacionais e financeiros.

Finalizando, toda e qualquer escolha na assistência deve necessariamente levar em consideração a experiência do paciente e de seus familiares, pois nenhum custo cortado indevidamente justifica o transtorno causado, assim como o cuidado humanizado centrado no paciente também não tem substituto à altura.

REFERÊNCIAS BIBLIOGRÁFICAS

1. Agência Nacional de Saúde Suplementar – ANS. Modelos de remuneração: um panorama, GT de modelos de remuneração, 2015. Available :http://www.ans.gov.br/images/stories/Particitacao_da_sociedade/2016_gt_remuneracao/apresentacao_preliminar_modelos_de_remuneracao_prestadores_saude_panorama.pdf.
2. Agência Nacional de Saúde Suplementar – ANS. Projetos piloto em modelos de remuneração do cuidado em saúde – gerência de estímulo à inovação e avaliação da qualidade setorial, 2018 Available: http://www.ans.gov.br/images/stories/Particitacao_da_sociedade/comite_de_qualidade_setorial/cotaq_reuniao8_apresentacaoanapcavalcante.pdf.
3. Berwick DM. Launching accountable care organizations: the proposed rule for the Medicare Shared Savings Program. N Engl J Med. 2011;364(16):e32.
4. Bichuetti JL, Mere JR YA. Modelos de remuneração na saúde. Harvard Business Review Brasil. 2016 Aug. Available: https://bc.pressmatrix.com/ptBR/profiles/3c24c670a5ee/editions/28565a058513d802c50f/preview_pages.

5. Boachie MK. Healthcare provider: payment mechanisms: a review of literature. Journal of Behavioural Economics, Finance, Entrepreneurship, Accounting and Transport. 2014;2(2):41-6.
6. Center for Medicare & Medicaid Innovation. Evaluation and monitoring of the bundled payments for care improvement model 1 initiative. Annual Report 2014. Baltimore, 2015.
7. Cots F et al. DRGs in Spain: the Catalan experience. The Health Policy Bulletin of the European Observatory on Health Systems and Policies; 2009.
8. Donabedian A. The seven pillars of quality. Archives of Pathology & Laboratory Medicine. 1990;114(11):1115-8.
9. Gomes CLS. Remuneração médica: uso de incentivos financeiros explícitos como indutor da mudança do cuidado na saúde suplementar [dissertação]. Belo Horizonte: Faculdade de Medicina da Universidade Federal de Minas Gerais; 2010.
10. Instituto Coalizão Saúde – Icos. Modelos de pagamento baseados em valor, 2017. Available: http://icos.org.br/wp-content/uploads/2018/02/ICOS-02_02_2018.pdf.
11. Lima SML, Rivera FJU. A contratualização nos hospitais de ensino no Sistema Único de Saúde brasileiro. Ciênc Saúde Coletiva. 2012.
12. Miller HD. How to create an alternative payment model: executive summary. Center for Healthcare Quality and Payment Reform, 2018. Available: http://www.chqpr.org/downloads/How_to_Create_an_Alternative_Payment_Model_ExecSumm.pdf.
13. Organização Mundial da Saúde – OMS. Relatório Mundial da Saúde. Financiamento dos sistemas de saúde: o caminho para a cobertura universal. Geneva; 2010. Available: http://www.who.int/eportuguese/publications/WHR2010.pdf?ua=1.
14. Porter ME, Teisberg EO. Repensando a saúde: estratégias para melhorar a qualidade e reduzir os custos. Bazan C (transl.). Porto Alegre: Bookman; 2007.

28 Captação de recursos não operacionais

Tammy Rodrigues Allersdorfer
Dáfne Cardoso Bourguignon da Silva

INTRODUÇÃO

São considerados recursos operacionais aqueles provenientes da venda de produtos e serviços, nos casos de empresas, ou mediante impostos, no caso de órgãos governamentais. Já as organizações do terceiro setor captam recursos não operacionais das mais variadas fontes: vendas de serviços, doações de indivíduos e das fundações, empresas e do governo, resultados de investimentos patrimoniais. A captação de recursos no terceiro setor é, portanto, uma tarefa complexa e que demanda uma variedade de técnicas e conhecimento[1].

A captação de recursos não operacionais contribui para que a organização seja mais autônoma diante das mudanças e exigências vindas das fontes de financiamento, propiciando maior capacidade de manter a identidade e de não abrir mão de sua missão e de seus valores. A organização será mais eficaz quanto mais ampla e diversificada for a noção de recursos[2].

FONTES DE CAPTAÇÃO DE RECURSOS NÃO OPERACIONAIS

Estas são as principais fontes de captação de recursos:

- Indivíduos mantenedores: apesar de essas doações possuírem individualmente valores baixos de contribuição, juntas podem garantir recursos substanciais à organização, com menor risco de criar dependência em poucos e grandes financiadores[3]. Garantir a sustentabilidade por meio da ampliação e diversificação das fontes de recursos reduz a vulnerabilidade e a subordinação de quando se depende de poucas fontes financiadoras[2].

- Empresas: ao solicitar uma doação, deve-se deixar claro que é uma causa de valor e que se trata de uma oportunidade de investimento com ganhos sociais, devendo envolver o doador com a instituição e com o sucesso da missão.
- Fundações: para obter recursos por intermédio de fundações é necessário realizar uma solicitação apresentando justificativa, objetivo e avaliação de resultados. As fundações buscam um retorno relacionado a políticas públicas, não objetivando a divulgação de seu nome como financiador[3].
- Recursos públicos: indiretamente, todas as organizações sem fins lucrativos recebem um tipo de financiamento do governo, que é a isenção de determinados impostos. Entretanto, os recursos governamentais podem advir de convênios, por meio dos quais é estabelecida uma parceria entre a entidade e o Município ou o Estado. Esse convênio consiste em uma terceirização, em que o Governo remunera uma organização para realizar uma atividade para a comunidade, de obrigação governamental[3].
- Eventos: podem ter objetivos diversos, como a divulgação da causa, de sua missão, seus projetos, ou mesmo reconhecer doadores e captar recursos diretamente, além de atrair voluntários para trabalhar na organização. É importante identificar os presentes para que se possa enviar malas-diretas, convites e agradecimentos[3].
- Geração de renda: autossustentabilidade, que possibilita à organização depender menos de financiadores e gerir seus recursos conforme determinar.

EXEMPLO DE CAPTAÇÃO DE RECURSOS NÃO OPERACIONAIS

O Grupo de Apoio ao Adolescente e à Criança com Câncer (GRAACC) é uma organização sem fins lucrativos que recebe doações da sociedade desde sua fundação. Atualmente os recursos financeiros não operacionais representam cerca de um terço do orçamento total da organização.

Em 2001, foi criada a área de desenvolvimento institucional (DI), que englobou todas as atividades de arrecadação de recursos existentes, bem como criou e desenvolveu o setor de comunicação e marketing.

Ao longo de sua história, diversas iniciativas e parcerias fizeram a diferença para que o GRAACC alcançasse os resultados esperados.

Em 1993, foi realizada pela primeira vez a campanha "McDia Feliz", que desde então tem sido fundamental para o GRAACC.

Em 1997, foi implantado oficialmente o serviço de telemarketing do GRAACC, o que possibilitou uma forma rápida e efetiva de participação da sociedade como um todo.

Ter o objetivo claro de posicionar o GRAACC como centro de referência no tratamento do câncer infantojuvenil da instituição e ter o investimento da alta gestão no modelo de negócios inovador são fatores essenciais para o sucesso do setor como um todo.

O bom desempenho da sustentabilidade de uma instituição não depende apenas da eficiência das ações de captação de recursos; depende também de ações de comunicação da causa, do trabalho realizado e da prestação de contas constante para a sociedade.

À medida que o hospital cresceu, a área de DI se aprimorou, aumentando sua capacidade de engajar pessoas e empresas.

Desde o início de suas atividades, o voluntariado do GRAACC tem sido um dos pilares essenciais da instituição, garantindo a humanização do atendimento e contribuindo efetivamente em todas as ações de captação de recursos. A participação efetiva da sociedade por meio de doações tem sido fundamental para manter a sustentabilidade e o crescimento do hospital do GRAACC.

Atualmente, existem diversas fontes disponíveis para acesso e dirigidas para projetos específicos da organização, por exemplo, custeio em geral, investimento em reformas, ampliação ou compra de equipamentos.

O custeio da instituição tem várias destinações, como folha de pagamento, matérias, medicamentos, serviços especializados, contas de consumo, entre outras. É importante sempre considerar nos projetos quais são as receitas hospitalares já existentes para que não haja sobreposição de valores recebidos pelas diferentes fontes de financiamento.

As principais fontes de financiamento utilizadas são:

- Doação de produtos e serviços para o desenvolvimento de atividades de diversas áreas do hospital. É boa opção de financiamento, porém devem ser considerados dois pontos importantes:
    1. A instituição deve prever todas as despesas em seu orçamento, mesmo havendo parcerias de doação, pois, caso por algum momento essa ação deixe de acontecer, existe a previsão do custo em seu orçamento.
    2. A doação do produto ou serviço oferecido não pode comprometer a qualidade oferecida pelo hospital ou ser diferente dos padrões estabelecidos pela instituição.
- Realização de parcerias de marketing relacionadas à causa, que estimulem o investimento social empresarial e mobilizem consumidores para contribuir com a causa do combate ao câncer infantil, por meio da compra de produtos ou

serviços. Essa modalidade de ação é muito interessante, pois, além da geração de recursos, viabiliza a comunicação sobre a instituição para um público específico, que não necessariamente conhece o trabalho realizado.

- Um dos principais meios de arrecadação do GRAACC é a doação mensal realizada por pessoas físicas e por empresas mantenedoras. Para garantir esses recursos mensais, que são essenciais para a manutenção do hospital, são realizadas constantemente ações visando conseguir novos doadores. Além das doações habituais mensais, os doadores também contribuem com campanhas extras ao longo do ano.
- Realização de eventos, equipamentos, projetos, infraestrutura ou manutenção das atividades do GRAACC.
- Desenvolvimento de produtos institucionais como camisetas, cartões de Natal, cadernos, calendários, entre outros itens – uma forma de fortalecer a marca da organização e, também, de gerar recursos.
- O GRAACC é habilitado legalmente a receber verbas do governo provenientes de fundos, emendas parlamentares, entre outras disponíveis, para custear iniciativas específicas da organização.

PRINCIPAIS VERBAS GOVERNAMENTAIS

As empresas que apuram lucro real e pessoas físicas que optem pelo modo da declaração do imposto de renda pelo "modelo completo" podem utilizar as leis de incentivo em prol de projetos sociais, previamente aprovados e aptos a receber essas destinações. Os percentuais permitidos para cada lei são:

Para empresas, o total de destinação é de até 9%, dividido da seguinte maneira:

- 1% FUMCAD (Fundo Municipal dos Direitos da Criança e Adolescente) ou Condeca (Conselho Estadual dos Direitos da Criança e do Adolescente).
- 4% Rouanet (Incentivo à Cultura).
- 1% Pronon (Programa Nacional de Apoio à Atenção Oncológica).
- 1% Pronas/PCD (Programa Nacional de Apoio à Atenção da Saúde da Pessoa com Deficiência).
- 1% Lei de Incentivo ao Esporte.
- 1% Lei do Idoso.

Para pessoas físicas, total de destinação até 8%, divididos da seguinte maneira:

- 1% Pronon (Programa Nacional de Apoio à Atenção Oncológica).

- 1% Pronas/PCD (Programa Nacional de Apoio à Atenção da Saúde da Pessoa com Deficiência).
- 6% livre escolha, podendo ser dividido entre as leis existentes (Fumcad/Condeca/Rouanet/Esporte/Idoso) ou direcionado o total apenas para um projeto específico.

Recursos provenientes de renúncia fiscal:

- O FUMCAD (Fundo Municipal dos Direitos da Criança e Adolescente) e o Condeca (Conselho Estadual dos Direitos da Criança e do Adolescente) coordenam e financiam projetos sociais de atendimento a crianças e adolescentes nas áreas de saúde, educação, acesso à cultura, esporte e cidadania. Para que projetos possam ser submetidos a esses órgãos é importante que a instituição esteja cadastrada no CMDCA (Conselho Municipal dos Direitos da Criança e do Adolescente). Assim, conforme a abertura de editais, as instituições podem submeter projetos para avaliação. Todos os projetos são analisados e seguem normas rígidas de aplicação dos recursos e prestação de contas.

O GRAACC atua nas esferas governamentais com o objetivo de apresentar a importância do trabalho realizado pela instituição e de solicitar recursos que possam ser destinados para equipamentos, insumos e custeio da instituição como um todo. Os recursos são direcionados por meio da indicação de emendas de parlamentares, que, no uso do direito que têm de alocar recursos públicos durante seu mandato e conforme previsto nas regras do Orçamento Geral da União, podem destinar recursos para instituições.

ORIENTAÇÕES PARA DESENVOLVIMENTO DE UM PROJETO PARA ARRECADAÇÃO DE VERBAS GOVERNAMENTAIS

Ao se preparar um projeto para apreciação do FUMCAD, por exemplo, há que falar do histórico da instituição, com missão, visão e valores. A apresentação de dados e informações relevantes sobre sua área de atuação é imprescindível. Em seguida, tem-se apresentação do projeto em si:

- Nome do projeto: deve ser um título que desperte a curiosidade e seja autoexplicativo.
- Justificativa: justificar a pertinência e a necessidade do projeto, apresentando dados estatísticos e sociais que apontem a necessidade da intervenção proposta.

Aqui, deve-se introduzir a patologia de forma objetiva, em linguagem não excessivamente técnica (p. ex., insuficiência renal aguda em pacientes oncológicos).

- Objetivos: deve haver um objetivo geral, global, e também objetivos específicos. Nos objetivos específicos, listar os alvos a serem alcançados.
- Beneficiários: diretos (quantos pacientes, em qual período de tempo) e indiretos, se houver (familiares dos pacientes).
- Metodologia (p. ex., máquina de hemodiálise contínua).
- Resultados esperados (quantitativos e qualitativos).

  Exemplo: gerenciar o cuidado de crianças e adolescentes com câncer em insuficiência renal e hemodiálise.
  - Resultados quantitativos: número de crianças/adolescentes que são admitidos na UTI em insuficiência renal e necessitam de suporte de hemodiálise, tempo de internação na UTI, mortalidade em 28 dias da admissão da UTI.
  - Resultados qualitativos: taxas de conformidade com protocolo específico de hemodiálise da unidade superiores a 95%.
- Objetivos específicos com os respectivos resultados esperados (descrever os resultados quantitativos e qualitativos – de modo que sejam passíveis de monitoramento –, relacionando-os com os objetivos correspondentes).
- Sistema de monitoramento e avaliação: listar, preferencialmente em tabela, resultados, indicadores qualitativos, indicadores quantitativos e meios de avaliação (ver exemplo no Quadro 1).

QUADRO 1 Exemplo de monitoramento e avaliação

Resultado(s)	Indicadores qualitativos	Indicadores quantitativos	Meios de verificação
Gerenciar o cuidado de crianças e adolescentes com câncer em insuficiência renal e hemodiálise	Taxas de conformidade com protocolo específico de hemodiálise da unidade superiores a 95%	▪ Número de crianças/adolescentes que são admitidos na UTI em insuficiência renal e necessitam de suporte de hemodiálise ▪ Tempo de internação na UTI ▪ Mortalidade em 28 dias da admissão na UTI	Protocolo gerenciado de hemodiálise com registro em formulário específico e planilha. As taxas de conformidade deverão ser superiores a 95%

- Valores a serem investidos em folha de pagamento (recursos humanos).
- Cronograma de execução do projeto (especificar mês a mês as atividades desenvolvidas).
- Contrapartida da instituição correspondente a 5% do valor total do projeto (bens ou serviços).

CONCLUSÃO

É extremamente importante que as instituições se organizarem e desenvolvam estratégias para buscar recursos alternativos, que vão além das receitas operacionais geradas pelo serviço prestado.

Especificamente a unidade de terapia intensiva (UTI) pediátrica se beneficia desses recursos por meio da aquisição de equipamentos, e também da manutenção da folha de pagamento.

REFERÊNCIAS BIBLIOGRÁFICAS

1. Costa J. Captação de recursos em organizações sem fins lucrativos: um plano de captação para o projeto "Casa dos Girassóis". Available: http://tcc.bu.ufsc.br/Adm293543.PDF (acesso 1 abr 2020).
2. Valarelli L. Uma noção ampliada de captação de recursos. Rede de Informações para o Terceiro Setor; 1999.
3. Cruz CM, Estraviz M. Captação de diferentes recursos para organizações sem fins lucrativos. 2.ed. São Paulo: Global; 2003.
4. Genghini LA, Martins CB, Azevedo MS, Pizzinatto NK, Correa DA. Planejamento e plano de marketing de organizações do terceiro setor. Available: https://www.researchgate.net/publication/275716255_Planejamento_e_plano_de_marketing_de_organizacoes_do_terceiro_setor (acesso 3 mar 2021).
5. Kanitz S, Lorenzi L. Prêmio Bem Eficiente: as 50 entidades vencedoras de 1999. São Paulo: Kanitz e Assoc.; 1999.
6. Prefeitura da Cidade de São Paulo – PMSP. FUMCAD. Available: https://www.prefeitura.sp.gov.br/cidade/secretarias/direitos_humanos/participacao_social/fundos/fumcad/ (acesso 3 mar 2021).

29 Custos fixos, variáveis, diretos e indiretos em terapia intensiva

Luís Oscar Santin

INTRODUÇÃO

O mercado de saúde no Brasil enfrenta, nos dias de hoje, um grande desafio. As instituições sem fins lucrativos, que atendem o Sistema Único de Saúde (SUS), tentam sobreviver com recursos financeiros escassos, tabelas para prestação de serviços sem reajuste há anos, e muitas delas, por serem a única opção em determinada região geográfica, são mantidas com subvenções, incentivos financeiros e verbas parlamentares para executar determinados serviços, frequentemente deficitários ou mesmo com altos custos de operacionalização, como é o caso da unidade de terapia intensiva (UTI) neonatal e pediátrica.

Certa vez, conheci um hospital que recebeu uma verba parlamentar para construir e equipar uma UTI neonatal, em determinada região do Brasil. Como o custo financeiro mensal para sua operação era muito alto, inviabilizando a inauguração da UTI, o hospital devolveu a verba. Isso acontece muitas vezes no Brasil, mas na maioria dos casos as instituições não conseguem dizer "não", então os serviços são implantados; mensalmente, acaba sendo gerado um déficit financeiro, que é acumulado ao longo de períodos, tornando muitas instituições insolventes.

Do outro lado, existem as instituições com fins lucrativos, que atendem planos de saúde e clientes particulares. Cada vez mais as operadoras de planos de saúde, que detêm a maioria do mercado privado, determinam as regras e os preços a serem praticados, deixando essas instituições reféns de suas imposições. O mercado particular é mínimo, mas busca preços baixos e qualidade no atendimento. Dessa forma, muitas instituições não conseguem atender seus principais clientes, que exigem custos mais baixos e qualidade cada vez mais alta. É por isso que as operadoras de planos de saúde acabam comprando alguns serviços ou mesmo construindo seus próprios hospitais, justamente para conseguir ter custos menores. Frequentemente, não conseguem atingir esse objetivo e sua estratégia se torna ineficaz, mas a busca por custos menores continua.

> Para que os atores desse mercado consigam sobreviver e manter seus serviços no mínimo com resultados melhores, todos têm o desafio de conduzir uma gestão altamente eficiente e eficaz, com custos cada vez mais adequados e receita justa para o atendimento proposto.

Este capítulo demonstrará que é possível gerir com mais eficiência os custos de uma das unidades mais importantes de um hospital e uma das mais onerosas também: a UTI. Será abordado o que se deve analisar, quais os principais custos, como tornar um serviço menos deficitário ou mais lucrativo e qual o impacto dos custos dos outros serviços do hospital sobre a UTI – os custos indiretos. Trataremos dos conceitos básicos e do gerenciamento financeiro da unidade, buscando contribuir para a melhoria global da gestão de um hospital.

VISÃO GERAL DOS CONCEITOS

Para falar de gerenciamento de custos em UTI pediátrica e neonatal, é preciso entender os conceitos gerais sobre custos e quebrar alguns paradigmas.

Rocchi (1982, p.19-20)[1] afirma que

> "A apuração dos custos em estabelecimentos hospitalares é um trabalho complexo que exige, em outras condições, a perfeita delimitação dos centros de custo e um eficiente sistema de informações gerenciais".

Sá e Sá (1995, p.73)[2], por sua vez, definem centros de custos como o

> "Lugar ou seção de uma empresa que recebe as cargas dos custos com a finalidade de saber o quanto se aplicou para mantê-la. [...] o centro de custo é, no conceito geral, uma subdivisão técnica utilizada contabilmente para que se consiga uma racional divisão dos custos indiretos do exercício, observando-se as unidades de gestão e controle".

Sendo assim, centro de custos é toda e qualquer atividade realizada dentro do hospital com uma função, processo ou responsabilidade definida, ou seja, são os departamentos. Isso leva a algumas perguntas. A análise apenas dos custos me dará respostas sobre a evolução do meu negócio ou da minha unidade de negócio ou departamento? Como saber se os custos estão altos ou baixos? Faça sua reflexão e no final do capítulo darei minha própria versão.

Justamente por terem responsabilidade, processo e função definidos, gosto de chamá-los de unidades de negócios e não centros de custos.

Se analisarmos as funções e atribuições dos departamentos do hospital, perceberemos que cada um tem sua função definida. Sendo assim, podemos classificá-los em três grupos:

1. Unidades de negócios produtivos, aquelas que trabalham diretamente com o paciente e conseguem vender seus serviços, com isso gerando receita para o hospital. São exemplos: ambulatório geral de adultos, ambulatório de pediatria, centro cirúrgico, UTI adulto, UTI pediátrica e neonatal, pronto-socorro, unidade de internação de clínica médica, unidade de internação de clínica cirúrgica, unidade de internação geral, unidade de internação de pediatria, unidade de internação por especialidade, radiologia.
2. Unidades de negócios de apoio, aquelas que, dentro da estrutura hospitalar, apoiam e auxiliam na produção dos serviços das unidades de negócios produtivos, ou seja, departamentos que trabalham, em alguns casos, atendendo diretamente os pacientes internados nas unidades de negócios produtivos e agregando receita a esses departamentos, ou seja, apoiam com seu serviço específico, realizado muitas vezes por profissionais especialistas, sem ter receita, mas somente custos. São exemplos: fisioterapia, hemoterapia, psicologia, serviço social, fonoaudiologia, farmácia, lavanderia, nutrição e dietética.
3. Unidades de negócios corporativos: além das unidades de negócios citadas anteriormente, produtivos e de apoio, também podemos considerar os departamentos que trabalham de forma corporativa na instituição. São aqueles que prestam serviços a todas as outras unidades de negócios e que não têm receita, mas somente custos. Exemplos: administração, qualidade, faturamento, recursos humanos, tecnologia da informação, almoxarifado, Same, higiene e limpeza, recepção central.

Os nomes das unidades de negócio e sua distribuição dependem da característica e perfil de cada instituição e devem ser definidos dentro de um comitê de gestão de custos e receitas, multidisciplinar.

Para identificar e classificar adequadamente, basta ter definida, de forma clara o objetiva, a função de cada departamento, ou seja, se a função de um departamento for a prestação de serviços para todos os outros departamentos do hospital, sem ter o paciente como alvo principal, esse departamento é uma unidade de negócio corporativo; se o departamento prestar serviços somente para os departamentos produtivos, será uma unidade de negócio de apoio. O restante serão os departamentos produtivos, aqueles que atendem diretamente os pacientes e geram receita.

Alguns autores e o *Manual de apuração de custos hospitalares do Ministério da Saúde* (1988)[3] classificam os departamentos da seguinte forma: centros de custos gerais, centros de custos intermediários e centros de custos finais. Modelo muito parecido com utilizado na indústria.

Vamos evoluir nos conceitos. Agora que temos nossas unidades de negócios definidas, podemos atribuir seus respectivos custos e receitas. Quando se trata de custos, acredita-se que seja todo o montante desembolsado para manter determinado serviço ou produzir determinado produto. Perfeito! Então, se eu realizar uma compra de medicamento para o paciente da UTI neonatal, será um custo da unidade de negócio UTI neonatal, certo? Sim. Mas e o pagamento da TV a cabo da sala de descanso dos médicos da UTI neonatal, também será custo do centro de responsabilidade UTI neonatal? Não. Por quê? Porque será uma despesa e não um custo.

Aqui cabe uma consideração. São esses conceitos que a maioria dos gestores não conhece, e por isso formam seus custos de maneira equivocada, podendo tomar decisões precipitadas. Digo isso porque a diferença entre custo e despesa é simplesmente o fato de que a despesa, caso ela não exista, não vai interromper ou parar meu serviço, ou seja, posso simplesmente descartá-la. Falo em decisões precipitadas dos gestores quando consideram custos e despesas a mesma coisa: se o valor apurado, considerado custo, da UTI neonatal estiver alto, poderá ser em função das despesas e não dos custos. Sendo assim, eu posso simplesmente excluir as despesas, ou reduzi-las mais facilmente.

Isso nos leva a cometer certos erros de análise e, algumas vezes, a tomarmos decisões equivocadas.

> A intenção não é desconsiderar as despesas da formação de preços, muito menos da análise de todos os gastos, mas sim separá-las para que a análise não seja comprometida.

Imagine que, na UTI neonatal, com 10 leitos, tenhamos como custos totais, considerando custos e despesas juntos, mensais, um valor de R$ 250.000,00, com 250 diárias. Isso nos remete a um custo de diária de R$ 1.000,00. Vamos continuar imaginando que há necessidade de uma redução de 20% para tornar o serviço mais rentável. Analisando a redução proposta, teríamos de reduzir em torno de R$ 50.000,00 mensalmente, que é um valor considerável. Quando nos deparamos com tal situação, geralmente pensamos logo nos custos com pessoal e mais ainda nos custos com materiais e medicamentos, e empregamos um esforço grande na redução desses itens. Mas se eu disser que dos R$ 250.000,00, R$ 30.000,00 são despesas, ou seja, 12% do total dos custos, o que representa 60% da meta a ser atingida de 20% de redução mensal. Portanto, a análise e definição das ações a serem executadas poderiam ser direcionadas pra a redução imediata dessas despesas ou mesmo para uma redução maior delas em relação aos custos, pois, como vimos, os valores considerados despesas podem ser excluídos sem que haja impacto na execução do serviço. Assim, o esforço para reduzir custos com materiais e medicamentos ou mesmo com pessoal poderia ser menor ou mais lento e os resultados surgiriam mais rapidamente.

A tomada de decisão e, muitas vezes, sua execução tornam-se mais fáceis, sem comprometer muito a prestação do serviço ou a produção do produto.

Genericamente, consideram-se:

- Custos: desembolsos que podem ser atribuídos ao produto e/ou serviço final. Exemplos: salários, honorários, materiais e medicamentos.
- Despesas: têm caráter geral, de difícil vinculação ao produto e/ou serviço final. Exemplos: assinaturas de revistas, TV a cabo e fretes.

DIFERENÇA ENTRE CUSTO E DESPESA: SE EU ELIMINAR O CUSTO OU DESPESA, AFETO A PRESTAÇÃO DE SERVIÇO?

Se a resposta for sim, é custo. Se for não, é despesa.

Quando se trata de custos e sua apropriação, ou seja, sua efetiva participação no serviço ou produto, é possível segmentá-los em custos diretos e custos indiretos.

- Custos diretos: são aqueles aplicados diretamente ao produto ou serviço. Exemplos de custos diretos na UTI neonatal: salários, materiais e medicamentos, plantões médicos.
- Custos indiretos: são custos indiretos todos aqueles que não estão diretamente relacionados com o produto ou serviço. São alocados aos produtos/serviços por meio de estimativas ou rateios. Exemplos de custos indiretos: água e energia, telefonia e tecnologia da informação (TI), aluguéis.
- Rateio: é a distribuição proporcional dos custos das unidades de negócios corporativos e de apoio para as unidades de negócios produtivos, mediante um critério definido. Por exemplo, os custos dos serviços de fisioterapia serão distribuídos conforme o número de sessões realizadas nos pacientes da UTI. Não há critério certo ou errado para fazer o rateio de custos; o que existe é aquele

que melhor atende à expectativa da organização. Definir unidades de negócios, identificar os custos diretos de cada unidade e alocar proporcionalmente os custos indiretos para cada unidade, para que no final se tenha o valor unitário de um serviço ou produto que deve ser incorporado ao seu preço final.

Portanto, os custos indiretos são apropriados em cada unidade de negócio, por meio de rateio, cujo critério é definido para cada instituição. Os custos das unidades de negócios corporativos são distribuídos para as unidades de negócios de apoio, e seus custos totais são distribuídos para as unidades de negócios produtivos. Dessa forma, todas as unidades de negócios produtivos receberão todos os custos de todas as outras unidades de negócios do hospital, de modo que teremos os custos totais do hospital alocados nas unidades de negócios produtivos.

Exemplo:

Os custos do departamento pessoal, unidade de negócio corporativo, de certo hospital são de R$ 9.968,00. O rateio, ou distribuição, desse valor é realizado seguindo o critério do número de funcionários de cada unidade de negócio. Sendo assim, precisamos saber o custo unitário por funcionário. O hospital tem 356 funcionários, ou seja, o custo unitário é de R$ 28,00. Tal valor é rateado para as unidades de negócios de apoio, por exemplo, a fisioterapia. Se a fisioterapia tiver 6 funcionários, receberá o custo de R$ 168,00 (R$ 28,00 x 6). O custo total da fisioterapia, que era de R$ 8.000,00, passa a ser de R$ 8.168,00. Considerando que a fisioterapia realizou 150 sessões durante o mês, o custo unitário será de R$ 54,45, sendo o critério de rateio desses custos o número de sessões realizadas nas unidades de negócios produtivos; para a UTI neonatal e pediátrica tivemos 30 sessões, então o valor que será rateado para essa unidade será de R$ 1.633,50 (R$ 54,45 x 30). Esse custo indireto será somado a todos os custos diretos da unidade, e então teremos o custo total da UTI neonatal e pediátrica; dividido pelo número de diárias, teremos o valor unitário da diária. Lembrando que devemos realizar o procedimento descrito para custos e despesas, separadamente.

Classificação

Custos fixos

Oneram o hospital periodicamente, independentemente da produção. São necessários para manter certo nível de atividade de produção ou serviço. Caso esse nível de atividade seja superado, ele poderá aumentar. Por exemplo, na UTI neonatal e pediátrica, os custos fixos são os valores gastos com a folha de pagamento da unidade, que está dimensionada para atender até 80% de ocupação. Caso essa ocupação seja maior, poderá haver a necessidade de aumentar funcionários, e o custo fixo irá para outro patamar. Como outros exemplos temos os valores de aluguéis, de manutenção preventiva dos equipamentos e de plantões médicos (Tabela 1).

Custos variáveis

Variam proporcionalmente ao volume produzido. Por exemplo, na UTI neonatal e pediátrica, os custos variáveis são os valores gastos com materiais e medicamentos. Conforme o número de pacientes internados, o hospital pode gastar mais ou menos, ou seja, eles variam conforme as internações na unidade. Aqui, vale a pena ressalvar que, quando dizemos que "variam proporcionalmente" ao número de internações, isso pode efetivamente não ocorrer, pois o hospital pode ser eficaz em suas compras e conseguir preços melhores com volumes maiores, ou mesmo pacientes com características diferentes podem elevar ou reduzir esses custos, não efetivando a proporção conceitualmente dita (Tabela 1).

TABELA 1 Modelo de controle de custos

	Custos fixos mensais
Equipe de enfermagem	92.000,00
Plantões médicos	60.800,00
TOTAL	152.800,00
	Custos variáveis mensais
Materiais	24.500,00
Medicamentos	31.500,00
Total	56.000,00
	Rateio
Custos indiretos mensais	49.000,00
TOTAL	49.000,00

Vamos considerar que esses números, custos variáveis, apresentados, totalizando R$ 56.000,00, tenham sido referentes a 180 diárias de uma UTI neonatal e pediátrica de 10 leitos, ou seja, 60% de ocupação, considerando 300 diárias como capacidade total da unidade. Caso a ocupação suba para 75%, teremos 225 diárias. Para estimar os novos custos, usamos a proporcionalidade, ou seja, os custos com materiais e medicamentos seriam R$ 70.000,00 (R$ 56.000,00/180 = R$ 311,11 × 225 = R$ 70.000,00), mas efetivamente podemos comprar medicamentos a preços menores ou maiores em relação àqueles comprados anteriormente ou mesmo os pacientes podem ter características diferentes, tornando esse valor menor ou maior.

Até agora falamos sobre custos e despesas. Como perguntado anteriormente, somente eles nos dirão como estão financeiramente as unidades de negócios produtivos ou mesmo como está financeiramente o hospital? Não. Vou conseguir saber se os custos estão altos e baixos? Não, pois também precisamos analisar as receitas.

Alguém pode perguntar como vou alocar as receitas nas unidades de negócios produtivos? Simples, da mesma forma que aloquei os custos. Apropriando as receitas diretas, indiretas, fixas e variáveis por critérios definidos de rateios.

Até agora conseguimos demonstrar como apropriar os custos, despesas e receitas para a unidade de negócio produtivo UTI neonatal e pediátrica. Mas como saber se ela é viável, como saber o que falta para melhorarmos seu rendimento, como saber se o problema é a receita baixa ou o custo alto, ou mesmo se o problema de rendimento são as despesas? Precisamos realizar a gestão da unidade. Para isso, além dos custos, despesas e receitas, precisamos ter alguns indicadores para essa análise.

Margem de contribuição

A margem de contribuição é o ganho bruto sobre os serviços vendidos. É útil para encontrar o ponto de equilíbrio e é normalmente usada para calcular o preço final dos serviços.

Para chegar a esse indicador, é necessário considerar as receitas e os custos variáveis. O valor deve servir para pagar os custos fixos do hospital e depois para definir o resultado. Assim:

- Margem: diferença entre o valor do serviço prestado (preço de venda) e os valores dos custos desses serviços.
- Contribuição: valor da contribuição de cada serviço para o pagamento dos custos fixos e também para gerar resultado (Tabela 2).

Margem de contribuição = RT – CV

TABELA 2 **Exemplo de margem de contribuição**

	Faturamento	255.500,00
(–)	Custos fixos	228.000,00
(–)	Custos variáveis	66.500,00
(=)	Margem de contribuição	189.000,00
		83%

Considerando os valores do quadro, temos como receita R$ 255.500,00, e como custos variáveis R$ 66.500,00. Aplicando a fórmula, teremos MC = R$ 189.000,00. Esse valor não consegue pagar todos os custos fixos, ou seja, deduzimos que o serviço é deficitário. Correto, mas o que precisamos fazer para melhorar o rendimento? Quanto devo aumentar minha receita? Quantas diárias deverão ser produzidas? Essas respostas podem estar no valor do que chamamos de ponto de equilíbrio.

Ponto de equilíbrio

É atingido quando a receita total do serviço é exatamente igual à soma dos custos. O ponto de equilíbrio é calculado para saber quanto, em volume de atendimento, é preciso realizar para bancar as atividades sem ter prejuízo (Tabela 3).

Vale ressaltar que o ponto de equilíbrio não é a meta de nenhuma empresa, e sim uma referência. O objetivo é ter resultado.

Ponto de equilíbrio = (custo fixo/margem de contribuição)

TABELA 3 Exemplo de ponto de equilíbrio

	Faturamento	255.500,00
(-)	Custos fixos	228.000,00
(-)	Custos variáveis	66.500,00
(=)	Margem de contribuição	189.000,00
		83%

TABELA 4 Modelo de gerenciamento da unidade

Hospital:
Mês:

Unidade de negócio		Receita total					
	Diárias	SUS	Particular	Convênios	Total	TM	
UTI neonatal	200	126.000,00	25.000,00	165.775,23	316.775,23	1.583,88	

Margem de contribuição	241.775,23
Ponto de equilíbrio	68%

Com os números do quadro demonstrado e aplicando a fórmula, teremos um ponto de equilíbrio de 1,20, ou seja, precisaremos aumentar a receita em 20%, portanto o valor da receita para que o resultado seja "zero" é de R$ 308.222,22. Para verificarmos o resultado, não podemos esquecer de aplicar o mesmo índice nos custos variáveis.

Caso se queira saber o número de diárias necessárias para que o resultado seja "zero", é só aplicar o mesmo indicador, 20%, no número de diárias atuais.

GERENCIANDO A UNIDADE

Como se pode perceber, saber somente os custos e despesas não será suficiente para realizar a gestão financeira da unidade. É necessário saber os custos diretos, indiretos, custos fixos, variáveis, receitas, despesas administrativas, financeiras. Dessa forma, será possível tomar decisões mais assertivas e mais eficazes. A Tabela 4 traz um exemplo de planilha que poderá ser implantada no serviço e melhorar o gerenciamento.

Note que o primeiro resultado financeiro é positivo, R$ 76.775,23, o que demonstra que a unidade "se paga". Isso também pode ser percebido com a análise do ponto de equilíbrio, abaixo de 100%, ou com a margem de contribuição, cujo valor supera os custos fixos. Quando incluímos os custos indiretos e as despesas, percebemos que o resultado financeiro fica negativo, R$ –5.784,77. Sendo assim, podemos

Custos e despesas							
Fixos	Variáveis	1ª RF	Indireto	Desp. Adm.	2ª RF	Financeira	3ª RF
165.000	75.000,00	76.775,23	46.560,00	36.000,000	-5.784,77	55.746,35	-61.531,13

atuar na redução das despesas ou mesmo na revisão dos rateios e na redução dos valores das outras unidades de negócios. Dessa forma, identifica-se mais facilmente o ponto ao qual dedicar mais tempo e esforço. No último resultado financeiro, que considera as despesas financeiras, sobre cujo valor a unidade não tem nenhuma ingerência, o resultado fica ainda mais negativo, R$ –61.531,13. Se fosse analisado somente o resultado geral, sem segmentar a composição desse resultado, poderíamos tomar decisões precipitadas, dedicando muito esforço a ações de reduções de custos e aumento de receita, sem efeito, ou mesmo poderíamos entender que a unidade não é viável financeiramente, mas dessa forma nota-se que o problema do resultado negativo não é da unidade, e sim dos custos das outras unidades, as despesas, ou mesmo a tomada de recursos financeiros em bancos, decidida pela direção-geral. Com isso, podemos atuar com ações mais efetivas nas outras áreas.

Se forem analisados somente os custos, não seria possível saber se estão altos ou não, ou mesmo se a unidade é rentável ou não, daí a importância da análise das receitas em conjunto, ou seja, da análise do resultado da unidade.

CONCLUSÃO

A importância da apuração bem-feita dos custos, com a formação de um comitê de custos e receitas, multidisciplinar, para definir corretamente as unidades de negócios produtivos, de apoio e corporativos, classificando adequadamente os custos diretos, indiretos, fixos e variáveis, segmentando as despesas e da mesma forma a apuração das receitas, nos levarão à implantação de ações corretivas com mais eficiência e eficácia e à tomada de decisão com subsídios de informações seguras e precisas.

Os conceitos e informações aqui expostos podem ser utilizados em todas as unidades de negócios, colaborando na melhoria do rendimento financeiro do hospital como um todo.

REFERÊNCIAS BIBLIOGRÁFICAS

1. Rocchi CA. Apuração de custos nos estabelecimentos hospitalares. Revista Brasileira de Contabilidade [Brasília]. 1982;41:19-27.
2. Sá AL, Sá AML. Dicionário de contabilidade. São Paulo: Atlas; 1995.
3. Ministério da Saúde. Secretaria Nacional de Programas Especiais de Saúde. Divisão de Planejamento. Manual de apuração de custos hospitalares. 2.ed. Brasília; 1988.

30 Dimensionamento de equipes e gestão de custos com pessoal

Marcos Aurélio Seixas dos Reis
Rodrigo de Freitas Nobrega

INTRODUÇÃO

Para discutir o dimensionamento de equipes assistenciais, inicialmente é preciso compreender as características e finalidades de cada unidade. As unidades assistenciais podem ser gerais ou categorizadas pelo perfil dos pacientes, como clínicos, cirúrgicos, pediátricos, entre outros; pela especialidade médica atendida, como ortopedia, cardiologia etc.; ou, ainda, pela criticidade dos pacientes, como as unidades de terapia intensiva (UTI).

> A divisão ou segregação dos pacientes nos espaços de assistência desponta com o objetivo de garantir assistência mais efetiva, ou seja, preparar e especializar as equipes para atingir os melhores resultados, assegurando a otimização de recursos e a segurança do paciente.

Considerando tal cenário, este capítulo tem o intuito de apresentar e discorrer sobre os processos de dimensionamento das equipes assistenciais para atendimento aos pacientes críticos em unidades especializadas.

DIMENSIONAMENTO DE EQUIPES E GESTÃO DE CUSTOS COM PESSOAL

As primeiras iniciativas referentes à classificação e separação de pacientes demandando cuidados especiais tiveram como precursora Florence Nightingale, enfermeira britânica reconhecida por ser pioneira na utilização de conhecimentos sobre educação, administração e estatística em hospitais, tendo como exemplo os processos aplicados no hospital de campanha para tratamento de feridos durante a Guerra da Crimeia, em 1854. Florence, ao se deparar com um cenário sombrio, quando a taxa de mortalidade entre os soldados britânicos aproximava-se de 40%, implementou, dentre outras práticas, a segregação dos pacientes graves, colocando-os em locais que facilitassem a assistência e a supervisão de seus quadros clínicos, tendo como principal resultado a redução para 2% na taxa de mortalidade dos feridos na guerra[1]. Dessa forma, é possível identificar a formação de um dos princípios vigentes nas UTI contemporâneas.

Segundo o Ministério da Saúde do Brasil, a UTI é um serviço hospitalar destinado a pacientes em situação clínica grave ou de risco clínico ou cirúrgico, necessitando de cuidados intensivos, assistência médica, de enfermagem e fisioterapia ininterruptas, monitorização contínua ao longo das 24 horas diárias, além de equipamentos e equipe de suporte multidisciplinar especializada[2]. Para o Conselho Federal de Medicina (CFM), a definição de UTI é similar, reforçando que a assistência à saúde desses pacientes específicos deve ser prestada de forma contínua, 24 horas por dia, por equipe multidisciplinar especializada[3]. Assim, nota-se que o principal diferencial das UTI está na atuação da equipe de saúde multidisciplinar, especializada, com competência nos aspectos clínicos e tecnológicos que visam garantir os cuidados necessários para a estabilização do paciente.

A equipe multidisciplinar em saúde caracteriza-se como um grupo de profissionais que se propõem a produzir processos assistenciais, sendo composta por integrantes de diferentes áreas do conhecimento que se complementam para o alcance de uma meta ou objetivo terapêutico específico. Importante enfatizar que as modalidades de trabalho em equipe vêm evoluindo ao longo do tempo e, apesar de usualmente serem denominadas equipes multidisciplinares, são os processos de trabalho que definem o modelo assistencial adotado[4].

Nesse sentido, considerando que tais processos não são uniformes nos serviços de saúde, inclusive nas UTI, ainda há equipes que atuam em conformidade com o modelo multiprofissional, que consiste no atendimento ao paciente por diferentes disciplinas, sem que haja convergência entre os conceitos e métodos, ou seja, cada profissional delineia seus objetivos terapêuticos, com escassa interação entre as disciplinas. Em contrapartida, existem modelos de trabalho em equipe mais desenvolvidos, como é o caso da interdisciplinaridade, fundamentada na formalização da interação entre as disciplinas e na instauração de metas e objetivos terapêuticos equivalentes para todos os profissionais integrantes, e da transdisciplinaridade, modelo em que há uma integração (soma) das disciplinas em prol de um único objetivo terapêutico[4].

> Por conseguinte, é admissível inferir que o processo de trabalho das equipes interfere diretamente nos resultados obtidos, sejam eles assistenciais, administrativos ou financeiros. Uma equipe qualificada e que adota um modelo de trabalho integrado tende a consumir menos recursos, sejam eles materiais ou humanos, e a ter resultados clínicos mais efetivos.

Sob essa perspectiva, é sabido que o dimensionamento da equipe assistencial exige planejamento e avaliação do quantitativo e do qualitativo de pessoal para prover cuidados que garantam a qualidade e a efetividade da assistência, considerando os valores, os objetivos e a estrutura da instituição em que estão inseridos, além de atentar para a singularidade de cada serviço ou unidade assistencial. Conforme explanado, o dimensionamento de pessoal interfere decisivamente nos resultados, de modo que a atividade de determinar quantitativa e qualitativamente os recursos humanos necessários a uma empresa constitui seu planejamento estratégico[5].

Logo, é evidente a relevância de um dimensionamento adequado das equipes para o sucesso dos serviços de saúde, uma vez que fatores internos influenciam diretamente no planejamento e na execução desse processo, assim como existem vários fatores externos que devem ser considerados para a efetivação do planejamento. No decorrer dos últimos anos, os conselhos de classe têm incentivado, de forma veemente, a inserção de seus profissionais nos espaços de trabalho, enquanto as legislações trazem, nem sempre de forma clara, as condições que necessitam ser atendidas. Esses e outros fatores, por exemplo, certificações e contratualizações, interferem no dimensionamento das equipes e devem ser considerados no processo, especialmente no âmbito das UTI.

A Agência Nacional de Vigilância Sanitária (Anvisa), por meio da Resolução da Diretoria Colegiada (RDC) n. 7, de 24 de fevereiro de 2010, definiu os requisitos mínimos para funcionamento de UTI, mantendo os requisitos estruturais da RCD n. 50/2002 e estipulando as condições mínimas relacionadas a processos, recursos humanos e equipamentos[6]. A resolução trouxe avanços no que diz respeito à inclusão da obrigatoriedade de processos assistenciais, gerenciamento de riscos e segurança do paciente e à formalização de indicadores de produção e de qualidade. Especificamente sobre o dimensionamento de recursos humanos, a RDC n. 7/2010 detalhou o quantitativo de profissionais em relação ao número de leitos, independentemente da complexidade dos pacientes atendidos, fato que é objeto de discussão entre os profissionais.

Na ocasião da publicação da RDC n. 7/2010, os requisitos mínimos de pessoal fixo nas UTI apresentaram as configurações relacionadas no Quadro 1.

QUADRO 1 Dimensionamento de recursos humanos de acordo com a RDC n. 7/2010

Profissional	Quantitativo	Requisitos
Responsável técnico médico	1, podendo assumir até 2 unidades	Especialista em medicina intensiva
Enfermeiro coordenador	1, podendo assumir até 2 unidades	Especialista em terapia intensiva

(continua)

QUADRO 1 Dimensionamento de recursos humanos de acordo com a RDC n. 7/2010 *(continuação)*

Profissional	Quantitativo	Requisitos
Fisioterapeuta coordenador	1, podendo assumir até 2 unidades	Especialista em terapia intensiva
Médico diarista/rotineiro	1 para cada 10 leitos ou fração por turno	Especialista em medicina intensiva
Médico plantonista	1 para cada 10 leitos ou fração por turno	Não definidos
Enfermeiro assistencial	1 para cada 8 leitos ou fração por turno	Não definidos
Fisioterapeuta	1 para cada 10 leitos ou fração por turno (manhã, tarde e noite - 18 horas/dia)	Não definidos
Técnico de enfermagem	1 para cada 2 leitos por turno 1 para serviços de apoio por turno	Não definidos
Auxiliar administrativo	1 exclusivo da unidade	
Auxiliar de limpeza	1 exclusivo da unidade por turno	

Médicos plantonistas, enfermeiros assistenciais, fisioterapeutas e técnicos de enfermagem devem estar disponíveis em tempo integral para assistência aos pacientes internados na UTI.

Em concordância com esse dimensionamento, uma UTI com 10 leitos apresentaria um médico responsável técnico em seu quadro. Por não haver restrição disposta na RDC n. 7/2010, esse médico poderia assumir a função de médico diarista, podendo compreender a visita nos dois turnos previstos; logo, considerando a reserva técnica de 15% para as equipes de enfermagem e fisioterapia, o quadro técnico seria composto por 1 enfermeiro coordenador, 2 enfermeiros assistenciais, 4 fisioterapeutas, 28 técnicos de enfermagem, 1 auxiliar administrativo e 4 agentes de limpeza, totalizando uma equipe fixa de 41 profissionais, além da equipe de intensivistas necessária para cobertura dos plantões.

Após a divulgação da resolução em questão, houve forte movimentação dos gestores da área em consequência do impacto financeiro que as adequações acarretariam aos serviços de saúde, tornando difícil sua viabilidade. Em maio de 2012, por meio da RDC n. 26, a Anvisa modificou o dimensionamento dos quadros de enfermeiros e técnicos de enfermagem, alterando de 8 para 10 pacientes por enfermeiro e excluindo o técnico de enfermagem para serviços de apoio, o que reduziu a equipe fixa para 30 profissionais[7].

Outra modificação efetuada na RDC n. 7/2010 diz respeito à especialidade dos coordenadores das UTI. Segundo a RDC n. 137, de 8 de fevereiro de 2017, a responsabilidade por deliberar sobre a especialidade necessária para as coordenações passou a ser dos respectivos conselhos de classe[8]. Para o CFM, o responsável técnico médico deve possuir o título de especialista em medicina intensiva; já o Conselho Federal de Enfermagem requisita o título de especialista em terapia intensiva, cardiologia ou administração, deixando, todavia, uma possibilidade de as sociedades de especialistas definirem o perfil dessas especializações. O Conselho Federal de Fisioterapia e Terapia Ocupacional exige a especialização em fisioterapia cardiorrespiratória e fisioterapia em terapia intensiva.

Se, por um lado, a regulamentação proporcionou avanços nos processos assistenciais, por outro, originou desafios atinentes à busca de profissionais com a qualificação exigida e à viabilidade financeira relativa ao quantitativo de profissionais necessários para qualificar uma UTI.

Também no ano de 2017, o Ministério da Saúde publicou a Portaria n. 3, de 28 de setembro de 2017, contendo a consolidação das normas referentes às redes do Sistema Único de Saúde (SUS)[3]. Nessa portaria, objetivando a qualificação das UTI no SUS, as exigências de dimensionamento diferiram daquelas mencionadas na RDC n. 7/2010, conforme mostrado no Quadro 2.

QUADRO 2 Dimensionamento médico de acordo com a Portaria de Consolidação n. 3

Equipe médica – unidade de terapia intensiva adulto tipo II			
Profissional médico	Quantitativo	Jornada	Requisitos
Responsável técnico médico	1 por unidade (podendo assumir até 2 unidades e as funções de médico rotineiro)	4 horas	Habilitação em terapia intensiva comprovada
Médico rotineiro	1 por unidade	4 horas	Habilitação em terapia intensiva comprovada
Médico plantonista	1 para cada 10 (dez) leitos	1 por turno nas 24 horas	Com no mínimo três certificações entre as descritas a seguir: ▪ Suporte avançado de vida em cardiologia ▪ Fundamentos em medicina intensiva ▪ Via aérea difícil ▪ Ventilação mecânica ▪ Suporte do doente neurológico grave
Unidade de terapia intensiva adulto tipo III			
Para a habilitação é necessário que pelo menos 50% dos médicos plantonistas tenham habilitação em terapia intensiva comprovada por título			

Nota-se que a principal alteração para qualificação da UTI de tipo II em tipo III, no que tange à equipe médica, é qualitativa, exigindo maior qualificação dos plantonistas. Tal aspecto pode ser um fator limitador, considerando a quantia de profissionais com qualificação comprovada e o número de leitos de UTI. Segundo um levantamento da Associação de Medicina Intensiva Brasileira (AMIB), realizado em março de 2020, existiam no Brasil 45.848 leitos de terapia intensiva até essa data. Concomitantemente, dados do relatório intitulado Demografia Médica no Brasil 2018, realizado pelo CFM, apontaram que, no período da pesquisa, somente 1,7% dos títulos de especialistas dos médicos é em medicina intensiva, totalizando aproximadamente 6.600 profissionais e uma relação de 1,4 intensivista titulado para cada grupo de 10 leitos de terapia intensiva. Além da falta de profissionais titulados, a distribuição geográfica é outro fator limitante, uma vez que existe concentração de especialistas nas regiões Sul e Sudeste[9,10].

Conforme observado no Quadro 3, a exigência relacionada à fisioterapia para habilitação da UTI em tipo III também é qualitativa, mas restrita ao responsável técnico.

QUADRO 3 Dimensionamento da fisioterapia de acordo com a Portaria de Consolidação n. 3

Fisioterapia – unidade de terapia intensiva adulto tipo II			
Profissional médico	Quantitativo	Jornada	Requisitos
Fisioterapeuta responsável técnico	1, podendo assumir até 2 unidades	6 horas	2 anos de experiência em UTI
Fisioterapeuta plantonista	1 para cada 10 leitos ou fração em cada turno (matutino, vespertino e noturno)	Por turno nas 24 horas	Não definidos
Unidade de terapia intensiva adulto tipo III			
Para a habilitação é necessário que o responsável técnico de fisioterapia tenha especialização em terapia intensiva ou em outra especialidade relacionada à assistência ao paciente grave, específica para a modalidade de atuação.			

Já em relação à enfermagem, de acordo com o Quadro 4, o quantitativo de enfermeiros assistenciais duplica, impactando significativamente no custeio da unidade. No tocante à mudança de nomenclatura do enfermeiro coordenador para responsável técnico, pode-se interpretar a necessidade de registro em seu conselho de classe, ou ata da diretoria técnica definindo suas atribuições.

QUADRO 4 Dimensionamento da enfermagem de acordo com a Portaria de Consolidação n. 3

Enfermagem – unidade de terapia intensiva adulto tipo II			
Profissional	Quantitativo	Jornada	Requisitos
Enfermeiro coordenador	1 para unidade (pode assumir até 2 unidades e as funções de enfermeiro rotineiro)	4 horas	Habilitação em terapia intensiva comprovada por título
Enfermeiro rotineiro	1 por unidade (pode acumular responsabilidade técnica)	4 horas	Habilitação em terapia intensiva comprovada

(continua)

QUADRO 4 **Dimensionamento da enfermagem de acordo com a Portaria de Consolidação n. 3** *(continuação)*

Enfermagem – unidade de terapia intensiva adulto tipo II			
Profissional	Quantitativo	Jornada	Requisitos
Enfermeiro plantonista	1 para cada 10 leitos ou fração	Por turno nas 24 horas	Não definidos
Técnico de enfermagem	1 para cada 2 leitos ou fração	1 por turno nas 24 horas	Não definidos
Unidade de terapia intensiva adulto tipo III			
Muda a denominação de enfermeiro coordenador para responsável técnico			
Aumenta o quantitativo de enfermeiros plantonistas para 1 a cada 5 leitos			

Nessa mesma conjuntura, o Quadro 5 expõe as exigências de dimensionamento para outras equipes profissionais, haja vista a qualificação das UTI.

QUADRO 5 **Dimensionamento de outras equipes de acordo com a Portaria de Consolidação n. 3**

Equipe multidisciplinar e apoio técnico – unidade de terapia intensiva adulto tipo II			
Profissional	Quantitativo	Jornada	Requisitos
Fonoaudiólogo	1 disponível para a unidade	Não definida	Não definidos
Psicólogo	1 disponível para a unidade	Não definida	Não definidos
Auxiliar administrativo	1 exclusivo da unidade	Não definida	
Auxiliar de limpeza da unidade	1 exclusivo da unidade	1 por turno nas 24 horas	
Unidade de terapia intensiva adulto tipo III			
Sem alterações			

Acerca dos recursos humanos, a habilitação no SUS para UTI tipo II segue o mesmo dimensionamento proposto pela RDC n. 7/2010, com algumas especificidades relacionadas à formação dos profissionais, conforme descrito na Tabela 1.

TABELA 1 **Comparação entre os dimensionamentos propostos pela RDC n. 7/2010 e Portaria de Consolidação n. 3**

UTI adulto – 10 leitos			
Profissional	RDC n. 7	Tipo II	Tipo III
Médico responsável técnico	1	1	1
Médico diarista	1	1	1
Enfermeiro coordenador	1	1	1
Enfermeiro diarista	1	1	1

(continua)

TABELA 1 Comparação entre os dimensionamentos propostos pela RDC n. 7/2010 e Portaria de Consolidação n. 3 *(continuação)*

UTI adulto – 10 leitos			
Profissional	RDC n. 7	Tipo II	Tipo III
Enfermeiro plantonista	6	6	10
Técnico de enfermagem	23	23	23
Auxiliar administrativo	1	1	1
Fisioterapia	3	3	3
Auxiliar de limpeza	5	5	5

Ao analisar as especificações nos conselhos de profissões regulamentadas, verifica-se que o CFM apresenta, no que diz respeito ao quantitativo, o mesmo dimensionamento da RDC n. 7/2020, explorando mais a qualificação e as atribuições de cada profissional. O Conselho de Fisioterapia também discute sobre a qualificação dos profissionais e mantém um trabalho contínuo com os órgãos federais para ampliação do período de cobertura de 18 para 24 horas.

Já o Conselho de Enfermagem, além das discussões sobre a qualificação e as atribuições, veicula, mediante a Resolução Cofen n. 543/2017, um dimensionamento diferente daqueles difundidos pelo Ministério da Saúde[11]. Segundo tal resolução, para definição do quadro mínimo de profissionais de enfermagem de uma unidade de internação, deve-se considerar o grau de dependência referente à enfermagem, empregando-se um Sistema de Classificação de Pacientes (SCP) reconhecido pela literatura, no qual se estimam as horas de assistência de enfermagem, a distribuição percentual do total de profissionais de enfermagem, a proporção de profissionais por paciente e, por fim, o índice de segurança técnica. Desse modo, supondo um ambiente de UTI, existiriam as subsequentes particularidades:

- Grau de dependência assistencial: cuidados intensivos.
- Horas de enfermagem: 18 horas por paciente.
- Proporção entre pacientes e profissionais de enfermagem: 1,33 paciente por profissional.
- Distribuição percentual do total de profissionais: 52% devem ser enfermeiros e os demais, técnicos de enfermagem.
- Reserva técnica para cobertura de férias e ausências não programadas: 15%.

Como se pode observar, o cálculo é complexo, e para isso o Conselho de Federal de Enfermagem publicou um Manual Prático de Dimensionamento de Pessoal, disponível em seu sítio eletrônico[12]. À vista disso, considerando o dimensionamento proposto, para uma UTI com 10 leitos, haveria um quantitativo de pessoal de 40 colaboradores, sendo 21 enfermeiros e 19 técnicos de enfermagem, além do coordenador previsto pelas resoluções.

CONCLUSÃO

As instituições de saúde têm sofrido diversas transformações. Além dos desafios cotidianos, situações inesperadas assumem proporções significativas, e a gestão de pessoas torna-se fundamental para este enfrentamento.

Pode-se afirmar que o dimensionamento de equipe vai além de definir o quantitativo de profissionais necessário para garantir o funcionamento de uma UTI, tendo em vista que faz parte do planejamento estratégico das unidades e das instituições de saúde. Consequentemente, a ausência de um modelo de gestão de pessoas bem definido, bem como a falta de clareza na determinação das responsabilidades, podem, além de comprometer os resultados da prestação de cuidados, transformar uma equipe em um grupo de pessoas com objetivos distintos. Nessas circunstâncias, a gestão por processos, juntamente com a definição de objetivos e análises sistemáticas de resultados, constituem estratégias passíveis de utilização na gestão de equipes.

Em suma, a gestão baseada em processos define claramente quais são os caminhos, recursos e competências necessários, contribuindo para a formação de equipes de alto desempenho. A delimitação dos objetivos, sejam estes referentes ao desempenho da unidade ou ao contexto terapêutico, favorece a tomada de decisão em busca de caminhos mais assertivos. Da mesma maneira, o conhecimento e a compreensão dos resultados são fundamentais na orientação das decisões a serem tomadas.

Importante salientar que, embora tais elementos sejam considerados critérios básicos, muitas UTI não sabem quais são seus resultados, ao mesmo tempo que seus profissionais não conhecem as consequências da qualidade da assistência prestada, o custo dos cuidados ofertados e o que os resultados representam para a instituição. Somente após a apreensão desses elementos, será possível criar e promover uma cultura de melhoria contínua, reconhecendo fragilidades e potencialidades e com isso buscando novas oportunidades.

REFERÊNCIAS BIBLIOGRÁFICAS

1. Oguisso T. Florence Nightingale. In: Oguisso T (org.). Trajetória histórica e legal da enfermagem. Barueri: Manole; 2005.
2. Brasil. Ministério da Saúde. Portaria de Consolidação n. 3, de 28 de setembro de 2017. Consolidação das normas sobre as redes do Sistema Único de Saúde. Diário Oficial da União; 2017.

3. Conselho Federal de Medicina (CFM). Resolução CFM n. 2.271/2020. Define as unidades de terapia intensiva e unidades de cuidado intermediário conforme sua complexidade e nível de cuidado, determinando a responsabilidade técnica médica, as responsabilidades éticas, habilitações e atribuições da equipe médica necessária para seu adequado funcionamento. Diário Oficial da União; 2020.
4. Coll AN, Nicolescu B, Rosenberg ME, Random M, Galvani P, Paul P. Educação e transdisciplinaridade II. São Paulo: TRIOM; 2002.
5. Chiavenato I. Gestão de pessoas: o novo papel dos recursos humanos nas organizações. Rio de Janeiro: Campus; 1999.
6. Brasil. Agência Nacional de Vigilância Sanitária. RDC n. 7, de 24 de fevereiro de 2010. Dispõe sobre os requisitos mínimos para funcionamento de Unidades de Terapia Intensiva e dá outras providências. Diário Oficial da União; 2010.
7. Brasil. Agência Nacional de Vigilância Sanitária. RDC n. 26, de 36 de maio de 2012. Altera a Resolução RDC n. 7, de 24 de fevereiro de 2010, que dispõe sobre os requisitos mínimos para funcionamento de Unidades de Terapia Intensiva e dá outras providências. Diário Oficial da União; 2012.
8. Brasil. Agência Nacional de Vigilância Sanitária. RDC n. 137, de 8 de fevereiro de 2017. Altera a Resolução da Diretoria Colegiada – RDC n. 7, de 24 de fevereiro de 2010. Diário Oficial da União; 2017.
9. Associação de Medicina Intensiva Brasileira (AMIB). AMIB Apresenta dados atualizados sobre leitos de UTI no Brasil. 2020. Available: https://www.amib.org.br/fileadmin/user_upload/amib/2020/abril/28/dados_uti_amib.pdf (acesso 9 jun 2020).
10. Scheffer M (coord.). Demografia Médica no Brasil 2018. São Paulo: FMUSP, CFM, Cremesp; 2018.
11. Conselho Federal de Enfermagem (Cofen). Resolução n. 0543/17. Atualiza e estabelece parâmetros para o Dimensionamento do Quadro de Profissionais de Enfermagem dos serviços/locais em que são realizadas atividades de enfermagem. Diário Oficial da União; 2017.
12. Conselho Federal de Enfermagem (Cofen). Manual Prático Dimensionamento de Pessoal – Resolução Cofen n. 543/2017. 2017. Available: http://edimensionamento.cofen.gov.br/anexos/MANUAL_PRATICO.pdf?cid=4314 (acesso 10 jul 2020).

31 Gestão de custos de materiais e medicamentos

Gil Cezar Alkmim Teixeira
Rodrigo de Freitas Nobrega

INTRODUÇÃO

A gestão dos custos hospitalares tem utilizado cada vez mais instrumentos e ferramentas de gestão administrativa, aliados à medicina baseada em evidência, a fim de reduzir os custos com materiais e medicamentos e, paralelamente, contribuir para a melhoria na qualidade da assistência prestada. Por meio da implementação de um programa de gestão de custos que utilize como base uma ferramenta gerencial, como a teoria de Pareto e a curva ABC, por exemplo, é possível realizar um diagnóstico preciso da unidade e observar quais materiais e medicamentos representam maior gasto, atuando de maneira efetiva para a redução dos custos com esses itens.

A preocupação com a gestão dos recursos financeiros na administração dos serviços de saúde, incluindo os públicos, filantrópicos e privados, é cada vez maior. Nas últimas décadas, a situação da saúde no Brasil vem se tornando cada vez mais crítica, tanto em qualidade quanto em oferta de atendimentos, muito disso por conta do déficit econômico em que a maioria das instituições se encontra no momento, tornando-se necessária a adoção de medidas que otimizem os recursos disponíveis.

Uma das estratégias que podem ser adotadas pelas instituições com esse objetivo é a implantação de um programa de gestão de custos assistenciais, cujos resultados não impactam somente no aspecto financeiro, mas também na melhoria da qualidade assistencial.

> Atualmente, acredita-se que os gastos com materiais e medicamentos correspondem a grande parcela dos custos em uma instituição hospitalar, atingindo em média de 25-40% do dispêndio total. Por conta disso, as ações voltadas para esse fim podem contribuir de maneira eficaz para a sustentabilidade financeira da instituição.

Por meio da atuação da equipe multiprofissional no gerenciamento dos custos dos materiais e medicamentos da unidade de terapia intensiva (UTI), utilizando a curva ABC e a teoria de Pareto como ferramenta, bem como a confecção de protocolos fundamentados nos princípios de medicina baseada em evidências, demonstra-se ser possível a redução significativa desses custos, sem queda na qualidade assistencial ou até com melhora desta.

A interação da equipe técnica assistencial com a equipe administrativa resulta em oportunidades para o uso mais adequado dos insumos utilizados na UTI, podendo-se assim traçar um planejamento sustentável e de alta qualidade na unidade, além de demonstrar a todos os envolvidos no processo de gestão o foco de abordagem no racionamento.

Igualmente, o gerenciamento adequado dos setores de compras, dirigido à redução dos preços de compra dos itens incidentes na curva A, auxilia, em muito, na consecução de tal objetivo.

ECONOMIA DA SAÚDE

Um conceito importante, principalmente no Brasil, é o da economia da saúde, que permeia questões relacionadas aos custos que a assistência hospitalar traz às instituições e ao Estado. Nesse âmbito, o grande foco das discussões vem girando em torno das possibilidades de ações que os profissionais e as instituições podem adotar a fim de minimizar os custos, e assim, consequentemente, proporcionar atendimento a maior número de pessoas.

O objetivo da economia da saúde é efetivar ações que proporcionem uma distribuição mais eficientes dos recursos disponíveis, que são limitados, para assegurar a melhor assistência possível[1].

Corroborando essa ideia e, diferentemente do que se pode imaginar, a adoção de ações com foco na gestão dos custos assistenciais não implica a diminuição da qualidade da assistência prestada ao paciente:

> [...] sob a ótica da economia da Saúde, o conflito existente entre a ética da Saúde e a ética da economia não existe, muito pelo contrário, ao perseguir a eficiência das ações, é possível fazer mais com os mesmos recursos, o que significa corroborar com os princípios de universalidade e integralidade do Sistema Único de Saúde (SUS) maximizando os benefícios para a sociedade[2].

Para Suiter[3], a Saúde pública em nosso país sofre duas principais limitações: "uma de ordem econômica e outra, mais grave, que é a incapacidade do atendimento às necessidades reais da população no quesito Saúde".

Assim, o conceito ganha cada vez mais força, "considerando a desproporção entre recursos disponíveis e as necessidades da sociedade, em especial as necessidades de Saúde"[2].

CUSTOS RELACIONADOS À SAÚDE NO BRASIL

Como citado anteriormente, a questão relacionada aos aspectos financeiros na saúde é hoje um grande problema no país, tanto para as instituições públicas e filantrópicas, que dependem parcial ou exclusivamente de repasses do Sistema Único de Saúde (SUS), quanto para as instituições privadas, que veem seus custos operacionais aumentarem continuamente.

No caso dos serviços de saúde pública, que no Brasil são realizados por intermédio do SUS e pagos com base na tabela SUS, há um grande problema. Segundo declaração do ex-secretário de Saúde de São Paulo, Giovanni Guido Cerri[4], a "Tabela SUS não permite que instituições sobrevivam". Mesmo sendo palavras de 2011, a declaração do ex-secretário de Saúde ainda representa a realidade nacional.

Diante desse cenário, é possível afirmar que hoje a realidade econômica de hospitais e de todo o restante do sistema de saúde no Brasil sofre de uma carência econômica que, se não pode ser resolvida imediatamente com o aumento de receita ou maiores investimentos no setor por parte do poder público, precisa ser trabalhada com critério pelos administradores e gestores da saúde nas unidades espalhadas pelo país. Para Oliveira[5], poucos hospitais brasileiros se preocupam com os custos ou dão a devida atenção ao assunto, já que, muitas vezes, estes são mal elaborados.

A preocupação com os custos assistenciais, dessa forma, deve servir de ferramenta aos gestores hospitalares a fim de minimizar os problemas relacionados à crise financeira vivida pela saúde no país e de garantir maior qualidade e quantidade de assistência à população.

GESTÃO DE CUSTOS

Custo, por definição, representa o valor dos bens e serviços consumidos na produção de outros bens ou serviços. Sendo assim, a gestão de custos hospitalares consiste basicamente, mas não exclusivamente, em monitorar e analisar todas as despesas relacionadas ao atendimento médico/hospitalar, levando em consideração não apenas os custos diretos para o atendimento do paciente, mas também os indiretos, necessários para manutenção de toda a estrutura física e de recursos humanos necessários para fazer o hospital funcionar.

> Para que esse acompanhamento possa acontecer, não basta ter bom sistema de gerenciamento financeiro; é necessário, acima de tudo, manter bom controle de estoque, logística na dispensação de materiais e medicamentos, entre outros.

Entretanto, apenas conhecer o custo não resolve o problema das instituições. Quando se fala em gerenciamento ou gestão de custos, o grande objetivo é identificar a possibilidade de reduzi-los. Abbas[6], destaca que "várias instituições utilizam a contabilidade de custos somente para fins fiscais e não exploram a informação como ferramenta gerencial".

FERRAMENTAS PARA GESTÃO DE CUSTOS

Princípio de Pareto e curva ABC

Uma das principais ferramentas de administração utilizada na gestão de custos é o princípio de Pareto.

No fim do século XIX, Vilfredo Pareto, economista sociopolítico, observou que havia uma distribuição desigual de riqueza e de poder na população total. Ele calculou matematicamente que 80% da riqueza estava nas mãos de 20% da população.

Assim, criou-se o princípio de Pareto (também conhecido como princípio 80-20), segundo o qual, matematicamente, para vários fenômenos, 80% das consequências advêm de 20% das causas. Ou seja, 80% do alto custo de materiais e medicamentos de uma UTI, por exemplo, pode estar relacionado diretamente a 20% de itens que estão sendo utilizados nessa unidade.

A análise de Pareto é uma técnica que permite priorizar um número reduzido de itens capazes de produzir grande efeito na melhoria dos processos".

Com base nesse princípio, cuja premissa é a de que poucos itens respondem por grande impacto, uma ferramenta bastante utilizada em gestão é a curva ABC, que consiste em classificar todos os itens, dos de maior para os de menor impacto. Nessa classificação, a porção A da curva representa os 20% dos itens que geram 80% do impacto (nesse caso, custos de materiais e medicamentos), enquanto a fase B representa 30% dos itens com 15% do impacto; por fim, a porção C representa 50% de itens, com apenas 5% de impacto.

GESTÃO ASSISTENCIAL CLÍNICA

Além de todos os aspectos administrativos, que são fundamentais para a implantação de um sistema de gestão de custos assistenciais, há inúmeras outras ações de responsabilidade clínica que o profissional médico deve realizar preconizando sempre o melhor para a saúde do paciente. A esse processo gerencial da assistência do paciente pode ser atribuído o nome de gestão da clínica.

Para Mendes[7], gestão clínica é "a aplicação de tecnologias de macrogestão dos serviços de saúde com a finalidade de assegurar padrões clínicos ótimos, de aumentar a eficiência, de diminuir os riscos para os usuários e para os profissionais, de prestar serviços efetivos e de melhorar a qualidade da atenção à Saúde".

Ao adotar um programa de gestão de custos, o profissional médico realiza também um processo mais amplo, que extrapola o âmbito financeiro e vai ao encontro dos demais objetivos inerentes ao cuidado hospitalar, que convergem para a prestação de uma assistência de qualidade ao paciente. Assim, o profissional realiza uma gestão assistencial, definindo melhores práticas a serem adotadas, estabelece protocolos de atendimento e delimita parâmetros que serão utilizados pelos demais profissionais a fim de garantir a excelência do ponto de vista técnico e administrativo.

Nesse aspecto se considera também o conceito de medicina baseada em evidências. Para Lima[8], a medicina baseada em evidências é a "integração da experiência clínica individual com a melhor evidência externa disponível oriunda da pesquisa sistemática".

Esse trabalho, contudo, depende também das experiências e da atuação dos demais profissionais que compõem a equipe multidisciplinar, o que, na prática, geralmente ocorre por meio de reuniões e visitas multiprofissionais periódicas.

Dessa forma, é possível avaliar o paciente em sua totalidade e definir com propriedade quais medicamentos e materiais serão utilizados e em que quantidade, afetando o custo daquele tratamento. "A análise de custo mínimo compara alternativas de programas/projetos/ações de Saúde, que apresentam o mesmo resultado e escolhe-se aquela com menor custo"[2].

Com o processo de gestão clínica, também é possível reduzir custos com base em ações preventivas, ou seja, minimizando a probabilidade de gastos que o paciente possa vir a ter a partir de algum tipo de falha no atendimento.

Os principais processos relacionados a esse trabalho são os que envolvem o gerenciamento de riscos e o controle de infecção hospitalar.

> Na área da saúde, o gerenciamento deve ter como premissa a segurança do paciente e, acima de tudo, garantir que os danos sejam zerados ou minimizados.

Do ponto de vista da gestão de custos, portanto, uma infecção cujo tratamento necessita ser realizado durante o período de internação, por exemplo, acarreta novo custo, que inicialmente não estava previsto.

As ações para gerenciar riscos e controlar as infecções devem ser intensas nas UTI. Assim, é possível observar a amplitude que as ações de gestão de custos podem alcançar, sendo fundamental a participação de toda a equipe para que seja possível atingir os resultados estabelecidos.

Segundo Ramos, Chaves e Alemão,

> O planejamento e controle dos gastos permite o uso otimizado dos recursos, promovendo a entrega o melhor produto a um maior número de pessoas. É preciso saber usar o planejamento e controle de forma a conhecermos o que vem acontecendo e, com isso, resolver problemas ou melhorar ainda mais os processos assistenciais. Por exemplo, quando sabemos como fazer um procedimento médico e temos indicadores de custos associados a ele, podemos analisar se os resultados obtidos podem ser otimizados e seus custos referenciados como um modelo para outros procedimentos, com uma melhor forma de assistência[9].

PROGRAMA DE GESTÃO DE CUSTOS NA UTI

Como a UTI é um setor de alta complexidade para atendimento de pacientes com doenças graves, automaticamente também constitui um dos centros de custos mais onerosos para uma instituição hospitalar no que diz respeito à utilização de materiais e medicamentos.

Verificando o consumo de todos os itens com base na curva ABC e no perfil de atendimento da unidade, é possível observar os itens que mais são consumidos e implantar ações a fim de utilizá-los de maneira racional e consciente. Para tanto, são realizadas reuniões multiprofissionais, periódicas, para a análise dos gastos e o gerenciamento dos 20% de itens de maior impacto financeiro na curva ABC.

As abordagens da equipe são pautadas sempre no uso da medicina baseada em evidências e na manutenção e melhoria da qualidade assistencial aos pacientes.

Assim, podem ser definidas ações como:

- A criação e implantação do fluxograma de uso de antitrombóticos.
- A criação e implantação do fluxograma para tratamento de PAV (pneumonia associada a ventilação mecânica)/pneumonia nosocomial por MRSA (*Staphylococcus* resistente à meticilina).

- A criação e implantação do protocolo de tratamento de pacientes com síndrome hepatorrenal, hemorragia gastrointestinal, dietas enterais e parenterais, além do estabelecimento de rotinas a serem adotadas pela equipe para uso racional de materiais (luvas, fitas de glicemia, materiais de curativo, cateter central de inserção periférica - PICC).

Ao longo dos meses, e após a implantação das ações, é possível observar a queda dos custos da unidade, mantendo a qualidade da assistência.

Outra forma de mensurar os resultados do programa é o acompanhamento do custo médio por paciente/dia, que apresenta resultados mais fidedignos, independentemente da ocupação mensal da unidade.

Além dos custos gerais, também é possível observar os dados estratificados apenas em relação ao uso dos medicamentos ou materiais ou dietas.

Outro exemplo importante se refere ao uso da albumina humana. Ao identificar o uso de albumina humana na UTI, deve ser elaborado um protocolo específico com base nas recomendações da Agência Nacional de Vigilância Sanitária (Anvisa), acrescido de atualizações médicas em relação ao uso atual desse produto, que preconizam o uso da albumina humana apenas em casos específicos. Dessa forma, o uso passa a ser mais racional e controlado, de acordo com um critério baseado em estudos.

Em relação ao uso de materiais, deve-se implementar rotinas para seu uso, definindo qual material, qual a quantidade necessária e em que casos o profissional o utilizará. Realizar treinamentos com a equipe para conscientização e consumo racional também é fundamental.

CONCLUSÃO

Muitos divagam sobre a falta de soluções para a sobrevivência da saúde pública no país quando fala-se no aspecto financeiro. Como os recursos disponíveis são limitados e a geração de receita é cada vez mais restrita, uma boa alternativa, correndo em paralelo à busca por mais recursos, é a gestão dos custos, principalmente os assistenciais.

Conclui-se, assim, ser viável a aplicação de medidas para reduzir os custos com materiais e medicamentos, tendo como exemplo uma UTI, conhecida por ser um dos setores do hospital que representam maior gasto. Por meio de medidas de gestão administrativa e assistencial, é possível otimizar os recursos e econimizar sem prejudicar a qualidade do atendimento prestado.

Contudo, isso só é possível quando há engajamento e participação de todos os profissionais da equipe, principalmente no que diz respeito à mudança de cultura.

Não é comum o profissional médico atentar aos custos, uma vez que sua maior preocupação é a saúde do paciente. Todavia, a partir do momento em que esse e os demais profissionais se comprometem com essa gestão e compreendem que tais medidas também contribuem para a melhoria da assistência, as ações acabam por se tornar rotinas e o desperdício dá lugar ao consumo consciente.

REFERÊNCIAS BIBLIOGRÁFICAS

1. Del Nero CR. O que é economia da saúde. In: Piola SF, Vianna SM. Economia da saúde: conceito e contribuição para a gestão da saúde. 3.ed. Brasília: IPEA; 1995. p.2.
2. Dallora MELV, Forster AC. A importância da gestão de custos em hospitais de ensino: considerações teóricas. Medicina (Ribeirão Preto). 2008;138-41. Available: http://www.revistas.usp.br/rmrp/article/view/259/260.
3. Suiter HN. A crise da saúde pública. 2012. Available: http://www.recantodasletras.com.br/artigos/3603887 (acesso abril 2021).
4. "Tabela SUS não permite que instituições sobrevivam." Entrevista com Giovanni Cerri. Portal Saúde Business, 18 de março de 2011. Available: https://beta.saudebusiness.com/gesto/tabela-sus-no-permite-que-instituies-sobrevivam (acesso abril 2021).
5. Oliveira C. O hospital do futuro no Brasil. 1998. Available: http://www.geocities.ws/faturamentosantana/artigos/futuro.htm (acesso abril 2021).
6. Abbas K. Gestão de custos em organizações hospitalares. UFSC. 2001. Available: https://repositorio.ufsc.br/bitstream/handle/123456789/79577/185110.pdf?sequence=1 (acesso abril 2021).
7. Mendes EV. Gestão da clínica. 2005. Available: www5.ensp.fiocruz.br/biblioteca/dados/arq50.pp (acesso 18 out 2014).
8. Lima LN. Princípios da medicina baseada em evidências. 2005. Available: http://paulomargotto.com.br/principios-da-medicina-baseada-em-evidencias/ (acesso abril 2021).
9. Ramos LMA, Chaves JG, Alemão MM. Gestão de custos hospitalares. Fundação Hospitalar do Estado de Minas Gerais. p.21. Available: www.fhemig.mg.gov.br/.../357-cartilha-gestao-de-custos-hospitalares (acesso 10 out 2014).

32 Gestão de processos administrativos e financeiros

Luis Oscar Santin

INTRODUÇÃO

Os hospitais são organizações complexas que passam por constantes mudanças para continuarem atualizados. A qualidade na área da saúde é uma estratégia que deve ser adotada pelos gestores. Para utilizá-la e ter um ambiente qualificado, é preciso reduzir custos, eliminar os desperdícios, os retrabalhos e ter os processos alinhados com as estratégias organizacionais, viabilizando, assim, a permanência no mercado.

Assim como em toda organização, nos hospitais também há processos técnicos e administrativos. Os técnicos são os que atingem diretamente o tratamento do paciente, por exemplo, a prescrição da medicação a ser administrada é feita exclusivamente por médicos, portanto é considerado um processo técnico. Os processos administrativos são considerados de apoio, pois não atingem diretamente o paciente, mas podem influenciar na qualidade do serviço prestado; por exemplo, o processo de limpeza do quarto, o fluxo dos documentos pertinentes ao tratamento de determinado paciente, entre outros. Neste capítulo serão abordados os processos administrativos.

> A padronização de processos é muito importante para as instituições, pois garante a melhor maneira de executar uma tarefa ou trabalho. Padronizar não significa engessar a atividade, mas definir a melhor forma de atingir o resultado desejado; é fazer todos atuarem da mesma forma, podendo assim gerar serviços com alta qualidade gastando menos tempo e dinheiro.

Os colaboradores precisam entender o processo do início ao fim, conscientes de que determinada tarefa realizada gera um impacto nas outras áreas da instituição. É preciso incentivar o acesso a esse conhecimento a todos, para que se tenham colaboradores mais motivados, gestores que valorizem as equipes e clientes mais satisfeitos.

O precursor da padronização foi Henry Ford, o fundador da Ford Motor Company, pioneiro na produção de automóveis em larga escala. Ford acreditava no poder dos padrões para assegurar a qualidade dos produtos.

No contexto da padronização de processos, os processos administrativos são fundamentais para que se alcancem melhores resultados em uma instituição ou unidade de negócio, incluindo tarefas de desenvolvimento e controle para aproveitamento dos recursos humanos, materiais, tecnológicos e financeiros, fundamentais para o crescimento e a manutenção adequados de qualquer tipo de empresa ou atividade. A padronização de processos administrativos e financeiros em uma unidade de terapia intensiva (UTI) neonatal vai proporcionar melhor controle dos custos e receitas, fundamental para a sustentabilidade da unidade.

Não ter os processos definidos e disseminados entre os membros que diretamente ou indiretamente fazem parte da unidade de negócio é não pensar na satisfação do cliente. Os processos são fontes de oportunidades de melhorias, e a uniformização significa realizar o atendimento da melhor forma, buscando a satisfação do cliente externo e interno. O conhecimento dos processos serve para orientar a organização na rotina de tomada de decisão, bem como para tornar os modelos gerenciais mais flexíveis e competitivos.

CONCEITOS

A Fundação Nacional da Qualidade (FNQ)[1] define processos da seguinte forma: "Um conjunto de atividades preestabelecidas que, executadas em uma sequência determinada, conduzirão a um resultado esperado, o qual assegure o atendimento das necessidades e expectativas dos clientes e de outras partes interessadas. O processo é qualquer atividade que recebe algo (entrada), altera, acrescenta valor ao produto e entrega (saída) ao cliente interno ou externo um produto ou serviço" (Figura 1). O cliente interno em uma organização hospitalar pode ser exemplificado como os diferentes setores ou profissionais, e o cliente externo nada mais é que o paciente, o médico, o Sistema Único de Saúde (SUS) ou qualquer operadora de planos de saúde.

Gerencialmente, os processos não são mais considerados setoriais, mas sim funcionais, havendo interligação nas diversas áreas. Para Cruz[2], "o processo é um conjunto de elementos que possam guiar-nos com certeza entre o início do trabalho e seu final, de forma a começarmos sem desvios o que temos que fazer. São formas traçadas que objetivam um resultado, e nelas estão esclarecidas todas as particularidades e alternativas para um melhor aproveitamento no desenvolvimento da atividade". Para Tatiane Cenci[7], "A compreensão dos processos favorece a cultura organizacional de melhoria contínua, pois essa é uma ação que responde às constantes

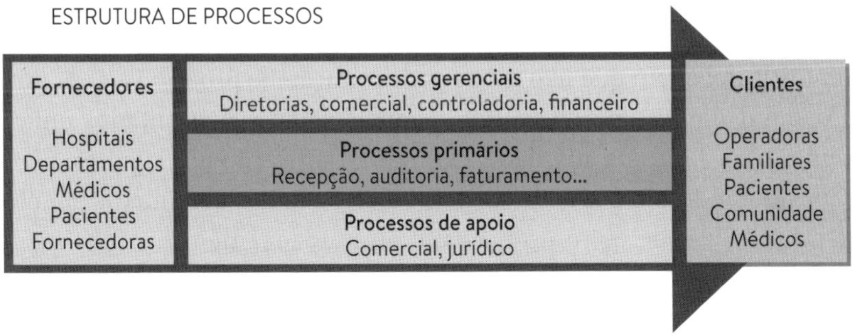

FIGURA 1 Estrutura de processos.

mudanças no ambiente"; para Paim[3], a gestão de processos é "uma forma de reduzir o tempo entre a identificação de um problema de desempenho nos processos e a implementação das soluções necessárias". Do mesmo modo que existem vantagens, para Oliveira[4] há algumas desvantagens em relação à descrição dos processos:

- Não é a solução dos problemas administrativos, mas apenas um início.
- Se mal planejado e executado, poderá trazer transtornos aos clientes.
- Se descritos e não utilizados, não têm valor, devendo ser reavaliados ou descartados.
- Muitas vezes são inflexíveis, ou em sua descrição não são apontadas exceções, tornando-se imóveis.

"Considerando que a qualidade no serviço prestado proporciona satisfação do cliente, é importante compreender que a descrição de processos não é algo fixo, e sim que deve ser revisado e melhorado, pois a percepção e a exigência do cliente mudam, e é necessário estar atento às variações para não ficar fora do mercado." O importante é considerar a realização de auditorias periódicas nos processos para atualizá-los, se necessário, e adaptá-los às novas exigências dos clientes.

> Muitas vezes, as pessoas se perguntam: para que realmente eu devo descrever os processos? A resposta é: Para gerar valor à instituição. E o que é gerar valor para a instituição? É aumentar o desempenho da atividade, aumentar a qualidade, produtividade, eficiência na gestão dos custos e, em consequência, aumentar a satisfação dos clientes.

Nesse contexto, existem cinco pontos favoráveis à descrição dos processos, que são descritos a seguir.

1. Evitar a variação na execução das atividades

Em instituições em que não existe padronização de processos, cada um faz do seu jeito, o que é muito perigoso, pois poderão acontecer resultados indesejáveis e diferentes para a mesma atividade, gerando insatisfação nos clientes; não há padrão. Considerando um processo de devolução de materiais e medicamentos para a farmácia, no caso de óbito do paciente ou mudança de prescrição médica. Se não houver nenhuma padronização dessa atividade, alguns medicamentos poderão ser devolvidos pelos colaboradores da unidade e outros não. A não devolução poderá aumentar, sem necessidade, o volume de compras para reabastecimento do estoque da farmácia, pois ainda haverá medicamentos na unidade, ou seja, haverá gasto desnecessário.

2. Atender a resoluções e à legislação

Os hospitais precisam atender a diversos tipos de regulações, como aquelas exigidas pela Anvisa (Agência Nacional de Vigilância Sanitária), ONA (Organização Nacional de Acreditação) e Isso (Organização Internacional de Normalização), por exemplo. Por isso, esses hospitais estão sempre à procura de certificações que comprovem que estão seguindo as normas prescritas. Normalmente, para confirmar a aderência a um padrão de mercado é preciso passar por uma auditoria. Nesse sentido, a padronização de processos é crucial para uma verificação assertiva.

3. Delegar atividades indicando responsáveis

Existem atividades que os gestores delegam para as equipes sem definir os responsáveis pela execução, o que gera serviços com baixa qualidade e principalmente entregues fora dos prazos estabelecidos para atender às expectativas dos clientes. No entanto, quando os processos são padronizados é possível atribuir a eles donos e participantes. Tomando como exemplo a entrega dos medicamentos pela farmácia, se os medicamentos forem entregues em qualquer horário, como a UTI neonatal poderá cumprir as prescrições nos horários previstos? O cliente, nesse caso a UTI neonatal, além da insatisfação, poderá ter problemas sérios com seus pacientes. Uma vez tendo o processo descrito, haverá maior transparência quanto às responsabilidades de cada colaborador. Além disso, a padronização de processos proporciona uma visão clara do que deve ser cobrado ou não.

4. Melhorar os resultados do setor e do hospital

Hospitais que não desenvolvem cultura de processos consolidada geralmente estão em um nível muito baixo de maturidade organizacional, podendo gerar mais desperdícios, retrabalho e baixa qualidade das atividades. Isso tudo representa resultados ruins, tanto financeiros como de qualidade. Com os processos descritos e padronizados, fica mais fácil promover o desenvolvimento de papéis especializados com os conhecimentos e competências necessários para executar suas tarefas.

5. Conhecer as atividades e interações entre os setores

A descrição dos processos e suas interações entre os setores proporciona uma visão ampla a todos os colaboradores, podendo gerar melhores resultados e serviços com mais qualidade, que são as preocupações mais comuns dos gestores. Além disso, se o processo estiver somente na cabeça de um único colaborador e ele for desligado da empresa haverá perda de informações muito importantes, o que pode causar reflexos na satisfação dos clientes e nos resultados da organização.

Considerando que na instituição existem muitos processos, de vários setores, e que eles se inter-relacionam de alguma forma, o aumento de desempenho, com a descrição e padronização, se atingido nos diversos setores da instituição, pode promover um aumento de desempenho em escala, ou seja, a instituição conseguirá aumentar seu desempenho como um todo e não apenas de forma setorial.

A grande dificuldade na implantação dos processos e no ganho de desempenho é a resistência. São forças contrárias à implantação: *turnover*, políticas internas, ambiente interno e externo, resistência às mudanças por parte dos atores e principalmente falta de apoio da alta direção. Essas forças dificultam a melhoria contínua e "empurram" a linha do desempenho para baixo. Pesquisas mostram que 70% dos projetos de gestão de processos falham justamente pela resistência da média gerência e pela falta de apoio da alta direção.

O problema é que na maioria das instituições, principalmente as hospitalares, a gestão é departamental ou vertical e não horizontal. Ao olhar para os organogramas dos hospitais, notam-se as "caixinhas" definindo todos os departamentos e a hierarquia, quem está subordinado a quem – ou seja, cada gestor de departamento é o "dono" do pedaço e deve satisfação e resultados a quem está acima na hierarquia, no caso, a seu "chefe". Essa estrutura leva as atividades a serem executadas em "ilhas", sem interação entre os setores. A estrutura pode até ter a forma de "caixinha"; o que importa é a forma de gerir a estrutura, pensando na interação dos processos. Mas o que é interação de processos? Nada mais é que pensar que a minha atividade, realizada no meu departamento, relaciona-se com outra atividade de outro departamento, ou seja, a estrutura funciona como uma engrenagem e de forma horizontal, buscando satisfazer os clientes. Em uma estrutura organizacional existem cinco ou seis "donos" do pedaço e um "chefe" e cada gestor entrega o que lhe é cobrado, conforme suas metas, sem se preocupar se o seu resultado vai melhorar a *performance* em escala. Isso impede que a instituição trabalhe como uma engrenagem, pensando no cliente final; cada um pensa em seu "chefe". A UTI neonatal tem um coordenador que executa suas atividades para alcançar as metas estabelecidas e demonstrar resultados ao diretor assistencial, sem pensar que outros setores, por exemplo, que a farmácia e a limpeza também exercem atividades que interagem com a UTI. Dessa forma, o cliente final, no caso da UTI neonatal a mãe da criança, pode avaliar o serviço final como BOM apenas, mas o coordenador entende que o serviço foi ÓTIMO; ele executou tudo dentro do prazo, afinal a unidade está com indicadores excelentes, então esse colaborador não consegue perceber e entender por que o cliente considerou BOM. O cliente avaliou dessa forma porque deve ter percebido que talvez a limpeza não tenha sido adequada ou, talvez porque tenha percebido uma deficiência em outro fator qualquer relativo a uma atividade que interage com a unidade.

A gestão vertical prioriza os resultados setoriais em detrimento do pensamento da organização como uma engrenagem, uma estrutura segundo a qual cada área, cada setor, depende de outros para realizar suas atividades e com isso conseguir entregar os produtos ou serviços com mais qualidade ao cliente final. Os gestores cobram os resultados setoriais e os setores trabalham pensando apenas em entregar o que ou "chefe" solicitou e não aquilo que o cliente final espera receber. Posso ter melhorado o resultado financeiro do meu departamento em determinado mês, mas, se outras atividades que interagem com meu departamento não estiverem bem e a percepção do cliente for ruim, a tendência é que, com o tempo, os resultados financeiros piorarão.

Na gestão horizontal, o pensamento é sempre atender e satisfazer o cliente final, por isso o ganho de desempenho em escala acontece e a satisfação do cliente tende a ser maior.

Além do pensamento da interação dos processos, o ganho em escala deve ser atingido gastando menos, com sustentação e sempre com melhoria contínua, agilidade e flexibilidade; como descrito antes, os processos não podem ser fixos. Eles são dinâmicos.

IMPLANTANDO A GESTÃO POR PROCESSOS

Assim como em qualquer unidade de negócio, e não diferente na UTI neonatal, para se implantar a gestão por processos há necessidade de mapear todos os processos, identificando as principais atividades, seus fornecedores de informações e serviços, que são todos os setores que interagem com a respectiva unidade de negócio, assim como é preciso processar tais informações e o que se deve entregar aos clientes, sejam eles internos ou externos. O papel do mapeamento de processos para Datz, Melo e Fernandes[5] é: "Desafiar os processos existentes, criando oportunidades de melhoria de desempenho organizacional ao identificar interfaces críticas e, sobretudo, criar bases para implantação de novas e modernas tecnologias de informação e de integração empresarial [...]". Para Tatiane Cenci (2015, p.19),

> [...] O mapeamento de processo é dinâmico e deve ser refeito constantemente, pois novas atividades são desenvolvidas, acrescentadas e incorporadas aos macroprocessos. O mapeamento é uma ferramenta de identificação das atividades desenvolvidas, servindo para verificar como cada rotina é desempenhada. Após a descrição do processo é necessário que este seja padronizado, para garantir a sua eficácia e servir como documentação histórica para as análises de melhorias dos processos. No mapeamento é identificado o que as pessoas fazem, ou seja, as atividades por elas desenvolvidas. É importante ressaltar que para o trabalho de mapeamento apresentar resultados positivos, o conjunto de tarefas, o como fazer, devem ser documentados e padronizados, a fim de igualar a execução.

Mapeados todos os processos da unidade de negócio, o próximo passo é a descrição de cada processo e sua padronização. Segundo Campos[6], "padronizar é reunir as pessoas e discutir o procedimento até encontrar aquele que for melhor, treinar as pessoas e assegurar que a execução está de acordo com o que foi consensuado". Nas palavras de Tatiane Cenci (2015, p.20), "A padronização tem como objetivo a melhoria dos resultados, pois quando o processo está descrito e registrado, serve como orientação nos treinamentos e no desempenho das atividades. A partir da utilização da norma é possível apontar falhas e sugerir melhorias. Para que um padrão possa oferecer aperfeiçoamento é necessário que, primeiramente, seja criada uma norma, um modelo a ser seguido. Após, treinar as equipes que direta ou indiretamente atuam nesta rotina, e praticar este padrão por um determinado período, para que posteriormente sejam reavaliados e apontados os gargalos, efetuando assim as melhorias necessárias para a correção ou redução das falhas". Campos[6], por sua vez, explica que a padronização é uma forma de controlar, de garantir a qualidade, e tem três objetivos: planejar a qualidade, manter a qualidade e melhorar a qualidade desejada pelos clientes. Normatizar é reduzir a variabilidade dos processos, sem prejudicar a qualidade e o resultado final. Na área da saúde há procedimentos e processos que necessitam ser uniformizados para garantir a segurança do cliente e o retorno econômico. Por isso, o processo de padronização deve ser flexível, de fácil compreensão, para que todas as pessoas envolvidas participem da construção e implementação da padronização, bem como da sua execução". A seguir, é apresentado o passo a passo para a implantação da gestão por processos.

Fazer uma análise das etapas atuais

Realizar um diagnóstico da situação do negócio é o primeiro passo para ter sucesso no gerenciamento. Esse procedimento inclui conhecer quais são os processos administrativos relevantes da empresa e como eles se correlacionam, ou seja, conhecer os processos de todos os setores. O ideal é montar um comitê de processos ou escritório de processos, o nome que for mais impactante dentro da instituição. Para conseguir fazer boa gestão de processos administrativos, o ideal é não concentrar a atuação somente em uma área; eles acontecem em todos os pontos da instituição, então, nada mais justo que contar com a participação de uma equipe multidisciplinar. Não é necessário escolher exatamente uma pessoa de cada área, porém vale a pena ter vários pontos de vista e uma abordagem convergente, pois, além de favorecer o mapeamento, esse é um jeito de identificar quais são os problemas e o que demanda atenção maior. Ao mesmo tempo, é importante que a atuação de todos seja harmônica. O interesse coletivo é o norte para que se estabeleça um gerenciamento de qualidade. Portanto, todos devem estar capacitados e por dentro das metas do projeto.

O papel desse comitê é levantar todos os processos administrativos da instituição, entrevistando os gestores dos setores para analisar como são realizadas as atividades atualmente.

Elaborar um mapeamento com fluxos de trabalho

Após conhecer os processos administrativos individualmente, é preciso entender como eles se relacionam na prática. Um dos modos de fazer isso é mapeando as etapas. Ao identificar onde está cada ação dentro da empresa, pode-se ter uma visão mais clara de quais são as exigências. Tomando como exemplo o processo de prescrição médica da UTI neonatal, o médico elabora a prescrição na UTI, e essa informação vai para a farmácia, que recebe a prescrição, separa os medicamentos e atende o pedido, levando os medicamentos para a UTI. Perceba-se que há relacionamentos entre as áreas e momentos em que o cliente avalia o que está recebendo e verifica a qualidade, prazo e quantidades. Esse fluxo deve ser desenhado para demonstrar as relações.

Depois de encontrar os "blocos", é o momento de criar os fluxos de trabalho. Uma vez que essas fases estão interligadas, o ideal é que sejam analisadas na ordem em que acontecem. Como explicado antes, cada fase é analisada por quem recebe as informações, produtos ou serviços.

Existe uma sequência a ser observada, e o objetivo é conhecer esses aspectos.

Definir indicadores de monitoramento

O monitoramento deve ser realizado com base em indicadores definidos quando se realiza a interação dos processos, o momento em que se definem os "momentos da verdade" do cliente. Se ele recebeu no prazo combinado, se chegou tudo o que foi solicitado, se a qualidade do que foi entregue é boa e assim por diante, ou seja, em cada momento de avaliação do cliente deve-se ter um indicador para monitorar se o processo está atendendo ao principal foco, que é o cliente, e assim verificar se o processo está funcionando ou precisa de melhorias. E o que são indicadores? São formas de representação quantificáveis de características de processos, utilizadas para acompanhar e melhorar os resultados ao longo do tempo. Com os indicadores, é possível medir o desempenho do processo; comparando-se o indicador atual com indicadores de outros períodos, pode-se medir a produtividade do processo, analisando a quantidade produzida, e também medir a qualidade do processo.

Há três tipos de indicadores que podem ser definidos para se monitorar os processos: desempenho, produtividade e qualidade. Como definir um indicador? É preciso saber o que se deseja medir e acompanhar essa gestão dentro de um processo. Não deve haver preocupação com o número de indicadores, mas sim se eles estão mostrando a eficiência e eficácia do processo. Caso contrário, monitorar será perda de tempo.

Planejar a melhoria do desempenho

Depois do diagnóstico inicial, do mapeamento completo e da definição dos indicadores, é essencial buscar a otimização da *performance*, justamente analisando os indicadores. Afinal, a gestão serve não só para acompanhar, mas também para tornar os processos administrativos melhores.

O ideal é pensar em um redesenho dos processos, ou seja, em mudanças estruturais que façam sentido para o negócio. Esse é o momento de repensar o fluxo de tarefas e até de cortar etapas burocráticas ou dispensáveis.

De volta à questão das prescrições. Se não se fizer uma conferência nas determinadas fases, do recebimento da prescrição, da separação da medicação e do atendimento da prescrição, o cliente final poderá sofrer as consequências desse desleixo. Então, pode ser incluída uma dupla conferência nessa fase para garantir sua checagem. Por outro lado, pode ser desnecessário prever uma etapa de envio do documento da prescrição (papel), caso o prontuário eletrônico esteja sendo utilizado. Isso poderá tornar tudo mais ágil e seguro. A melhoria deve ser baseada em um plano completo, com objetivos, escopo e ações. Assim é possível estruturar a atividade e conseguir uma atuação muito eficiente.

Não esquecer do monitoramento

Colocar a gestão de processos administrativos em prática não é o final. Assim que as mudanças começam a acontecer, é essencial elaborar um monitoramento completo para entender quais são os resultados obtidos. A ideia é acompanhar como os fluxos têm sido transformados e se a *performance* está de acordo com o esperado. Esse papel de monitoramento e de ajustes compete ao comitê ou escritório de processos.

Ao pensar no processo de prescrições, por meio de indicadores e de avaliações adequadas é possível entender se o ritmo está correto e se o impacto esperado se concretizou. Esse é o momento de verificar quais pontos estão divergentes ou não atingiram aquilo que era desejado. Com base nesse conhecimento, pode-se planejar novas mudanças para realizar adaptações conforme o que foi analisado. Isso é "rodar" o PDCA, como demonstrado na Figura 2.

Investir na automatização

É quase impossível falar em gestão de processos administrativos atualmente sem citar a tecnologia. Os recursos tecnológicos facilitam todas as etapas, do mapeamento à implementação de melhorias ou medições. Portanto, é preciso pensar na automatização como saída concreta. O ideal é recorrer aos *softwares* de gestão, que trazem uma atuação específica e facilitada na execução do gerenciamento.

A implementação também deve acontecer de forma planejada para que as etapas se integrem da maneira ideal. Assim, fica mais fácil conquistar o alinhamento e a boa *performance*. A boa gestão de processos administrativos permitirá que sua instituição cresça e se torne cada vez mais eficaz.

CONCLUSÃO

A gestão dos processos administrativos não pode ser segmentada nem desenvolvida à parte da gestão por processos da instituição. Se ela não estiver inserida no todo, não terá sentido monitorar e acompanhar os resultados. É preciso entender que a gestão dos processos administrativos envolve a maioria dos processos; se implanta-

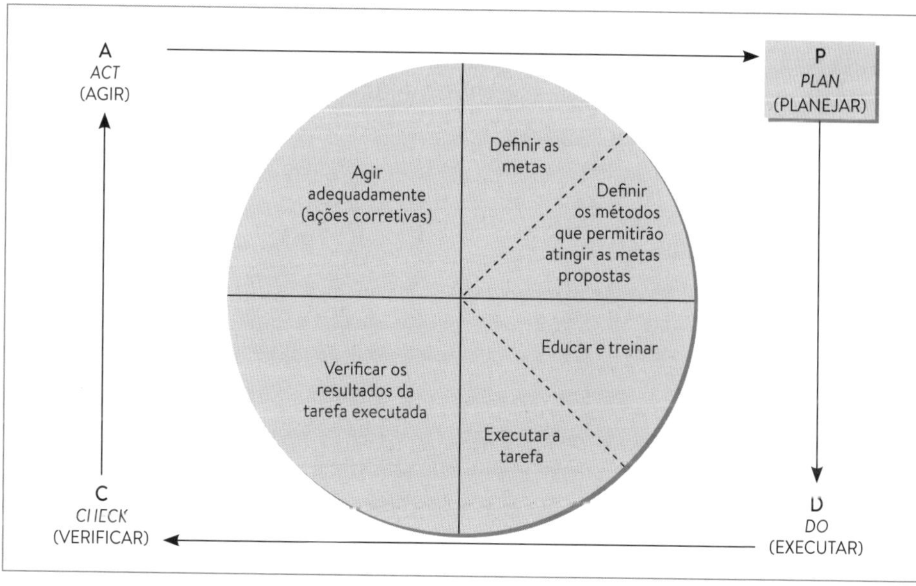

FIGURA 2 Ciclo do PDCA.

dos da forma correta, com as interações corretas, indicadores bem definidos, pode-se ter resultados significativos para a instituição, não apenas financeiros, mas de mudança de cultura, tornando a gestão horizontal e trabalhando como uma engrenagem que entrega o melhor produto ou serviço ao cliente final, aumentando sua satisfação.

REFERÊNCIAS BIBLIOGRÁFICAS

1. Fundação Nacional da Qualidade. Gestão por Processos. 2014. Available: https://prod.fnq.org.br/comunidade/wp-content/uploads/2018/12/n_6_gestao_por_processos_fnq.pdf (acesso 3 mar 2021).
2. Cruz T. Sistemas, métodos e processos: administrando organizações por meio de processos de negócios. São Paulo: Atlas; 2003.
3. Paim R, et al. Gestão de processos: pensar, agir e aprender. Porto Alegre: Bookman; 2009.
4. Oliveira DPR. Sistemas, organizações & métodos: uma abordagem gerencial. 14.ed. São Paulo, 2004.
5. Datz D, Melo ACS, Fernandes E. Mapeamento de processos como instrumento de apoio à implementação do custeio baseado em atividades nas organizações. 2004. Available: http://www.abepro.org.br/biblioteca/enegep2004_enegep0302_0606.pdf (acesso 3 mar 2021).
6. Campos VF. Qualidade total: padronização de empresas. Belo Horizonte: Fundação Cristiano Ottoni; 1992.
7. Cenci T. Gestão de processos administrativos no Hospital Beneficente Santa Terezinha. 2015. Monografia (graduação em administração - LFE Administração de Empresas) – Universidade do Vale do Taquari – Univates, Lajeado, 27 nov. 2015. Disponível em: <http://hdl.handle.net/10737/1029>.

Anexo

MINISTÉRIO DA SAÚDE
AGÊNCIA NACIONAL DE VIGILÂNCIA SANITÁRIA
RESOLUÇÃO-RDC N. 7, DE 24 DE FEVEREIRO DE 2010

Dispõe sobre os requisitos mínimos para funcionamento de Unidades de Terapia Intensiva e dá outras providências.

A Diretoria Colegiada da Agência Nacional de Vigilância Sanitária, no uso da atribuição que lhe confere o inciso IV do Art. 11 do Regulamento aprovado pelo Decreto n. 3.029, de 16 de abril de 1999, e tendo em vista o disposto no inciso II e nos §§ 1º e 3º do Art. 54 do Regimento Interno aprovado nos termos do Anexo I da Portaria n. 354 da Anvisa, de 11 de agosto de 2006, republicada no DOU, de 21 de agosto de 2006, em reunião realizada em 22 de fevereiro de 2010;

adota a seguinte Resolução da Diretoria Colegiada e eu, Diretor-Presidente, determino sua publicação:

Art. 1º Ficam aprovados os requisitos mínimos para funcionamento de Unidades de Terapia Intensiva, nos termos desta Resolução.

CAPÍTULO I

DAS DISPOSIÇÕES INICIAIS

Seção I
Objetivo

Art. 2º Esta Resolução possui o objetivo de estabelecer padrões mínimos para o funcionamento das Unidades de Terapia Intensiva, visando à redução de riscos aos pacientes, visitantes, profissionais e meio ambiente.

Seção II
Abrangência

Art. 3º Esta Resolução se aplica a todas as Unidades de Terapia Intensiva gerais do país, sejam públicas, privadas ou filantrópicas; civis ou militares.

Parágrafo único. Na ausência de Resolução específica, as UTI especializadas devem atender os requisitos mínimos dispostos neste Regulamento, acrescentando recursos humanos e materiais que se fizerem necessários para atender, com segurança, os pacientes que necessitam de cuidados especializados.

Seção III
Definições

Art. 4º Para efeito desta Resolução, são adotadas as seguintes definições:

I. Alvará de Licenciamento Sanitário: documento expedido pelo órgão sanitário competente Estadual, do Distrito Federal ou Municipal, que libera o funcionamento dos estabelecimentos que exerçam atividades sob regime de Vigilância Sanitária.

II. Área crítica: área na qual existe risco aumentado para desenvolvimento de infecções relacionadas à assistência à saúde, seja pela execução de processos envolvendo artigos críticos ou material biológico, pela realização de procedimentos invasivos ou pela presença de pacientes com susceptibilidade aumentada aos agentes infecciosos ou portadores de microrganismos de importância epidemiológica.

III. Centro de Terapia Intensiva (CTI): o agrupamento, numa mesma área física, de mais de uma Unidade de Terapia Intensiva.

IV. Comissão de Controle de Infecção Hospitalar – CCIH: de acordo com o definido pela Portaria GM/MS n. 2616, de 12 de maio de 1998.

V. Educação continuada em estabelecimento de saúde: processo de permanente aquisição de informações pelo trabalhador, de todo e qualquer conhecimento obtido formalmente, no âmbito institucional ou fora dele.

VI. Evento adverso: qualquer ocorrência inesperada e indesejável, associado ao uso de produtos submetidos ao controle e fiscalização sanitária, sem necessariamente possuir uma relação causal com a intervenção.

VII. Gerenciamento de risco: é a tomada de decisões relativas aos riscos ou a ação para a redução das consequências ou probabilidade de ocorrência.

VIII. Hospital: estabelecimento de saúde dotado de internação, meios diagnósticos e terapêuticos, com o objetivo de prestar assistência médica curativa e de reabilitação, podendo dispor de atividades de prevenção, assistência ambulatorial, atendimento de urgência/emergência e de ensino/pesquisa.

IX. Humanização da atenção à saúde: valorização da dimensão subjetiva e social, em todas as práticas de atenção e de gestão da saúde, fortalecendo o compromisso com os direitos do cidadão, destacando-se o respeito às questões de gênero, etnia, raça, religião, cultura, orientação sexual e às populações específicas.

X. Índice de gravidade ou Índice prognóstico: valor que reflete o grau de disfunção orgânica de um paciente.

XI. Médico diarista/rotineiro: profissional médico, legalmente habilitado, responsável pela garantia da continuidade do plano assistencial e pelo acompanhamento diário de cada paciente.

XII. Médico plantonista: profissional médico, legalmente habilitado, com atuação em regime de plantões.

XIII. Microrganismos multirresistentes: microrganismos, predominantemente bactérias, que são resistentes a uma ou mais classes de agentes antimicrobianos. Apesar das denominações de alguns microrganismos descreverem resistência a apenas algum agente (exemplo MRSA - *Staphylococcus aureus* resistente à Oxacilina; VRE - Enterococo Resistente à Vancomicina), esses patógenos frequentemente são resistentes à maioria dos agentes antimicrobianos disponíveis.

XIV. Microrganismos de importância clínico-epidemiológica: outros microrganismos definidos pelas CCIH como prioritários para monitoramento, prevenção e controle, com base no perfil da microbiota nosocomial e na morbimortalidade associada a tais microrganismos. Esta definição independe do seu perfil de resistência aos antimicrobianos.

XV. Norma: preceito, regra; aquilo que se estabelece como base a ser seguida.

XVI. Paciente grave: paciente com comprometimento de um ou mais dos principais sistemas fisiológicos, com perda de sua autorregulação, necessitando de assistência contínua.

XVII. Produtos e estabelecimentos submetidos ao controle e fiscalização sanitária: bens, produtos e estabelecimentos que envolvam risco à saúde pública, descritos no Art. 8º da Lei n. 9.782, de 26 de janeiro de 1999.

XVIII. Produtos para saúde: são aqueles enquadrados como produto médico ou produto para diagnóstico de uso "in vitro".

XIX. Queixa técnica: qualquer notificação de suspeita de alteração ou irregularidade de um produto ou empresa relacionada a aspectos técnicos ou legais, e que poderá ou não causar dano à saúde individual e coletiva.

XX. Regularização junto ao órgão sanitário competente: comprovação que determinado produto ou serviço submetido ao controle e fiscalização sanitária obedece à legislação sanitária vigente.

XXI. Risco: combinação da probabilidade de ocorrência de um dano e a gravidade de tal dano.

XXII. Rotina: compreende a descrição dos passos dados para a realização de uma atividade ou operação, envolvendo, geralmente, mais de um agente. Favorece o planejamento e racionalização da atividade, evitam improvisações, na medida em que definem com antecedência os agentes que serão envolvidos, propiciando-lhes treinar suas ações, desta forma eliminando ou minimizando os erros. Permite a continuidade das ações desenvolvidas, além de fornecer subsídios para a avaliação de cada uma em particular. As rotinas são peculiares a cada local.

XXIII. Sistema de Classificação de Necessidades de Cuidados de Enfermagem: índice de carga de trabalho que auxilia a avaliação quantitativa e qualitativa dos recursos humanos de enfermagem necessários para o cuidado.

XXIV. Sistema de Classificação de Severidade da Doença: sistema que permite auxiliar na identificação de pacientes graves por meio de indicadores e índices de gravidade calculados a partir de dados colhidos dos pacientes.

XXV. Teste Laboratorial Remoto (TRL): Teste realizado por meio de um equipamento laboratorial situado fisicamente fora da área de um laboratório clínico. Também chamado Teste Laboratorial Portátil – TLP, do inglês *Point-of-care testing* – POCT. São exemplos de TLR: glicemia capilar, hemogasometria, eletrólitos sanguíneos, marcadores de injúria miocárdica, testes de coagulação automatizados, e outros de natureza similar.

XXVI. Unidade de Terapia Intensiva (UTI): área crítica destinada à internação de pacientes graves, que requerem atenção profissional especializada de forma contínua, materiais específicos e tecnologias necessárias ao diagnóstico, monitorização e terapia.

XXVII. Unidade de Terapia Intensiva – Adulto (UTI-A): UTI destinada à assistência de pacientes com idade igual ou superior a 18 anos, podendo admitir pacientes de 15 a 17 anos, se definido nas normas da instituição.

XXVIII. Unidade de Terapia Intensiva Especializada: UTI destinada à assistência a pacientes selecionados por tipo de doença ou intervenção, como cardiopatas, neurológicos, cirúrgicos, entre outras.

XXIX. Unidade de Terapia Intensiva Neonatal (UTI-N): UTI destinada à assistência a pacientes admitidos com idade entre 0 e 28 dias.

XXX. Unidade de Terapia Intensiva Pediátrica (UTI-P): UTI destinada à assistência a pacientes com idade de 29 dias a 14 ou 18 anos, sendo este limite definido de acordo com as rotinas da instituição.

XXXI. Unidade de Terapia Intensiva Pediátrica Mista (UTIPm): UTI destinada à assistência a pacientes recém-nascidos e pediátricos numa mesma sala, porém havendo separação física entre os ambientes de UTI Pediátrica e UTI Neonatal.

CAPÍTULO II

DAS DISPOSIÇÕES COMUNS A TODAS AS UNIDADES DE TERAPIA INTENSIVA

Seção I

Organização

Art. 5º A Unidade de Terapia Intensiva deve estar localizada em um hospital regularizado junto ao órgão de vigilância sanitária municipal ou estadual.

Parágrafo único. A regularização perante o órgão de vigilância sanitária local se dá mediante a emissão e renovação de alvará de licenciamento sanitário, salvo exceções previstas em lei, e é condicionada ao cumprimento das disposições especificadas nesta Resolução e outras normas sanitárias vigentes.

Art. 6º O hospital no qual a Unidade de Terapia Intensiva está localizada deve estar cadastrado e manter atualizadas as informações referentes a esta Unidade no Cadastro Nacional de Estabelecimentos de Saúde (CNES).

Art. 7º A direção do hospital onde a UTI está inserida deve garantir:

I. O provimento dos recursos humanos e materiais necessários ao funcionamento da unidade e à continuidade da atenção, em conformidade com as disposições desta RDC;

II. A segurança e a proteção de pacientes, profissionais e visitantes, inclusive fornecendo equipamentos de proteção individual e coletiva.

Art. 8º A unidade deve dispor de registro das normas institucionais e das rotinas dos procedimentos assistenciais e administrativos realizados na unidade, as quais devem ser:

I. Elaboradas em conjunto com os setores envolvidos na assistência ao paciente grave, no que for pertinente, em especial com a comissão de controle de infecção hospitalar.
II. Aprovadas e assinadas pelo responsável técnico e pelos coordenadores de enfermagem e de fisioterapia;
III. Revisadas anualmente ou sempre que houver a incorporação de novas tecnologias;
IV. Disponibilizadas para todos os profissionais da unidade.

Art. 9º A unidade deve dispor de registro das normas institucionais e das rotinas relacionadas a biossegurança, contemplando, no mínimo, os seguintes itens:

I. Condutas de segurança biológica, química, física, ocupacional e ambiental;
II. Instruções de uso para os equipamentos de proteção individual (EPI) e de proteção coletiva (EPC);
III. Procedimentos em caso de acidentes;
IV. Manuseio e transporte de material e amostra biológica.

Seção II

Infraestrutura Física

Art. 10 Devem ser seguidos os requisitos estabelecidos na RDC/Anvisa n. 50, de 21 de fevereiro de 2002.

Parágrafo único. A infraestrutura deve contribuir para manutenção da privacidade do paciente, sem, contudo, interferir na sua monitorização.

Art. 11 As Unidades de Terapia Intensiva Adulto, Pediátricas e Neonatais devem ocupar salas distintas e exclusivas.

§ 1º Caso essas unidades sejam contíguas, os ambientes de apoio podem ser compartilhados entre si.

§ 2º Nas UTI Pediátricas Mistas deve haver uma separação física entre os ambientes de UTI Pediátrica e UTI Neonatal.

Seção III

Recursos Humanos

Art. 12 As atribuições e as responsabilidades de todos os profissionais que atuam na unidade devem estar formalmente designadas, descritas e divulgadas aos profissionais que atuam na UTI.

Art. 13 Deve ser formalmente designado um Responsável Técnico médico, um enfermeiro coordenador da equipe de enfermagem e um fisioterapeuta coordenador da equipe de fisioterapia, assim como seus respectivos substitutos.

§ 1° O Responsável Técnico deve ter título de especialista em Medicina Intensiva para responder por UTI Adulto; habilitação em Medicina Intensiva Pediátrica, para responder por UTI Pediátrica; título de especialista em Pediatria com área de atuação em Neonatologia, para responder por UTI Neonatal.

§ 2° Os coordenadores de enfermagem e de fisioterapia devem ser especialistas em terapia intensiva ou em outra especialidade relacionada à assistência ao paciente grave, específica para a modalidade de atuação (adulto, pediátrica ou neonatal);

§ 3° É permitido assumir responsabilidade técnica ou coordenação em, no máximo, 02 (duas) UTI.

Art. 14 Além do disposto no Artigo 13 desta RDC, deve ser designada uma equipe multiprofissional, legalmente habilitada, a qual deve ser dimensionada, quantitativa e qualitativamente, de acordo com o perfil assistencial, a demanda da unidade e legislação vigente, contendo, para atuação exclusiva na unidade, no mínimo, os seguintes profissionais:

I. Médico diarista/rotineiro: 01 (um) para cada 10 (dez) leitos ou fração, nos turnos matutino e vespertino, com título de especialista em Medicina Intensiva para atuação em UTI Adulto; habilitação em Medicina Intensiva Pediátrica para atuação em UTI Pediátrica; título de especialista em Pediatria com área de atuação em Neonatologia para atuação em UTI Neonatal;

II. Médicos plantonistas: no mínimo 01 (um) para cada 10 (dez) leitos ou fração, em cada turno.

III. Enfermeiros assistenciais: no mínimo 01 (um) para cada 08 (oito) leitos ou fração, em cada turno.

IV. Fisioterapeutas: no mínimo 01 (um) para cada 10 (dez) leitos ou fração, nos turnos matutino, vespertino e noturno, perfazendo um total de 18 horas diárias de atuação;

V. Técnicos de enfermagem: no mínimo 01 (um) para cada 02 (dois) leitos em cada turno, além de 1 (um) técnico de enfermagem por UTI para serviços de apoio assistencial em cada turno;

VI. Auxiliares administrativos: no mínimo 01 (um) exclusivo da unidade;

VII. Funcionários exclusivos para serviço de limpeza da unidade, em cada turno.

Art. 15 Médicos plantonistas, enfermeiros assistenciais, fisioterapeutas e técnicos de enfermagem devem estar disponíveis em tempo integral para assistência aos pacientes internados na UTI, durante o horário em que estão escalados para atuação na UTI.

Art. 16 Todos os profissionais da UTI devem estar imunizados contra tétano, difteria, hepatite B e outros imunobiológicos, de acordo com a NR 32 - Segurança e Saúde no Trabalho em Serviços de Saúde estabelecida pela Portaria MTE/GM n. 485, de 11 de novembro de 2005.

Art. 17 A equipe da UTI deve participar de um programa de educação continuada, contemplando, no mínimo:

I. Normas e rotinas técnicas desenvolvidas na unidade;
II. Incorporação de novas tecnologias;
III. Gerenciamento dos riscos inerentes às atividades desenvolvidas na unidade e segurança de pacientes e profissionais.
IV. Prevenção e controle de infecções relacionadas à assistência à saúde.

§ 1º As atividades de educação continuada devem estar registradas, com data, carga horária e lista de participantes.

§ 2º Ao serem admitidos à UTI, os profissionais devem receber capacitação para atuar na unidade.

Seção IV

Acesso a Recursos Assistenciais

Art. 18 Devem ser garantidos, por meios próprios ou terceirizados, os seguintes serviços à beira do leito:

I. Assistência nutricional;
II. Terapia nutricional (enteral e parenteral);
III. Assistência farmacêutica;
IV. Assistência fonoaudiológica;
V. Assistência psicológica;
VI. Assistência odontológica;
VII. Assistência social;
VIII. Assistência clínica vascular;
IX. Assistência de terapia ocupacional para UTI adulto e pediátrica
X. Assistência clínica cardiovascular, com especialidade pediátrica nas UTI pediátricas e neonatais;
XI. Assistência clínica neurológica;

XII. Assistência clínica ortopédica;
XIII. Assistência clínica urológica;
XIV. Assistência clínica gastroenterológica;
XV. Assistência clínica nefrológica, incluindo hemodiálise;
XVI. Assistência clínica hematológica;
XVII. Assistência hemoterápica;
XVIII. Assistência oftalmológica;
XIX. Assistência otorrinolaringológica;
XX. Assistência clínica de infectologia;
XXI. Assistência clínica ginecológica;
XXII. Assistência cirúrgica geral em caso de UTI adulto e cirurgia pediátrica, em caso de UTI neonatal ou UTI pediátrica;
XXIII. Serviço de laboratório clínico, incluindo microbiologia e hemogasometria;
XXIV. Serviço de radiografia móvel;
XXV. Serviço de ultrassonografia portátil;
XXVI. Serviço de endoscopia digestiva alta e baixa;
XXVII. Serviço de fibrobroncoscopia;
XXVIII. Serviço de diagnóstico clínico e notificação compulsória de morte encefálica.

Art. 19 O hospital em que a UTI está inserida deve dispor, na própria estrutura hospitalar, dos seguintes serviços diagnósticos e terapêuticos:

I. Centro cirúrgico;
II. Serviço radiológico convencional;
III. Serviço de ecodopplercardiografia.

Art. 20 Deve ser garantido acesso aos seguintes serviços diagnósticos e terapêuticos, no hospital onde a UTI está inserida ou em outro estabelecimento, por meio de acesso formalizado:

I. Cirurgia cardiovascular;
II. Cirurgia vascular;
III. Cirurgia neurológica;
IV. Cirurgia ortopédica;
V. Cirurgia urológica;
VI. Cirurgia buco-maxilo-facial;
VII. Radiologia intervencionista;
VIII. Ressonância magnética;

IX. Tomografia computadorizada;
X. Anatomia patológica;
XI. Exame comprobatório de fluxo sanguíneo encefálico.

Seção V

Processos de Trabalho

Art. 21 Todo paciente internado em UTI deve receber assistência integral e interdisciplinar.

Art. 22 A evolução do estado clínico, as intercorrências e os cuidados prestados devem ser registrados pelas equipes médica, de enfermagem e de fisioterapia no prontuário do paciente, em cada turno, e atendendo as regulamentações dos respectivos conselhos de classe profissional e normas institucionais.

Art. 23 As assistências farmacêutica, psicológica, fonoaudiológica, social, odontológica, nutricional, de terapia nutricional enteral e parenteral e de terapia ocupacional devem estar integradas às demais atividades assistenciais prestadas ao paciente, sendo discutidas conjuntamente pela equipe multiprofissional.

Parágrafo único. A assistência prestada por estes profissionais deve ser registrada, assinada e datada no prontuário do paciente, de forma legível e contendo o número de registro no respectivo conselho de classe profissional.

Art. 24 Devem ser assegurados, por todos os profissionais que atuam na UTI, os seguintes itens:

I. Preservação da identidade e da privacidade do paciente, assegurando um ambiente de respeito e dignidade;
II. Fornecimento de orientações aos familiares e aos pacientes, quando couber, em linguagem clara, sobre o estado de saúde e a assistência a ser prestada desde a admissão até a alta;
III. Ações de humanização da atenção à saúde;
IV. Promoção de ambiência acolhedora;
V. Incentivo à participação da família na atenção ao paciente, quando pertinente.

Art. 25 A presença de acompanhantes em UTI deve ser normatizada pela instituição, com base na legislação vigente.

Art. 26 O paciente consciente deve ser informado quanto aos procedimentos a que será submetido e sobre os cuidados requeridos para execução dos mesmos.

Parágrafo único. O responsável legal pelo paciente deve ser informado sobre as condutas clínicas e procedimentos a que o mesmo será submetido.

Art. 27 Os critérios para admissão e alta de pacientes na UTI devem ser registrados, assinados pelo Responsável Técnico e divulgados para toda a instituição, além de seguir legislação e normas institucionais vigentes.

Art. 28 A realização de testes laboratoriais remotos (TLR) nas dependências da UTI está condicionada ao cumprimento das disposições da Resolução da Diretoria Colegiada da Anvisa - RDC n. 302, de 13 de outubro de 2005.

Seção VI

Transporte de Pacientes

Art. 29 Todo paciente grave deve ser transportado com o acompanhamento contínuo, no mínimo, de um médico e de um enfermeiro, ambos com habilidade comprovada para o atendimento de urgência e emergência.

Art. 30 Em caso de transporte intra-hospitalar para realização de algum procedimento diagnóstico ou terapêutico, os dados do prontuário devem estar disponíveis para consulta dos profissionais do setor de destino.

Art. 31 Em caso de transporte inter-hospitalar de paciente grave, devem ser seguidos os requisitos constantes na Portaria GM/MS n. 2048, de 05 de novembro de 2002.

Art. 32 Em caso de transferência inter-hospitalar por alta da UTI, o paciente deverá ser acompanhado de um relatório de transferência, o qual será entregue no local de destino do paciente;

Parágrafo único. O relatório de transferência deve conter, no mínimo:

I. Dados referentes ao motivo de internação na UTI e diagnósticos de base;

II. Dados referentes ao período de internação na UTI, incluindo realização de procedimentos invasivos, intercorrências, infecções, transfusões de sangue e hemoderivados, tempo de permanência em assistência ventilatória mecânica invasiva e não invasiva, realização de diálise e exames diagnósticos;

III. Dados referentes à alta e ao preparatório para a transferência, incluindo prescrições médica e de enfermagem do dia, especificando aprazamento de horários e cuidados administrados antes da transferência; perfil de monitorização hemodinâmica, equilíbrio acidobásico, balanço hídrico e sinais vitais das últimas 24 horas.

Seção VII

Gerenciamento de Riscos e Notificação de Eventos Adversos

Art. 33 Deve ser realizado gerenciamento dos riscos inerentes às atividades realizadas na unidade, bem como aos produtos submetidos ao controle e fiscalização sanitária.

Art. 34 O estabelecimento de saúde deve buscar a redução e minimização da ocorrência dos eventos adversos relacionados a:

I. Procedimentos de prevenção, diagnóstico, tratamento ou reabilitação do paciente;
II. Medicamentos e insumos farmacêuticos;
III. Produtos para saúde, incluindo equipamentos;
IV. Uso de sangue e hemocomponentes;
V. Saneantes;
VI. Outros produtos submetidos ao controle e fiscalização sanitária utilizados na unidade.

Art. 35 Na monitorização e no gerenciamento de risco, a equipe da UTI deve:

I. Definir e monitorar indicadores de avaliação da prevenção ou redução dos eventos adversos pertinentes à unidade;
II. Coletar, analisar, estabelecer ações corretivas e notificar eventos adversos e queixas técnicas, conforme determinado pelo órgão sanitário competente.

Art. 36 Os eventos adversos relacionados aos itens dispostos no Art. 35 desta RDC devem ser notificados à gerência de risco ou outro setor definido pela instituição, de acordo com as normas institucionais.

Seção VIII

Prevenção e Controle de Infecções Relacionadas à Assistência à Saúde

Art. 37 Devem ser cumpridas as medidas de prevenção e controle de infecções relacionadas à assistência à saúde (IRAS) definidas pelo Programa de Controle de Infecção do hospital.

Art. 38 As equipes da UTI e da Comissão de Controle de Infecção Hospitalar – CCIH – são responsáveis pelas ações de prevenção e controle de IRAS.

Art. 39 A CCIH deve estruturar uma metodologia de busca ativa das infecções relacionadas a dispositivos invasivos, dos microrganismos multirresistentes e outros microrganismos de importância clínico epidemiológica, além de identificação precoce de surtos.

Art. 40 A equipe da UTI deve colaborar com a CCIH na vigilância epidemiológica das IRAS e com o monitoramento de microrganismos multirresistentes na unidade.

Art. 41 A CCIH deve divulgar os resultados da vigilância das infecções e perfil de sensibilidade dos microrganismos à equipe multiprofissional da UTI, visando a avaliação periódica das medidas de prevenção e controle das IRAS.

Art. 42 As ações de prevenção e controle de IRAS devem ser baseadas na avaliação dos indicadores da unidade.

Art. 43 A equipe da UTI deve aderir às medidas de precaução padrão, às medidas de precaução baseadas na transmissão (contato, gotículas e aerossóis) e colaborar no estímulo ao efetivo cumprimento das mesmas.

Art. 44 A equipe da UTI deve orientar visitantes e acompanhantes quanto às ações que visam a prevenção e o controle de infecções, baseadas nas recomendações da CCIH.

Art. 45 A equipe da UTI deve proceder ao uso racional de antimicrobianos, estabelecendo normas e rotinas de forma interdisciplinar e em conjunto com a CCIH, Farmácia Hospitalar e Laboratório de Microbiologia.

Art. 46 Devem ser disponibilizados os insumos, produtos, equipamentos e instalações necessários para as práticas de higienização de mãos de profissionais de saúde e visitantes.

§ 1º Os lavatórios para higienização das mãos devem estar disponibilizados na entrada da unidade, no posto de enfermagem e em outros locais estratégicos definidos pela CCIH e possuir dispensador com sabonete líquido e papel toalha.

§ 2º As preparações alcoólicas para higienização das mãos devem estar disponibilizadas na entrada da unidade, entre os leitos e em outros locais estratégicos definidos pela CCIH.

Art. 47 O Responsável Técnico e os coordenadores de enfermagem e de fisioterapia devem estimular a adesão às práticas de higienização das mãos pelos profissionais e visitantes.

Seção IX

Avaliação

Art. 48 Devem ser monitorados e mantidos registros de avaliações do desempenho e do padrão de funcionamento global da UTI, assim como de eventos que possam indicar necessidade de melhoria da qualidade da assistência, com o objetivo de estabelecer medidas de controle ou redução dos mesmos.

§ 1º Deve ser calculado o Índice de Gravidade/Índice Prognóstico dos pacientes internados na UTI por meio de um Sistema de Classificação de Severidade de Doença recomendado por literatura científica especializada.

§ 2º O Responsável Técnico da UTI deve correlacionar a mortalidade geral de sua unidade com a mortalidade geral esperada, de acordo com o Índice de gravidade utilizado.

§ 3º Devem ser monitorados os indicadores mencionados na Instrução Normativa n. 4, de 24 de fevereiro de 2010, da Anvisa.

§ 4º Estes dados devem estar em local de fácil acesso e ser disponibilizados à Vigilância Sanitária durante a inspeção sanitária ou quando solicitado.

Art. 49 Os pacientes internados na UTI devem ser avaliados por meio de um Sistema de Classificação de Necessidades de Cuidados de Enfermagem recomendado por literatura científica especializada.

§ 1º O enfermeiro coordenador da UTI deve correlacionar as necessidades de cuidados de enfermagem com o quantitativo de pessoal disponível, de acordo com um instrumento de medida utilizado.

§ 2º Os registros desses dados devem estar disponíveis mensalmente, em local de fácil acesso.

Seção X

Recursos Materiais

Art. 50 A UTI deve dispor de materiais e equipamentos de acordo com a complexidade do serviço e necessários ao atendimento de sua demanda.

Art. 51 Os materiais e equipamentos utilizados, nacionais ou importados, devem estar regularizados junto à Anvisa, de acordo com a legislação vigente.

Art. 52 Devem ser mantidas na unidade instruções escritas referentes à utilização dos equipamentos e materiais, que podem ser substituídas ou complementadas por manuais do fabricante em língua portuguesa.

Art. 53 Quando houver terceirização de fornecimento de equipamentos médico-hospitalares, deve ser estabelecido contrato formal entre o hospital e a empresa contratante.

Art. 54 Os materiais e equipamentos devem estar íntegros, limpos e prontos para uso.

Art. 55 Devem ser realizadas manutenções preventivas e corretivas nos equipamentos em uso e em reserva operacional, de acordo com periodicidade estabelecida pelo fabricante ou pelo serviço de engenharia clínica da instituição.

Parágrafo único. Devem ser mantidas na unidade cópias do calendário de manutenções preventivas e o registro das manutenções realizadas.

CAPÍTULO III

DOS REQUISITOS ESPECÍFICOS PARA UNIDADES DE TERAPIA INTENSIVA ADULTO

Seção I

Recursos Materiais

Art. 56 Devem estar disponíveis, para uso exclusivo da UTI Adulto, materiais e equipamentos de acordo com a faixa etária e biotipo do paciente.

Art. 57 Cada leito de UTI Adulto deve possuir, no mínimo, os seguintes equipamentos e materiais:

I. Cama hospitalar com ajuste de posição, grades laterais e rodízios;
II. Equipamento para ressuscitação manual do tipo balão autoinflável, com reservatório e máscara facial: 01(um) por leito, com reserva operacional de 01 (um) para cada 02 (dois) leitos;
III. Estetoscópio;
IV. Conjunto para nebulização;
V. Quatro (04) equipamentos para infusão contínua e controlada de fluidos ("bomba de infusão"), com reserva operacional de 01 (um) equipamento para cada 03 (três) leitos:
VI. Fita métrica;
VII. Equipamentos e materiais que permitam monitorização contínua de:

A. Frequência respiratória;
B. Oximetria de pulso;
C. Frequência cardíaca;
D. Cardioscopia;
E. Temperatura;
F. Pressão arterial não invasiva.

Art. 58 Cada UTI Adulto deve dispor, no mínimo, de:

I. Materiais para punção lombar;
II. Materiais para drenagem liquórica em sistema fechado;
III. Oftalmoscópio;

IV. Otoscópio;

V. Negatoscópio;

VI. Máscara facial que permite diferentes concentrações de oxigênio: 01 (uma) para cada 02 (dois) leitos;

VII. Materiais para aspiração traqueal em sistemas aberto e fechado;

VIII. Aspirador a vácuo portátil;

IX. Equipamento para mensurar pressão de balonete de tubo/cânula endotraqueal ("cuffômetro");

X. Ventilômetro portátil;

XI. Capnógrafo: 01 (um) para cada 10 (dez) leitos;

XII. Ventilador pulmonar mecânico microprocessado: 01 (um) para cada 02 (dois) leitos, com reserva operacional de 01 (um) equipamento para cada 05 (cinco) leitos, devendo dispor, cada equipamento de, no mínimo, 02 (dois) circuitos completos,

XIII. Equipamento para ventilação pulmonar mecânica não invasiva: 01(um) para cada 10 (dez) leitos, quando o ventilador pulmonar mecânico microprocessado não possuir recursos para realizar a modalidade de ventilação não invasiva;

XIV. Materiais de interface facial para ventilação pulmonar não invasiva 01 (um) conjunto para cada 05 (cinco) leitos;

XV. Materiais para drenagem torácica em sistema fechado;

XVI. Materiais para traqueostomia;

XVII. Foco cirúrgico portátil;

XVIII. Materiais para acesso venoso profundo;

XIX. Materiais para flebotomia;

XX. Materiais para monitorização de pressão venosa central;

XXI. Materiais e equipamento para monitorização de pressão arterial invasiva: 01 (um) equipamento para cada 05 (cinco) leitos, com reserva operacional de 01 (um) equipamento para cada 10 (dez) leitos;

XXII. Materiais para punção pericárdica,

XXIII. Monitor de débito cardíaco;

XXIV. Eletrocardiógrafo portátil: 01 (um) equipamento para cada 10 (dez) leitos;

XXV. Kit ("carrinho") contendo medicamentos e materiais para atendimento às emergências: 01 (um) para cada 05 (cinco) leitos ou fração;

XXVI. Equipamento desfibrilador e cardioversor, com bateria: 01 (um) para cada 05 (cinco) leitos;

XXVII. Marca-passo cardíaco temporário, eletrodos e gerador: 01 (um) equipamento para cada 10 (dez) leitos;

XXVIII. Equipamento para aferição de glicemia capilar, específico para uso hospitalar: 01 (um) para cada 05 (cinco) leitos;
XXIX. Materiais para curativos;
XXX. Materiais para cateterismo vesical de demora em sistema fechado;
XXXI. Dispositivo para elevar, transpor e pesar o paciente;
XXXII. Poltrona com revestimento impermeável, destinada à assistência aos pacientes: 01 (uma) para cada 05 leitos ou fração.
XXXIII. Maca para transporte, com grades laterais, suporte para soluções parenterais e suporte para cilindro de oxigênio: 1 (uma) para cada 10 (dez) leitos ou fração;
XXXIV. Equipamento(s) para monitorização contínua de múltiplos parâmetros (oximetria de pulso, pressão arterial não invasiva; cardioscopia; frequência respiratória) específico(s) para transporte, com bateria: 1 (um) para cada 10 (dez) leitos ou fração;
XXXV. Ventilador mecânico específico para transporte, com bateria: 1(um) para cada 10 (dez) leitos ou fração;
XXXVI. Kit ("maleta") para acompanhar o transporte de pacientes graves, contendo medicamentos e materiais para atendimento às emergências: 01 (um) para cada 10 (dez) leitos ou fração;
XXXVII. Cilindro transportável de oxigênio;
XXXVIII. Relógios e calendários posicionados de forma a permitir visualização em todos os leitos.
XXXIX. Refrigerador, com temperatura interna de 2 a 8°c, de uso exclusivo para guarda de medicamentos, com monitorização e registro de temperatura.

Art. 59 Outros equipamentos ou materiais podem substituir os listados neste regulamento técnico, desde que tenham comprovada sua eficácia propedêutica e terapêutica e sejam regularizados pela Anvisa.

Art. 60 Os kits para atendimento às emergências, referidos nos incisos XXV e XXXVI do Art. 58, devem conter, no mínimo: ressuscitador manual com reservatório, cabos e lâminas de laringoscópio, tubos/cânulas endotraqueais, fixadores de tubo endotraqueal, cânulas de Guedel e fio guia estéril.

§ 1º Demais materiais e medicamentos a compor estes kits devem seguir protocolos assistenciais para este fim, padronizados pela unidade e baseados em evidências científicas.

§ 2º A quantidade dos materiais e medicamentos destes kits deve ser padronizada pela unidade, de acordo com sua demanda.

§ 3º Os materiais utilizados devem estar de acordo com a faixa etária e biotipo do paciente (lâminas de laringoscópio, tubos endotraqueais de tamanhos adequados, por exemplo);

§ 4º A unidade deve fazer uma lista com todos os materiais e medicamentos a compor estes kits e garantir que estejam sempre prontos para uso.

CAPÍTULO IV

DOS REQUISITOS ESPECÍFICOS PARA UNIDADES DE TERAPIA INTENSIVA PEDIÁTRICAS

Seção I

Recursos Materiais

Art. 61 Devem estar disponíveis, para uso exclusivo da UTI Pediátrica, materiais e equipamentos de acordo com a faixa etária e biotipo do paciente.

Art. 62 Cada leito de UTI Pediátrica deve possuir, no mínimo, os seguintes equipamentos e materiais:

I. Berço hospitalar com ajuste de posição, grades laterais e rodízios;
II. Equipamento para ressuscitação manual do tipo balão autoinflável, com reservatório e máscara facial: 01(um) por leito, com reserva operacional de 01 (um) para cada 02 (dois) leitos;
III. Estetoscópio;
IV. Conjunto para nebulização;
V. Quatro (04) equipamentos para infusão contínua e controlada de fluidos ("bomba de infusão"), com reserva operacional de 01 (um) para cada 03 (três) leitos;
VI. Fita métrica;
VII. Poltrona removível, com revestimento impermeável, destinada ao acom panhante: 01 (uma) por leito;
VIII. Equipamentos e materiais que permitam monitorização contínua de:

A. Frequência respiratória;
B. Oximetria de pulso;
C. Requência cardíaca;
D. Cardioscopia;
E. Temperatura;
F. Pressão arterial não invasiva.

Art. 63 Cada UTI Pediátrica deve dispor, no mínimo, de:

I. Berço aquecido de terapia intensiva: 1(um) para cada 5 (cinco) leitos;
II. Estadiômetro;
III. Balança eletrônica portátil;
IV. Oftalmoscópio;
V. Otoscópio;
VI. Materiais para punção lombar;
VII. Materiais para drenagem liquórica em sistema fechado;
VIII. Negatoscópio;
IX. Capacetes ou tendas para oxigenoterapia;
X. Máscara facial que permite diferentes concentrações de oxigênio: 01 (um) para cada 02 (dois) leitos;
XI. Materiais para aspiração traqueal em sistemas aberto e fechado;
XII. Aspirador a vácuo portátil;
XIII. Equipamento para mensurar pressão de balonete de tubo/cânula endotraqueal ("cuffômetro");
XIV. Capnógrafo: 01 (um) para cada 10 (dez) leitos;
XV. Ventilador pulmonar mecânico microprocessado: 01 (um) para cada 02 (dois) leitos, com reserva operacional de 01 (um) equipamento para cada 05 (cinco) leitos, devendo dispor cada equipamento de, no mínimo, 02 (dois) circuitos completos.
XVI. Equipamento para ventilação pulmonar não invasiva: 01(um) para cada 10 (dez) leitos, quando o ventilador pulmonar microprocessado não possuir recursos para realizar a modalidade de ventilação não invasiva;
XVII. Materiais de interface facial para ventilação pulmonar não invasiva: 01 (um) conjunto para cada 05 (cinco) leitos;
XVIII. Materiais para drenagem torácica em sistema fechado;
XIX. Materiais para traqueostomia;
XX. Foco cirúrgico portátil;
XXI. Materiais para acesso venoso profundo, incluindo cateterização venosa central de inserção periférica (PICC);
XXII. Material para flebotomia;
XXIII. Materiais para monitorização de pressão venosa central;
XXIV. Materiais e equipamento para monitorização de pressão arterial invasiva: 01 (um) equipamento para cada 05 (cinco) leitos, com reserva operacional de 01 (um) equipamento para cada 10 (dez) leitos;
XXV. Materiais para punção pericárdica;

XXVI. Eletrocardiógrafo portátil;
XXVII. Kit ("carrinho") contendo medicamentos e materiais para atendimento às emergências: 01 (um) para cada 05 (cinco) leitos ou fração;
XXVIII. Equipamento desfibrilador e cardioversor, com bateria, na unidade;
XXIX. Marca-passo cardíaco temporário, eletrodos e gerador: 01 (um) equipamento para a unidade;
XXX. Equipamento para aferição de glicemia capilar, específico para uso hospitalar: 01 (um) para cada 05 (cinco) leitos ou fração;
XXXI. Materiais para curativos;
XXXII. Materiais para cateterismo vesical de demora em sistema fechado;
XXXIII. Maca para transporte, com grades laterais, com suporte para equipamento de infusão controlada de fluidos e suporte para cilindro de oxigênio: 01 (uma) para cada 10 (dez) leitos ou fração;
XXXIV. Equipamento(s) para monitorização contínua de múltiplos parâmetros (oximetria de pulso, pressão arterial não invasiva; cardioscopia; frequência respiratória) específico para transporte, com bateria: 01 (um) para cada 10 (dez) leitos ou fração;
XXXV. Ventilador pulmonar específico para transporte, com bateria: 01 (um) para cada 10 (dez) leitos ou fração;
XXXVI. Kit ("maleta") para acompanhar o transporte de pacientes graves, contendo medicamentos e materiais para atendimento às emergências: 01 (um) para cada 10 (dez) leitos ou fração;
XXXVII. Cilindro transportável de oxigênio;
XXXVIII. Relógio e calendário de parede;
XXXIX. Refrigerador, com temperatura interna de 2 a 8°c, de uso exclusivo para guarda de medicamentos, com monitorização e registro de temperatura.

Art. 64 Outros equipamentos ou materiais podem substituir os listados neste regulamento técnico, desde que tenham comprovada sua eficácia propedêutica e terapêutica e sejam regularizados pela Anvisa.

Art. 65 Os kits para atendimento às emergências, referidos nos incisos XXVII e XXXVI do Art. 63, devem conter, no mínimo: ressuscitador manual com reservatório, cabos e lâminas de laringoscópio, tubos/cânulas endotraqueais, fixadores de tubo endotraqueal, cânulas de Guedel e fio guia estéril.

§ 1º Demais materiais e medicamentos a compor estes kits devem seguir protocolos assistenciais para este fim, padronizados pela unidade e baseados em evidências científicas.

§ 2º A quantidade dos materiais e medicamentos destes kits deve ser padronizada pela unidade, de acordo com sua demanda.

§ 3º Os materiais utilizados devem estar de acordo com a faixa etária e biotipo do paciente (lâminas de laringoscópio, tubos endotraqueais de tamanhos adequados, por exemplo);

§ 4º A unidade deve fazer uma lista com todos os materiais e medicamentos a compor estes kits e garantir que estejam sempre prontos para uso.

Seção II

UTI Pediátrica Mista

Art. 66 As UTI Pediátricas Mistas, além dos requisitos comuns a todas as UTI, também devem atender aos requisitos relacionados aos recursos humanos, assistenciais e materiais estabelecidos para UTI pediátrica e neonatal concomitantemente.

Parágrafo único. A equipe médica deve conter especialistas em Terapia Intensiva Pediátrica e especialistas em Neonatologia.

CAPÍTULO V

DOS REQUISITOS ESPECÍFICOS PARA UNIDADES DE TERAPIA INTENSIVA NEONATAIS

Seção I

Recursos Materiais

Art. 67 Devem estar disponíveis, para uso exclusivo da UTI Neonatal, materiais e equipamentos de acordo com a faixa etária e biotipo do paciente.

Art. 68 Cada leito de UTI Neonatal deve possuir, no mínimo, os seguintes equipamentos e materiais:

I. Incubadora com parede dupla;
II. Equipamento para ressuscitação manual do tipo balão autoinflável com reservatório e máscara facial: 01 (um) por leito, com reserva operacional de 01 (um) para cada 02 (dois) leitos;
III. Estetoscópio;
IV. Conjunto para nebulização;
V. Dois (02) equipamentos tipo seringa para infusão contínua e controlada de fluidos ("bomba de infusão"), com reserva operacional de 01 (um) para cada 03 (três) leitos;

VI. Fita métrica;
VII. Equipamentos e materiais que permitam monitorização contínua de:

A. Frequência respiratória;
B. Oximetria de pulso;
C. Frequência cardíaca;
D. Cardioscopia;
E. Temperatura;
F. Pressão arterial não invasiva.

Art. 69 Cada UTI Neonatal deve dispor, no mínimo, de:

I. Berços aquecidos de terapia intensiva para 10% dos leitos;
II. Equipamento para fototerapia: 01 (um) para cada 03 (três) leitos;
III. Estadiômetro;
IV. Balança eletrônica portátil: 01 (uma) para cada 10 (dez) leitos;
V. Oftalmoscópio;
VI. Otoscópio;
VII. Material para punção lombar;
VIII. Material para drenagem liquórica em sistema fechado;
IX. Negatoscópio;
X. Capacetes e tendas para oxigenoterapia: 1 (um) equipamento para cada 03 (três) leitos, com reserva operacional de 1 (um) para cada 5 (cinco) leitos;
XI. Materiais para aspiração traqueal em sistemas aberto e fechado;
XII. Aspirador a vácuo portátil;
XIII. Capnógrafo: 01 (um) para cada 10 (dez) leitos;
XIV. Ventilador pulmonar mecânico microprocessado: 01 (um) para cada 02 (dois) leitos, com reserva operacional de 01 (um) equipamento para cada 05 (cinco) leitos devendo dispor cada equipamento de, no mínimo, 02 (dois) circuitos completos;
XV. Equipamento para ventilação pulmonar não invasiva: 01(um) para cada 05 (cinco) leitos, quando o ventilador pulmonar microprocessado não possuir recursos para realizar a modalidade de ventilação não invasiva;
XVI. Materiais de interface facial para ventilação pulmonar não invasiva (máscara ou pronga): 1 (um) por leito;
XVII. Materiais para drenagem torácica em sistema fechado;
XVIII. Material para traqueostomia;
XIX. Foco cirúrgico portátil;

XX. Materiais para acesso venoso profundo, incluindo cateterização venosa central de inserção periférica (PICC);

XXI. Material para flebotomia;

XXII. Materiais para monitorização de pressão venosa central;

XXIII. Materiais e equipamento para monitorização de pressão arterial invasiva;

XXIV. Materiais para cateterismo umbilical e exsanguineotransfusão;

XXV. Materiais para punção pericárdica;

XXVI. Eletrocardiógrafo portátil disponível no hospital;

XXVII. kit ("carrinho") contendo medicamentos e materiais para atendimento às emergências: 01 (um) para cada 05 (cinco) leitos ou fração;

XXVIII. Equipamento desfibrilador e cardioversor, com bateria, na unidade;

XXIX. Equipamento para aferição de glicemia capilar, específico para uso hospitalar: 01 (um) para cada 05 (cinco) leitos ou fração, sendo que as tiras de teste devem ser específicas para neonatos;

XXX. Materiais para curativos;

XXXI. Materiais para cateterismo vesical de demora em sistema fechado;

XXXII. Incubadora para transporte, com suporte para equipamento de infusão controlada de fluidos e suporte para cilindro de oxigênio: 01 (uma) para cada 10 (dez) leitos ou fração;

XXXIII. Equipamento(s) para monitorização contínua de múltiplos parâmetros (oximetria de pulso, cardioscopia) específico para transporte, com bateria: 01 (um) para cada 10 (dez) leitos ou fração;

XXXIV. Ventilador pulmonar específico para transporte, com bateria: 01 (um) para cada 10 (dez) leitos ou fração;

XXXV. kit ("maleta") para acompanhar o transporte de pacientes graves, contendo medicamentos e materiais para atendimento às emergências: 01 (um) para cada 10 (dez) leitos ou fração.

XXXVI. Cilindro transportável de oxigênio;

XXXVII. Relógio e calendário de parede;

XXXVIII. Poltronas removíveis, com revestimento impermeável, para acompanhante: 01 (uma) para cada 05 leitos ou fração;

XXXIX. Refrigerador, com temperatura interna de 2 a 8°C, de uso exclusivo para guarda de medicamentos: 01 (um) por unidade, com conferência e registro de temperatura a intervalos máximos de 24 horas.

Art. 70 Outros equipamentos ou materiais podem substituir os listados neste regulamento técnico, desde que tenham comprovada sua eficácia propedêutica e terapêutica e sejam regularizados pela Anvisa.

Art. 71 Os kits para atendimento às emergências referidos nos incisos XXVII e XXXV do Art. 69 devem conter, no mínimo: ressuscitador manual com reservatório, cabos e lâminas de laringoscópio, tubos/cânulas endotraqueais, fixadores de tubo endotraqueal, cânulas de Guedel e fio guia estéril.

§ 1º Demais materiais e medicamentos a compor estes kits devem seguir protocolos assistenciais para este fim, padronizados pela unidade e baseados em evidências científicas.

§ 2º A quantidade dos materiais e medicamentos destes kits deve ser padronizada pela unidade, de acordo com sua demanda.

§ 3º Os materiais utilizados devem estar de acordo com a faixa etária e biotipo do paciente (lâminas de laringoscópio, tubos endotraqueais de tamanhos adequados, por exemplo).

§ 4º A unidade deve fazer uma lista com todos os materiais e medicamentos a compor estes kits e garantir que estejam sempre prontos para uso.

CAPÍTULO VI

DAS DISPOSIÇÕES FINAIS E TRANSITÓRIAS

Art. 72 Os estabelecimentos abrangidos por esta Resolução têm o prazo de 180 (cento e oitenta) dias contados a partir da data de sua publicação para promover as adequações necessárias do serviço para cumprimento da mesma.

§ 1º Para cumprimento dos Artigos 13, 14 e 15 da Seção III – Recursos Humanos e do Art. 51 da Seção IX – Avaliação do Capítulo II, assim como da Seção I – Recursos Materiais dos Capítulos III, IV e V estabelece-se o prazo de 03 (três) anos;

§ 2º A partir da publicação desta Resolução, os novos estabelecimentos e aqueles que pretendem reiniciar suas atividades devem atender na íntegra às exigências nela contidas, previamente ao início de seu funcionamento.

Art. 73 O descumprimento das disposições contidas nesta Resolução constitui infração sanitária, nos termos da Lei n. 6.437, de 20 de agosto de 1977, sem prejuízo das responsabilidades civil, administrativa e penal cabíveis.

Art. 74 Esta Resolução entra em vigor na data de sua publicação.

DIRCEU RAPOSO DE MELLO

Índice remissivo

G

H

I

L

M

T

V